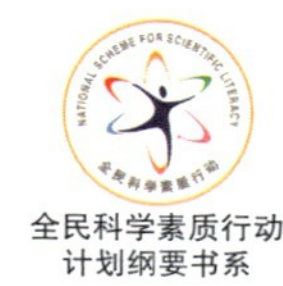

全民科学素质行动
计划纲要书系

社区科普书系

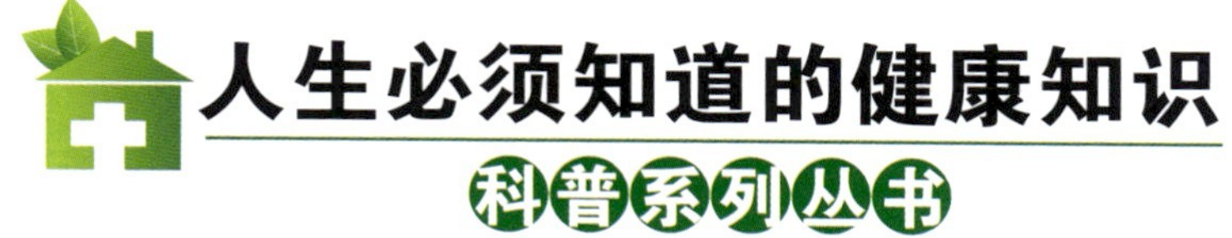

神经内科

应该知道的神经科那一点事

YINGGAI ZHIDAO DE SHENJINGKE NAYIDIANSHI

郑静晨　总主编
吴士文　主　编

中国科学技术出版社
·北　京·

图书在版编目（CIP）数据

神经内科：应该知道的神经科那一点事／吴士文主编．—北京：中国科学技术出版社，2016.6

（人生必须知道的健康知识科普系列丛书/郑静晨总主编）

ISBN 978-7-5046-7104-2

Ⅰ.①神… Ⅱ.①吴… Ⅲ.①神经系统疾病—诊疗 Ⅳ.①R741-44

中国版本图书馆CIP数据核字（2016）第047297号

策划编辑 徐扬科　谭建新
责任编辑 许　倩
责任校对 何士如
责任印制 马宇晨
封面设计 周新河
版式设计 潘通印艺文化传媒·ARTSUN

出版发行 中国科学技术出版社
地　　址 北京市海淀区中关村南大街16号
邮　　编 100081
发行电话 010-62103130
传　　真 010-62179148
投稿电话 010-62176522
网　　址 http://www.cspbooks.com.cn

开　　本 720mm×1000mm　1/16
字　　数 240千字
印　　张 21
印　　数 1—10000册
版　　次 2016年6月第1版
印　　次 2016年6月第1次印刷
印　　刷 北京东方明珠印刷有限公司

书　　号 ISBN 978-7-5046-7104-2/R·1880
定　　价 59.00元

人生必须知道的健康知识科普系列丛书

编委会

《神经内科》编委会

主　　编　吴士文

编　　委　（按姓氏笔画排序）

卜甜甜　于　瑾　王晓辉　古　媚　朱浩静
朱莎莎　闫四梅　吴士文　张　淑　张舒凤
李正军　李　华　李　敏　辛　婧　陈阿楠
易　洋　郑　一　崔莉莉

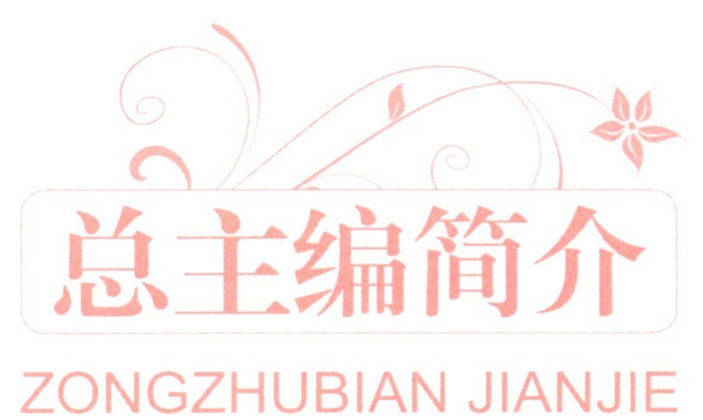

ZONGZHUBIAN JIANJIE

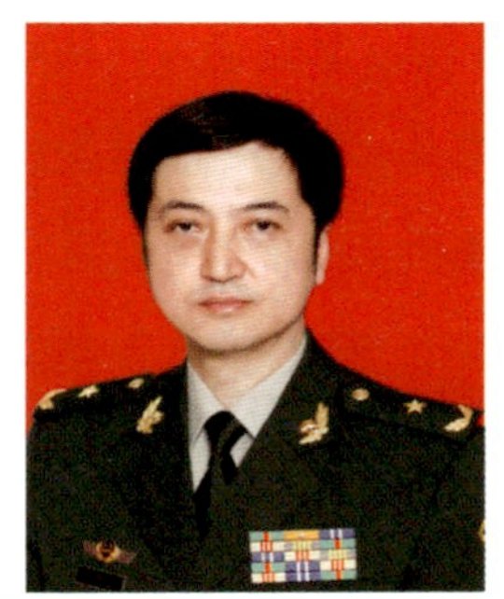

郑静晨，中国工程院院士、国务院应急管理专家组专家、中国国际救援队副总队长兼首席医疗官、中国武警总部后勤部副部长兼武警总医院院长，中国武警总医院现代化医院管理研究所所长。现兼任中国医学救援协会常务副会长、中国医院协会副会长、中国灾害防御协会救援医学会副会长、中华医学会科学普及分会主任委员、中国医院协会医院医疗保险专业委员会主任委员、中国急救复苏与灾害医学杂志常务副主编等，先后被授予“中国优秀医院院长”“中国最具领导力院长”和“杰出救援医学专家”荣誉称号，2006年被国务院、中央军委授予一等功。

“谦谦为人，温润如玉；激情似火，和善如风”和敬业攀登、意志如钢是郑静晨院士的一贯品格。在他带领的团队中，秉承了“特别能吃苦、特别能学习、特别能合作、特别能战斗、特别能攻关、特别能奉献”的六种精神，瞄准新问题、开展新思维、形成新思路、实现新突破、攻克前进道路上的一个又一个堡垒，先后在现代化医院管理、灾害救援医学、军队卫勤保障、医学科学普及、社会公益救助等领域取得了可喜成就。

在现代化医院管理方面，凭借创新思维实施了“做大做强、以优带强”与“整体推进、重点突破”的学科发展战略，秉承“不图顶尖人才归己有，但揽一流专家为我用”的广义人才观，造就了武警总医院在较短时间内形成肝移植外科、眼眶肿瘤、神经外科、骨科等一批知名学科，推动医疗技术发展的局面。凭借更新理念，实施“感动服务”“极致化服务”和“快捷服务补救”的新举措，通过开展“说好接诊一句话，温暖病人一颗心”和“学习白求恩，争当合格医务人员”等培训，让职业化、标准化、礼仪化走进医院、走进病区，深化了卫生部提出的开展“三好一满意”活动的实践。凭借“他山之石可以攻玉”的思路，在全军医院较先推行了“标杆管理”“精细化管理”“落地绩效管理”“质量内涵式管理”“临床路径管理”和“研究型医院管理”等，有力地促进了医院的可持续发展。

在灾害救援医学领域，以重大灾害医学救援需求为牵引，主持建立了灾害救援医学这门新的学科，并引入系统优化理论，提出了“三位一体”救治体系及制定预案、人员配备、随行装备、技能培训等标准化方案，成为组建国家和省（市）救援体系的指导性文件。2001年参与组建了第一支中国国际救援队，并带领团队先后十余次参加国内外重大灾害医疗救援，圆满完成了任务，为祖国争得了荣誉，先后多次受到党和国家领导人的接见。

在推广医学科普上，着眼于让医学走进公众，提高公众的科学素养，帮助公众用科学的态度看待医学、理解医学、支持医学，有效贯通医患之间的隔阂。提出了作为一名专家、医生和医务工作者，要承担医学知识传播链中“第一发球员”的神圣职责，促使医、患“握手”，让医患关系走向和谐的明天。科普是一项重要的社会公益事业，受益者是全体公民和整个国家。面对科普队伍严重老龄化，科普创作观念陈旧，运行机制急功近利等现象，身为中华医学会科学普及分会主任委员，他首次提出了“公众健康学”“公众疾病学”和“公众急救学”等概念，并吸纳新鲜血液，培养年轻科普专家，广泛开展学术活动，利用电视和报纸两大载体，加强对灾害救援、现场急救、科技推广、营养指导、健康咨询等进行科普宣传，极大地提高了我国公众的医学科学素养。

在社会公益救助方面，积极响应党中央、国务院、中央军委的号召，发扬人民军队的优良传统，为解决群众“看病难、看病贵”及构建和谐社会，自2005年武警总医院与中国红十字会在国内率先开展了“扶贫救心”活动，先后救助贫困家庭心脏病患儿2000余人。武警总医院由此获得了“中国十大公益之星”殊荣，郑静晨院士获得全国医学人文管理奖。2001年，武警总医院与中华慈善总会联手启动了“为了我们的孩子——救治千名少数民族贫困家庭先心病患儿”行动，先后赴新疆、西藏少数民族地区开展先心病儿童筛查，将有手术适应证的患儿转运北京治疗，以实际行动践行了党的惠民政策，密切了民族感情，受到中央多家主流媒体的跟踪报道。

“书山有路勤为径，学海无涯苦作舟。”郑静晨院士勤奋好学、刻苦钻研，不仅在事业上取得了辉煌成就，在理论研究、学术科研领域也成绩斐然。先后主编《灾害救援医学》《现代化医院管理》《内科循证诊治学》等大型专著5部，发表学术论文近百篇，先后以第一完成人获得国家和省部级科研成果二等奖以上奖7项，其中《重大自然灾害医疗救援体系的创建及关键技术、装备研发与应用》获得国家科技进步二等奖，《国际灾害医学救援系列研究》获得华夏高科技产业创新一等奖，《国内国外重大灾害事件中的卫勤保障研究》获得武警部队科技进步一等奖等。目前，还承担着多项国家、全军和武警科研课题，其中“各种自然灾害条件下医疗救援队的人员、装备标准化研究”为国务院指令性课题。

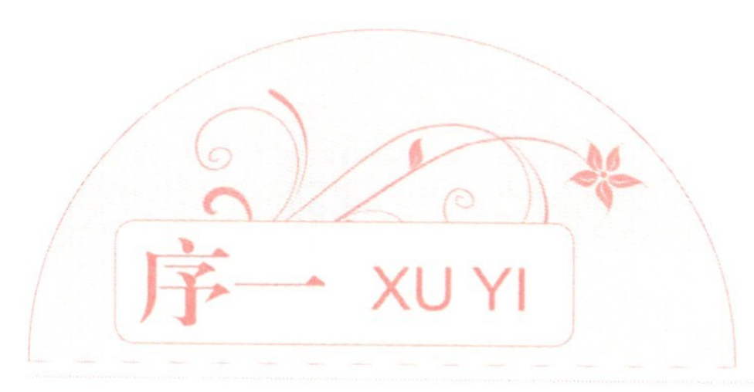

序一 XU YI

健康是人类的基本需要，人人都希望身心健康。世界卫生组织公布的数据表明，人的健康和寿命状况40%取决于客观环境因素，60%取决于人体自身因素。长期以来，人们把有无疾病作为健康的标准。这个单一的健康观念仅关注疾病的治疗，而忽视了疾病的预防，是一种片面的健康观。

在我国，人口老龄化及较低的健康素养教育水平，构成了居民疾病转型的内在因素，慢性非传染性疾病已经成为危害人民健康的主要公共卫生问题，其发病率一直呈现明显上升趋势。据统计，在我国每年约1000万例各种因素导致的死亡中，以心血管疾病、糖尿病、慢性阻塞性肺病和癌症为主的慢性病所占比例已超过80%，已成为中国民众健康的“头号杀手”。慢性病不仅严重影响社会劳动力的发展，而且已经成为导致“看病贵”“看病难”的主要原因，由慢性病引起的经济负担对我国社会经济的和谐发展形成越来越沉重的压力，考验着我国的医疗卫生体制改革。

从某种层面理解，作为一门生命科学，医学是一门让人遗憾的学科，大多数疾病按现有的医学水平是无法治愈的。作为医生该如何减少这样的困境和尴尬？怎样才能让广大普通老百姓摆脱疾病、阻断或延缓亚健康而真正享受健康的生活？众所周知，国家的繁荣昌盛，离不开高素质的国民，离不开科学精神的浸染；同样，医学科学的进步和疾病预防意识的提升，需要从提高民众的医学科普素质入手。当前，我国民众疾病预防意识平均高度在世界同等国家范围内处于一个较低水平，据卫生部2010年调查结果显示，我国居民健康素养水平仅为6.48%，其中居民慢性病预防素养最低，在20个集团国中排名居后。因此，我们作为卫生管理者、医务工作者，应该努力提高广大民众的医学科学素养，让老百姓懂得疾病的规律，熟悉自我管理疾病的知识，掌握改变生活方式的技巧，促进和提高自我管理疾病的能力，逐步增强疾病预防的意识，这或许是解决我国医疗卫生体系现在所面临困境的一种很好的方式。中华医学会科学普及分会主任委员郑静晨院士领衔主编的《人生必须知道的健康知识科普系列丛书》，正是本着这样的原则，集诸多临床专家之经验，耗时数载，几易其稿，最终编写而成的。

这套医学科普图书具有可读性、趣味性和实用性，有其鲜明的特点：一是文字通俗易懂、言简意赅，采取图文并茂、有问有答的形式，避免了生涩的专业术语和难解的"医言医语"；二是科学分类、脉络清晰，归纳了专家经验集锦、锦囊妙计和肺腑之言，回答了医学"是什么？""为什么？""干什么？"等问题；三是采取便于读者查阅的方式，使其能够及时学习和了解有关医学基本知识，做到开卷有益。

我相信，在不远的将来，随着社会经济的进步，全国人民将逐步达到一个"人人掌握医学科普知识，人人享受健康生活"的幸福的新阶段！

中国医院协会会长 黄洁夫

二〇一二年七月十六日

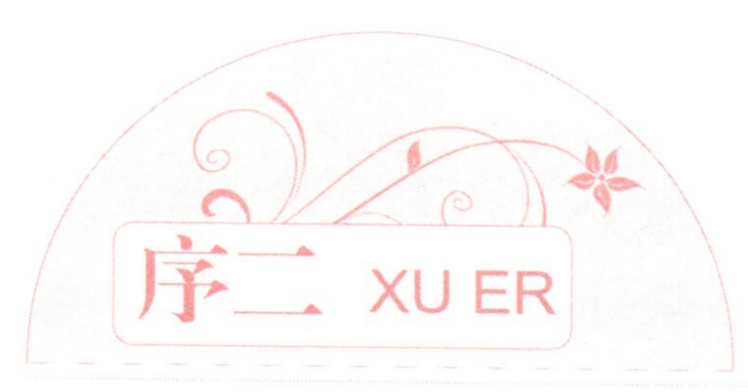

科普——点燃社会文明的火种

科学，是人类文明的助推器；科学家，是科学传播链中的“第一发球员”。在当今社会的各个领域内，有无数位卓越科学家和科普工作者，以他们的辛勤劳动和聪明智慧，点燃了社会文明的火种，有力地促进了社会的发展。在这里，就有一位奉献于医学科普事业的“第一发球员”——中华医学会科学普及分会主任委员郑静晨院士。

2002年6月29日，《中华人民共和国科学技术普及法》正式颁布，明确了科普立法的宗旨、内容、方针、原则和性质，这是我国科普工作的一个重要里程碑，标志着科普工作进入了一个新阶段。2006年2月6日，国务院印发了《全民科学素质行动计划纲要（2006—2010—2020年）》（以下简称《科学素质纲要》）。6年来，《科学素质纲要》领导小组各成员单位、各级政府始终坚持以科学发展观为统领，主动把科普工作纳入全民科学素质工作框架之内，大联合、大协作，认真谋划、积极推进，全民科学素质建设取得了扎扎实实的成效。尽管如此，我国公民科学素质总体水平仍然较低。2011年，中国科协公布的第八次中国公民科学素养调查结果显示，我国具备基本科学素养的公民比例为3.27%，相当于日本、加拿大和欧盟等主要发达国家和地区在20世纪80年代末、90年代初的水平。国家的繁荣昌盛，离不开高素质的国民，离不开科学精神的浸染。所以，科普从来不是纯粹的科学问题，而是事关社会发展的全局性问题。

英国一项研究称，世界都在进入“快生活”，全球城市人走路速度比10年前平均加快了10%，而其中位居前列的几个国家都是发展迅速的亚洲国家。半个多世纪以前，世界对中国人的定义还是“漠视时间的民族”。而如今，在外国媒体眼中，“中国人现在成了世界上最急躁、最没有耐性的地球人”。

人的生命只有一次，健康的生命离不开科学健康意识的支撑。在西方发达国家，每年做一次体检的人达到了80%，而在我国，即使是在大城市，这一比例也只有30%~50%。我国著名的心血管专家洪昭光教授曾指出：目前的医生可分为三种。一种是就病论病，见病开药，头痛医头，脚痛医脚，只治病，不治人。第二种医生不但治病，而且治人，在诊病时，能关注患者心理问题，分析病因，解释病情，同时控制有关危险因素，使病情全面好转，减少复发。第三种医生不但治病和治人，而且能通过健康教育使人群健康水平提高，使健康人不变成亚健康人，亚健康人不变成患者，早期患者不变成晚期患者，使整个人群发病率、死亡率下降。

由郑静晨院士担任总主编的《人生必须知道的健康知识科普系列丛书》的正式出版，必将为医学科普园里增添一朵灿然盛开的夏荷，用芬芳的笑靥化解人间的疾苦折磨，用亭亭的气质点缀人们美好生活。但愿你、我、他一道了解医学科普现状，走近科普人群，展望科普未来，共同锻造我们的医药卫生科技“软实力”。

是为序。

中国科协书记处书记 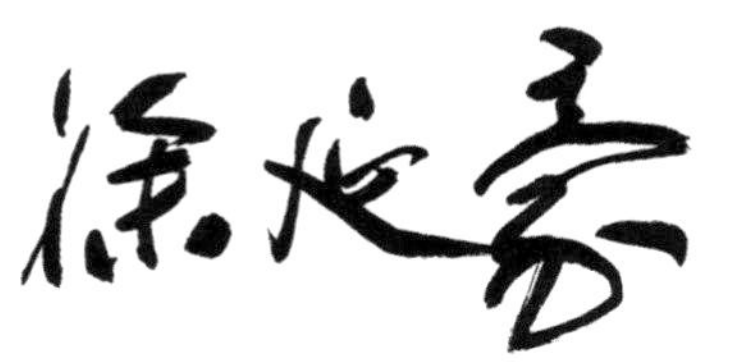

二〇一二年七月二十一日

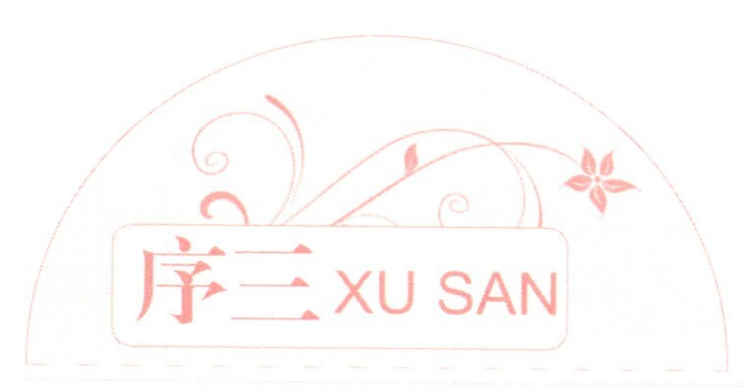

“普及健康教育，实施国民健康行动计划”。这是国家《“十二五”规划纲要》中对加强公共卫生服务体系建设提出的具体要求，深刻揭示了开展健康教育，普及健康知识，提高全民健康水平的极端重要性，是建设有中国特色社会主义伟大事业的目标之一，是改善民生、全面构建和谐社会的重要条件和保障，也是广大医务工作者的职责所系、使命所在。

人生历程，生死轮回，在飞逝而过的时光岁月里，在玄妙繁杂的尘世中，面对七情六欲、功名利禄、得失祸福以及贫富贵贱，如何安度人生，怎样滋养健康并获得长寿？是人类一直都在苦苦追问和探寻的命题。为了解开这一旷世命题，千百年来，无数名医大师乃至奇人异士都对健康作了仁者见仁、智者见智的注解。

为此，我们有必要先弄明白什么是健康？其实，在《辞海》《简明大不列颠百科全书》以及《世界卫生组织宪章》等词典文献中，对“健康”一词都作过明确的解释和定义，在这里没有必要再赘述。而就中文语义而言，“健康”原本是一个合成的双音节词，这两个字有不同的起源，含义也有较大的差别。具体地讲，“健”主要指形体健硕、强壮，因此，有健身强体的日常用语。《易经》中“天行健，君子以自强不息”说的就是这个意思；而“康”主要指心态坦荡、宁静，像大地一样宽厚、安稳，因此，有康宁、康泰、安康的惯常说法。孔圣人所讲的“仁者寿、寿者康”阐述的就是这个道理。据此，我的理解是“健”与“康”体现了中国文化的二元共契与两极互动，活脱就像一幅阴阳互补、和谐自洽的太极图：健是张扬，是亢奋，是阳刚威猛，强调有为进取；康是温宁，是收敛，是从容绵柔，强调无为而治。正如《黄帝内经》的《灵枢·本神》篇里所讲的“智者之养生也，必顺四时而适寒暑，和喜怒而安居处，节阴阳而调刚柔，如是，则避邪不至，长生久视”那样，才能使自己始终处于一个刚柔相济、阴阳互补的平衡状态，从而达到养生、健康、长寿的目的。而至于那种认为“不得病就意味着健康”的认识，是很不全面的。因为事实上，人生在世，吃五谷杂粮，没有不得病的。即使没有明显的疾病，每个人对健康与否的感觉也具有很大的主观性和差异性。换句话说，觉得身体健康，不等于身体没病。《健康手册》的作者约翰·特拉维斯就曾经说过：“健康的人并不必须是强壮的、勇敢的、成功的、年轻的，甚至也不是不得病的。”所以，我认为，健康是相对的、动态的，是身体、心灵与精神健全的完美结合和综合体现，是生命存在的最佳状态。

如果说长寿是人们对于明天的希冀，那么健康就是人们今天需要把握的精彩。从古到今，人们打破了时间和疆界的藩篱，前赴后继，孜孜以求，在奔向健康的路上，王侯将相与布衣白丁，医生、护士与患者无不如此。从“万寿无疆”到“永远健康”，这里除了承载着一般人最原始最质朴的祈求和祝愿外，也包含了广大民众对养生长寿之道的渴求。特别是随着社会的进步、经济的发展、人们生活水平和文明程度的提高，健康已成为当下大家最为关注的热点、难点和焦点问题，一场全民健康热、养生热迅速掀起。许多人想方设法寻访和学习养生之道，有的甚至道听途说，误入歧途。对此，我认为当务之急就是要帮助大家确立科学全面的养生观。其实，古代学者早就提出了“养生贵在养性，而养性贵在养德”的理论。孔子在《中庸》中提出“修生以道，修道以仁”“大德必得其寿”，讲的就是有高尚道德修养的人，才能获得高寿。而唐代著名禅师石头希迁（又被称为“石头和尚”）无际大师，91岁时无疾而终。他曾为世人开列的“十味养生奇方”中的精要就在于养德。他称养德“不劳主顾，不费药金，不劳煎煮”，却可祛病健身，延年益寿。德高者对人、对事胸襟开阔，无私坦荡，光明磊落，故而无忧无愁，无患无求。身心处于淡泊宁静的良好状态之中，必然有利于健康长寿。而现代医学也认为，积德行善，乐于助人的人，有益于提高自身免疫力和心理调节力，有利于祛病健身。由此，一个人要想达到健康长寿的目的，必须进行科学全面的养生保健，并且要清醒地认识到：道德和涵养是养生保健的根本，良好的精神状态是养生保健的关键，思想观念对养生保健起主导作用，科学的饮食及节欲是养生保健的保证，正确的运动锻炼是养生保健的源泉。

“上工不治已病治未病”，意思是说最好的医生应该预防疾病的发生，做到防患于未然。这是《黄帝内经》中最先提出来的防病养生之说，是迄今为止我国医疗卫生界所遵守的“预防为主”战略的最早雏形。其中也包含了宣传推广医学科普知识，倡导科学养生这一中国传统健康文化的核心理念。然而，实事求是地讲，近些年来，在“全民养生”的大潮中，相对滞后的医学科普宣传，却没能很好地满足这一需求。以至于出现了一个世人见怪不怪的现象：内行不说，外行乱说；不学医的人写医，不懂医的人论医。一方面，老百姓十分渴望了解医学防病、养生保健知识；另一方面，擅长讲医学常识、愿意写科普文章的专家又太少。加之，中国传统医学又一直信奉“大医隐于民，良药藏于乡”的陈规，坚守“好酒不怕巷子深”的陋识，由此，就为那些所谓的“神医大师”们粉墨登场提供了舞台和机会。可以这么说，凡是“神医大师”蜂拥而起、兴风作浪的时候，一定是医疗资源分配不均、医学知识普及不够、医疗专家作为不多的时候。从2000年到2010年，尽管“邪门歪道”层出不穷，但他们骗人的手法却如出一辙：出书立传、上节目开讲坛乃至卖假药卖伪劣保健品，并冠以“国家领导人保健医生”“中医世家”“中医教授”等虚构的身份、虚构的学历掩人耳目，自欺欺人。这些乱象的出现，我认为，既有医疗体制上的多种原因，也有传统文化上的深刻根源，既是国人健康素养缺失的表现，更是广大医务工作者没有主动作为的失职。因此，我愿与同行们在痛定思痛之后，勇敢地站出来，承担起维护医学健康的社会责任。

无论是治病还是养生，最怕的是走弯路、走错路，要知道，无知比疾病本身更可怕。世界卫生组织前总干事中岛宏博士就曾指出：“许多人不是死于疾病，而是死于无知。”综观当今医学健康的图书市场，养生保健类书籍持续热销，甚至脱销。

据统计，在2009年畅销书的排行榜上，前20名中一半以上与养生保健有关。到目前为止，全国已有400多家出版社出版了健康类图书达数千种之多。而这其中，良莠不齐，鱼目混珠。鉴于此，出于医务工作者的良知和责任，我们以寝食难安的心情、扬清激浊的勇气和正本清源的担当，审慎地邀请了既有丰富临床经验又热衷于科普写作的医疗专家和学者，共同编写了这套实用科普书籍，跳出许多同类书籍中重知识宣导、轻智慧启迪，重学术堆砌、轻常识普及，重谈医论病、轻思想烛照的束缚，从有助于人们建立健康、疾病、医学、生命认识的大视野、大关怀、大彻悟的目的出发，以常见病、多发病、意外伤害、诊疗手段、医学趣谈等角度入手，系统地介绍了一系列丰富而权威的知病治病、自救互救、保健养生、康复理疗的知识和方法，力求使广大读者一看就懂、一学就会，从而相信医学，共享健康。

最后，我想坦诚地说，单有健康的知识，并不能确保你一生的健康。你的健康说到底，还是应该由自己负责，没有任何人能替代。你获得的知识、学到的技巧、养成的习惯、作出的选择以及日复一日习以为常的生活方式，都会影响并塑造你的健康和未来。因此，我们必须从现在开始，并持之以恒地付诸实践、付诸行动。

以上就是我们编写此书的初衷和目的。但愿能帮助大家过上一种健康、幸福、和谐、美满的生活，使我们的生命更长久！

武警总医院院长 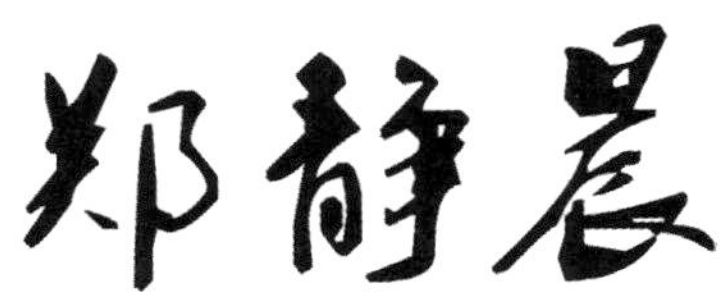

二〇一二年七月于北京

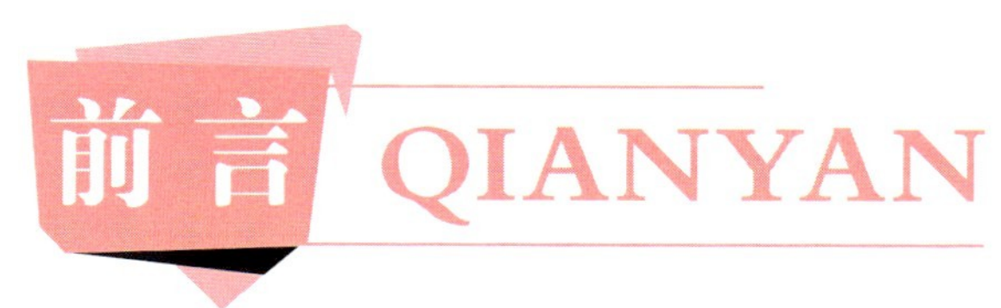

前言 QIANYAN

小时候，父母皆忙于上班，我只能整天围着奶奶。她总是用那些最朴素而充满哲理的话语教育我们，至今难以忘怀。“幸福就是家里没有患者，牢里没有罪人”。全家人身体健康在一起，就是最简单的、最朴素的幸福。

小学三年级的时候，奶奶生病了，诊断“冠心病，房颤，心衰”，夜里常常气喘不能平躺，经常全家人深夜抬着奶奶往医院跑。从此，每当夜幕来临，我总是感觉很惊恐，怕突然失去她。9岁的我时常半夜偷偷爬起，蹑手蹑脚来到奶奶床边，听见她均匀的呼吸声，或者是偶尔的一声咳嗽声，才会感觉很安心。我心里默默发誓，今后一定要做一名医生，为了我的奶奶！惭愧，当时真的没有那个年代所应有的远大理想“去解放全人类”。

后来，我真的做了医生，很努力，也很勤奋，但是奶奶还是离开了我。原来，医生也解决不了所有的病痛。现在我每次查房、门诊时总会想：每一个患者的身后，一定会有一个像我小时候一样，正在惊恐着的孩子，我需要用心去对待他们，就像对待我的家人。医生做久了，更加感觉到，医学所能解决的问题是很有限的。医生所能做的，真的是“有时是治愈，常常是帮助，总是去安慰”。真正有效的，是在疾病没有发生之前去预防疾病。每个人都应该掌握一点医学科普知识，去关爱自己及家人的健康。作为医生，更有义务去向民众普及医学科普知识，让大家能预防或提前发现疾病，这样将更有意义。

很荣幸接受郑静晨院士委派的任务，来写一本关于神经内科的科普书，这也是我多年来一直想做的一件事！荣幸之极，也深感压力。查资料、找图片、核对文字，神经内科全体医护人员都参与这项工作，这里深表感谢！由于时间短、学识有限，书中难免出现一些不足之处，敬请大家给予批评指正。此外，医学是一门不断发展的科学，书中出现的治疗药物及剂量，请一定在医生指导下进行，不能作为个人直接用药的依据。

写这篇前言的此刻，室外$PM_{2.5}$又爆表了，512微克/立方米。想说点什么呢……

吴士文

二〇一四年二月

目录 CONTENTS

综合篇

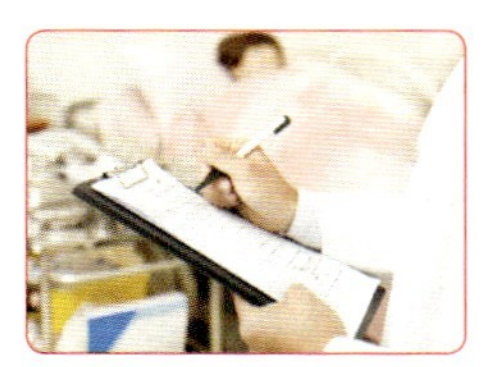

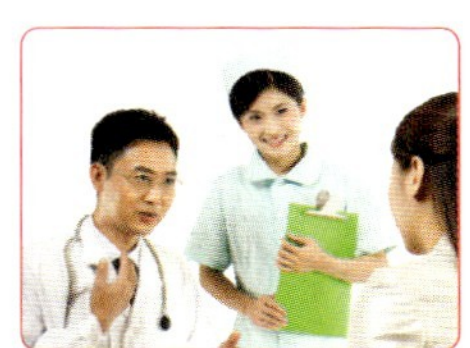

头痛篇

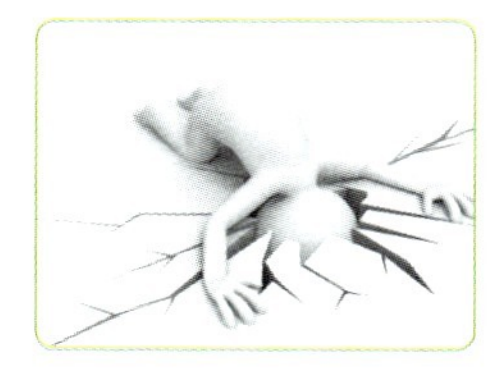

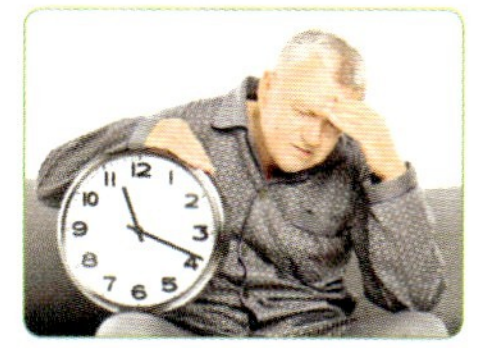

睡眠

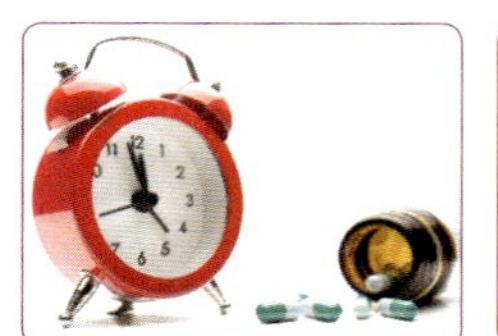

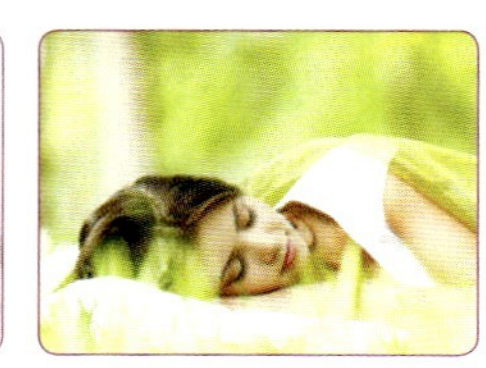

脑血管病基础知识篇

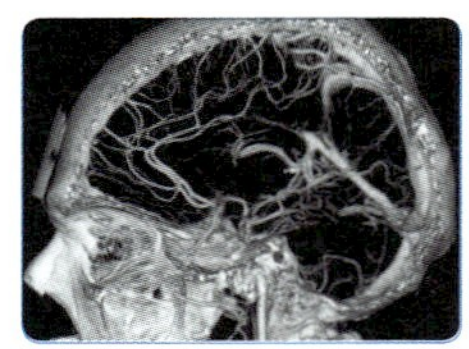
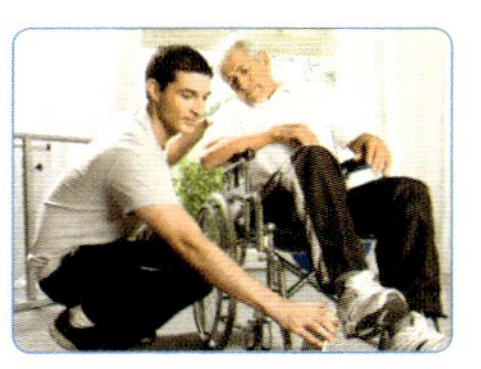

脑血管病
危险因素及预防篇

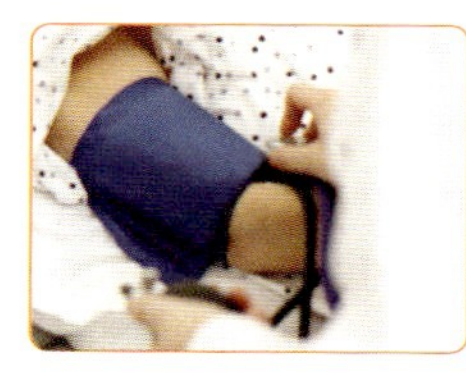

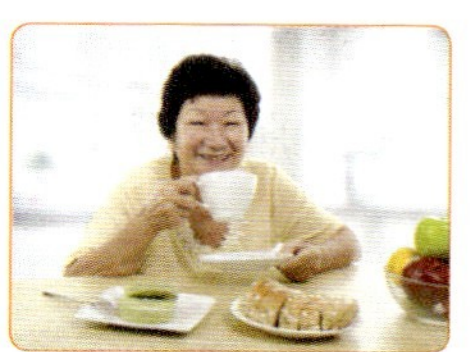

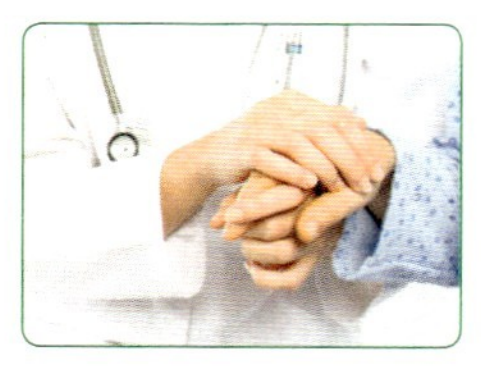
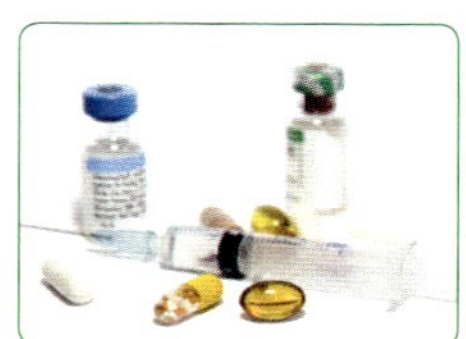

脑血管病治疗篇

帕金森病及其他运动障碍疾病

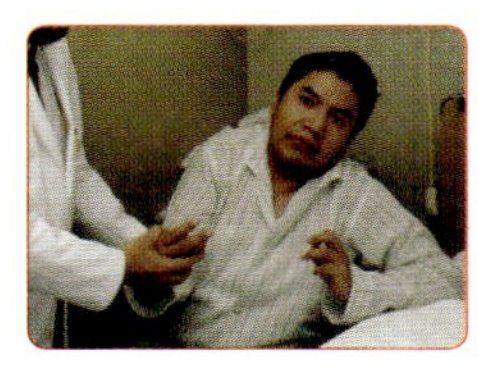
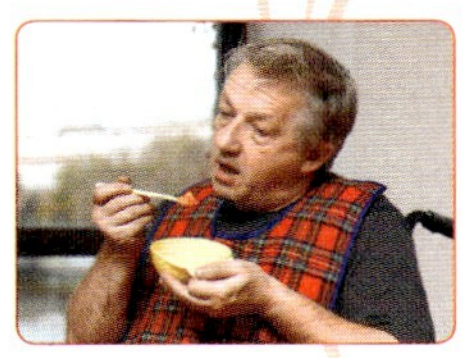

痴 呆

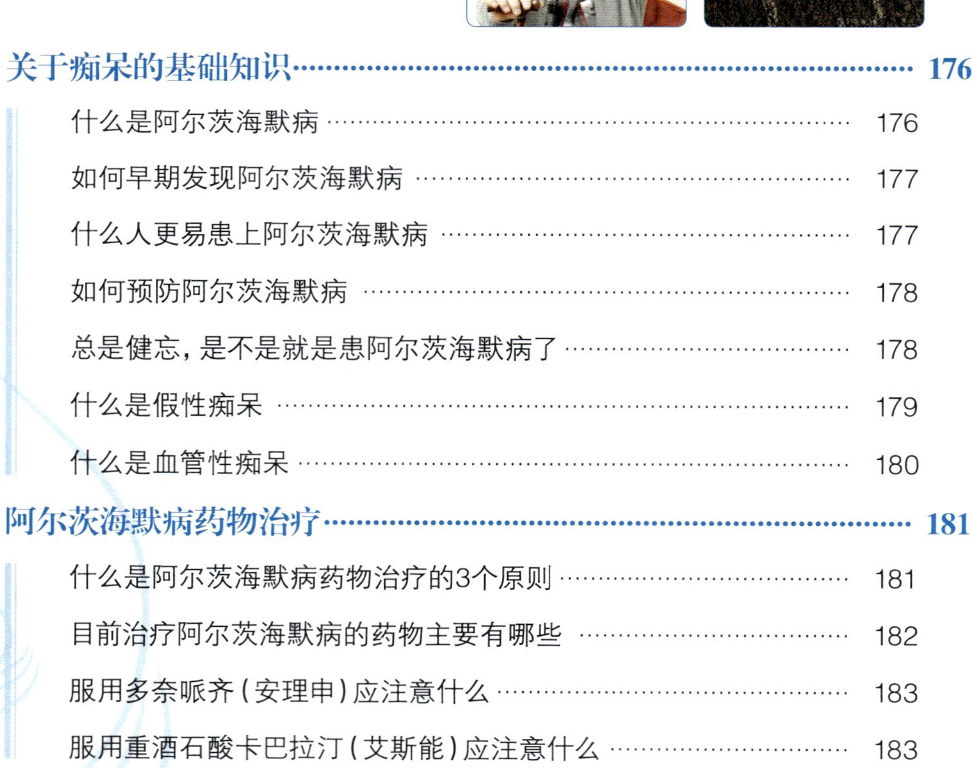

脱髓鞘病

癫痫

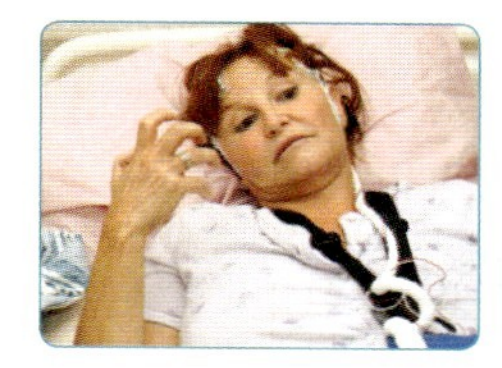
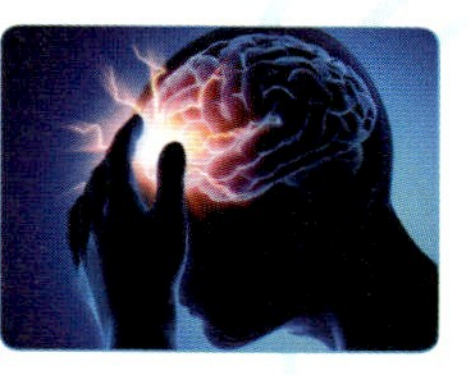

运动神经元病

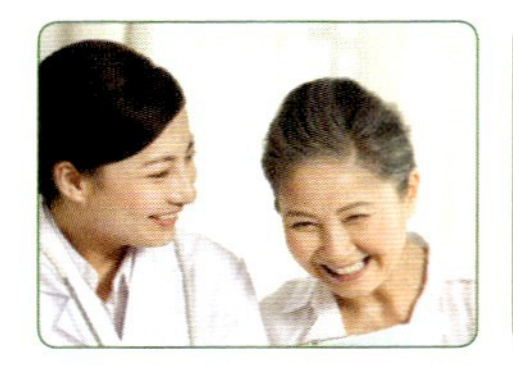

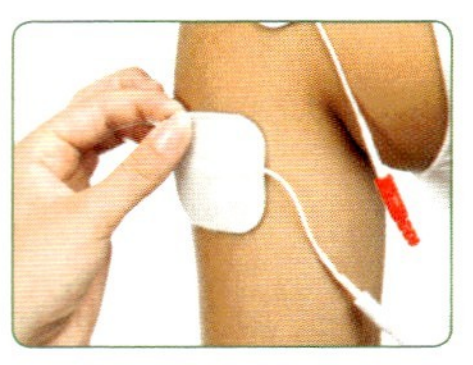

肌肉疾病

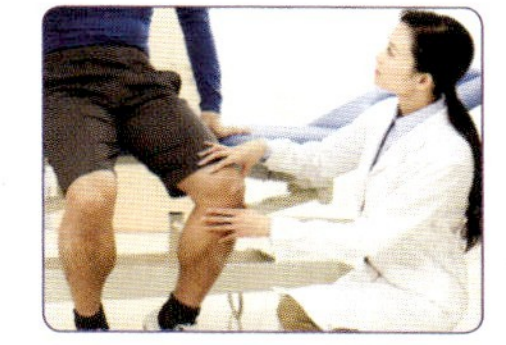
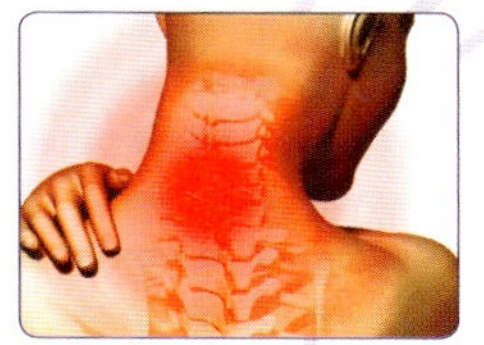

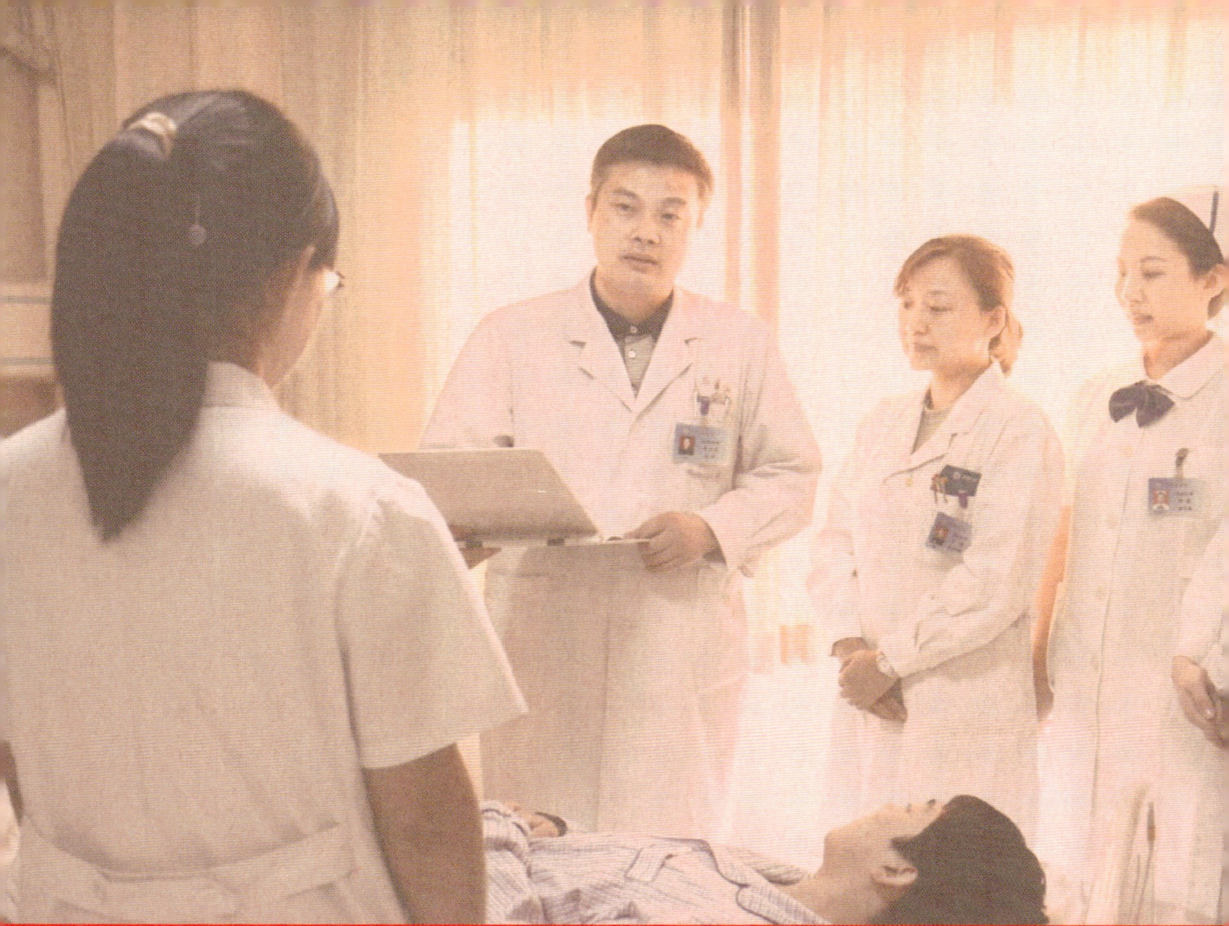

ZONGHEPIAN

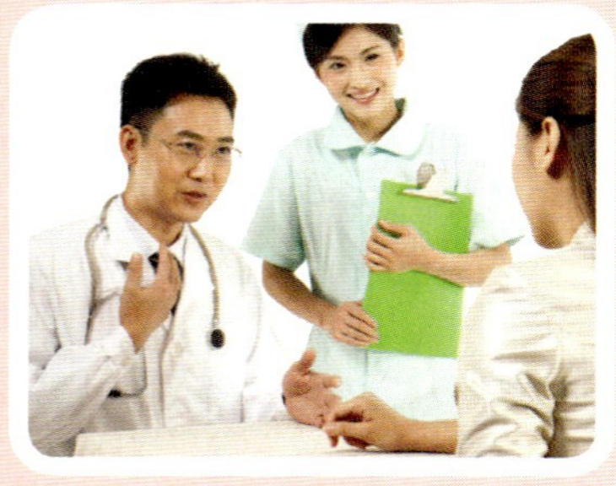

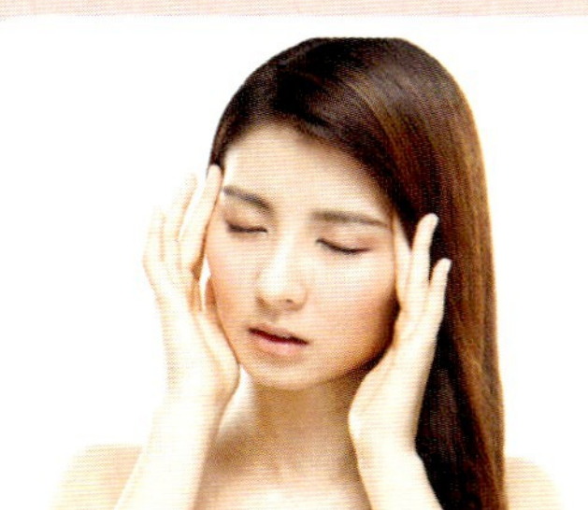

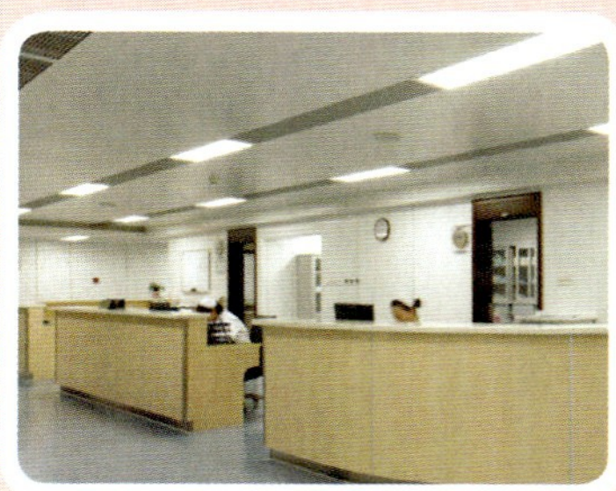

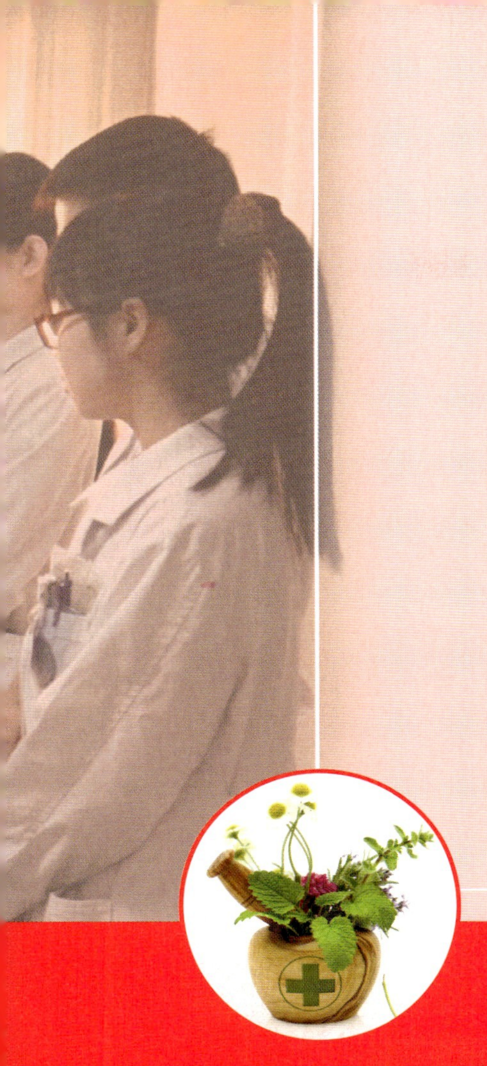

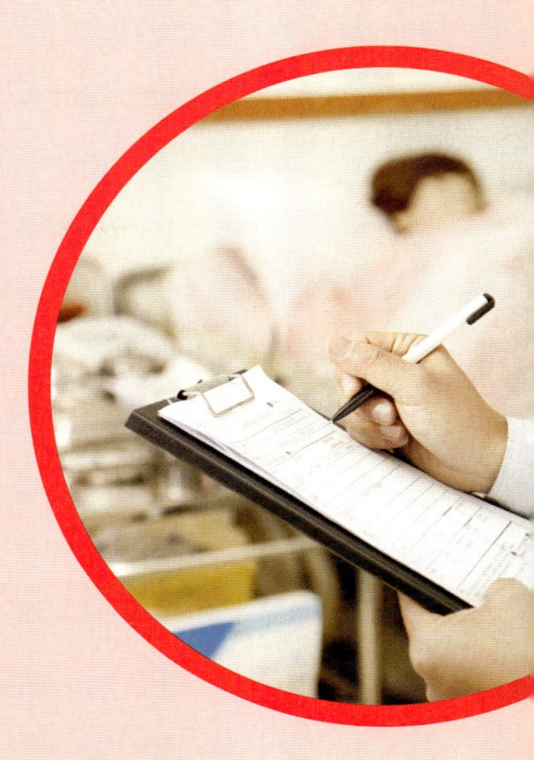

综合篇

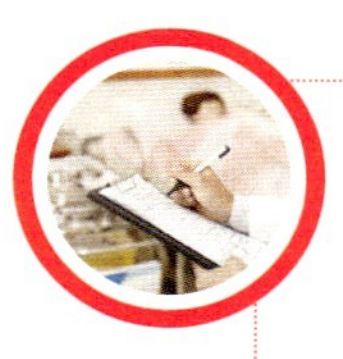

神经内科就诊须知

什么情况需要到神经内科就诊

患者出现昏迷、头晕、头痛、复视、眼睑下垂、肢体麻木无力、肌肉萎缩及肢体抽搐等情况时需要尽快到神经内科门诊就诊。当然，如患者有精神行为异常，并伴有记忆力减退等，即大家所说的“痴呆”时，也需要就诊于神经内科。总有人将神经系统疾病和精神疾病相混淆，老百姓口头说的“神经病”其实为精神疾病。当然，有时候两者也是很难完全区分，而且两者之间是有一定联系的。

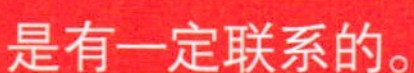

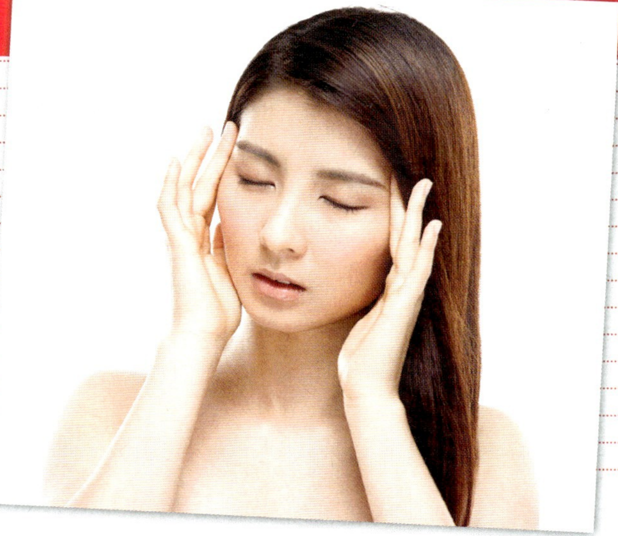

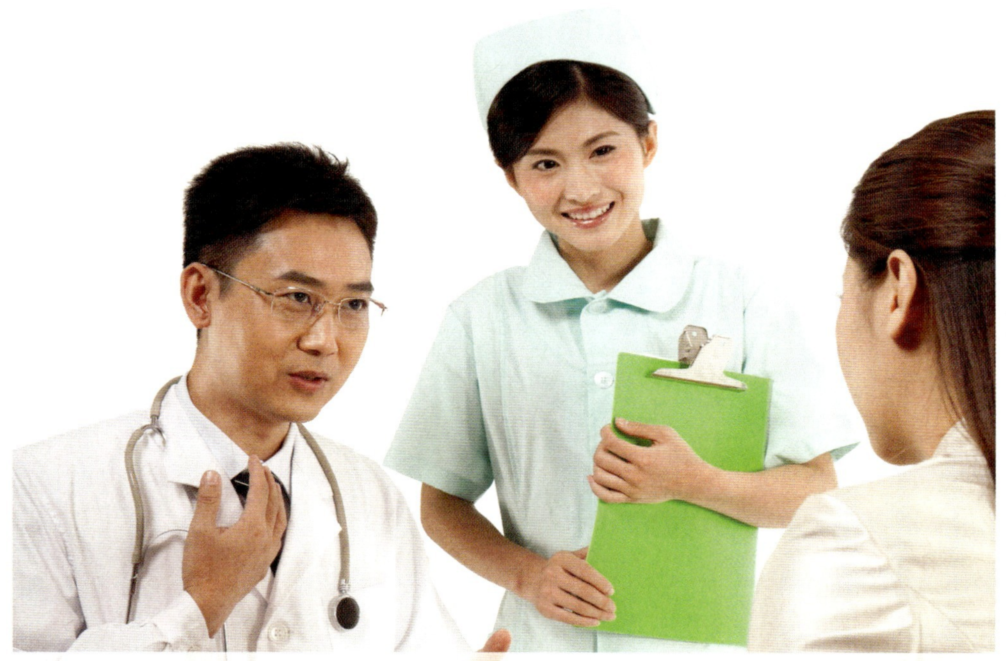

去神经内科看病时应该主要向医生描述些什么

当去神经内科就诊时，需要向医生提供的信息有：

（1）本次就诊的主要目的，即主要症状，主要哪里不舒服，最好详细叙述症状的特点，包括部位、性质、程度等。

（2）伴随症状，即除了主要症状外同时出现的还有什么其他不适。

（3）所有症状持续的时间，一般为从第一次出现上述不适到就诊时持续的时间。

（4）发病有无诱因及缓解因素，如发病前是否有感冒病史，休息后不适症状可否缓解等。

（5）目前为止都做过哪些检查，经过什么治疗，疗效如何。

（6）有无遗传史，即家族中是否有类似的患者。

（7）病前有无长期服用过、接触过药物、毒物，以及是否有一些长期的不良嗜好。

注意：患者就诊时切勿隐瞒病史！

入院前教育重要吗

入院前教育当然很重要。它可以使患者更加了解科室，也有助于责任护士及主管医生更多地了解患者。

（1）帮助患者详细了解科室的基本情况及住院基本要求，有助于患者在科室更好的生活。

（2）有助于医生及护士对患者近期的生活及身体状况进一步了解，更好地为患者安排住院期间的检查及治疗项目。

（3）通过入院前教育，也为以后患者出院后的康复治疗提供了极大帮助。

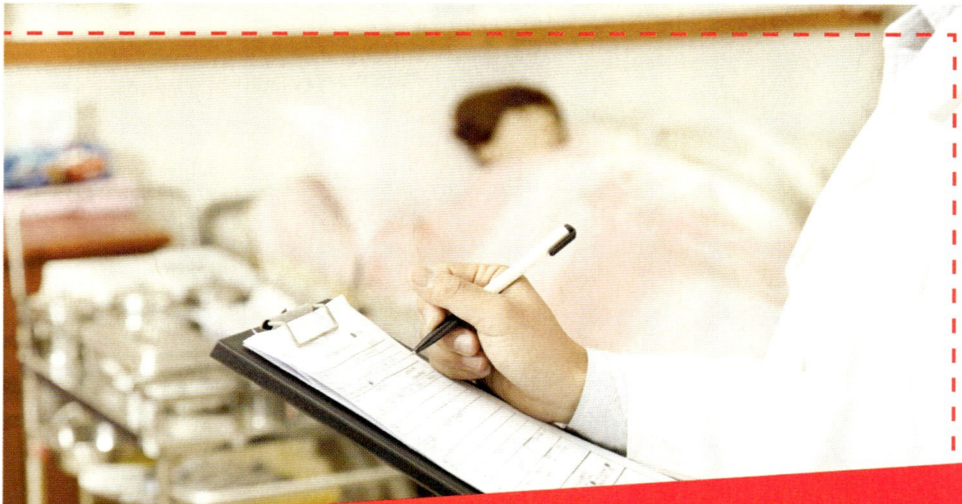

为什么要记住自己的床位医生与责任护士

①有利于患者出现任何不适及更换液体时或需要帮助时有针对性地寻找到医务人员。②有利于患者及患者家属掌握患者病情。③是尊重医务人员的表现。

病区为什么要严格管理，不能随便探视

病区之所以严格管理、不让随便探视，是为了给患者更好的治疗环境，充足的休息时间，避免患者因被打扰或情绪波动而致病情加重。另外，减少探视次数可以避免探视者和患者之间的交叉感染，加强管理还可以更好地保证医护人员及患者、患者家属的人身和财产安全。

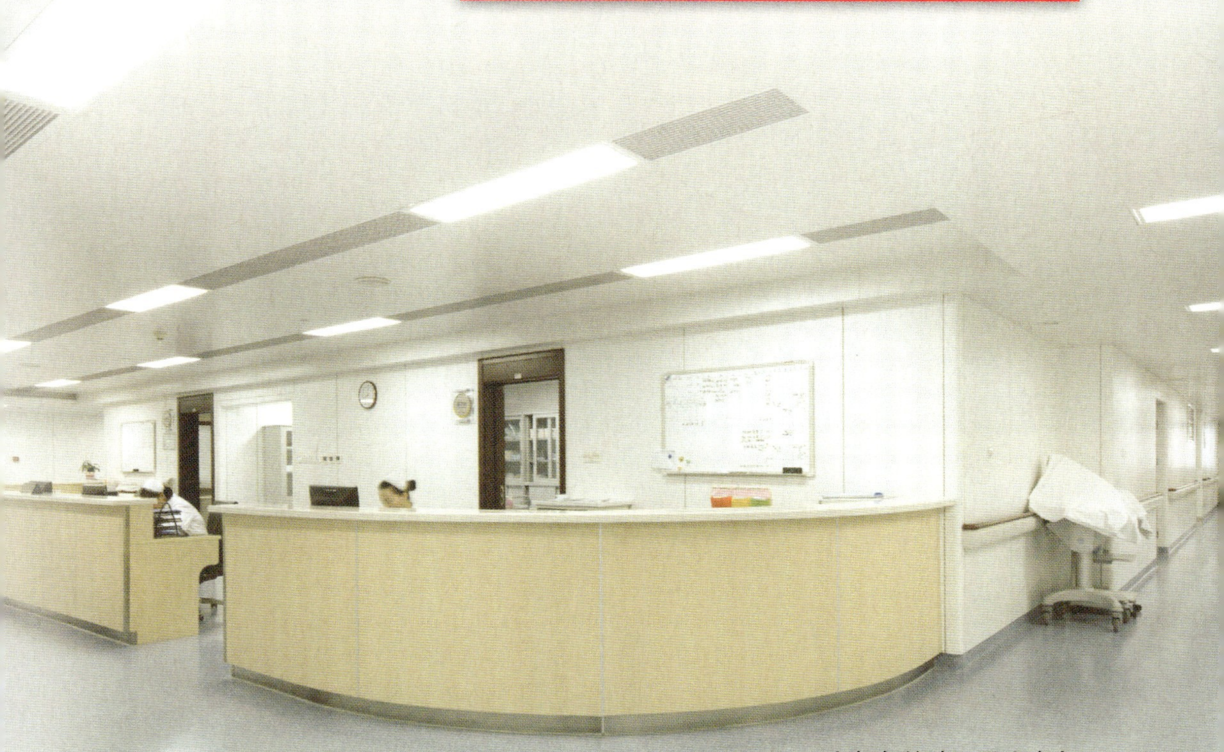

（本章编者：吴士文）

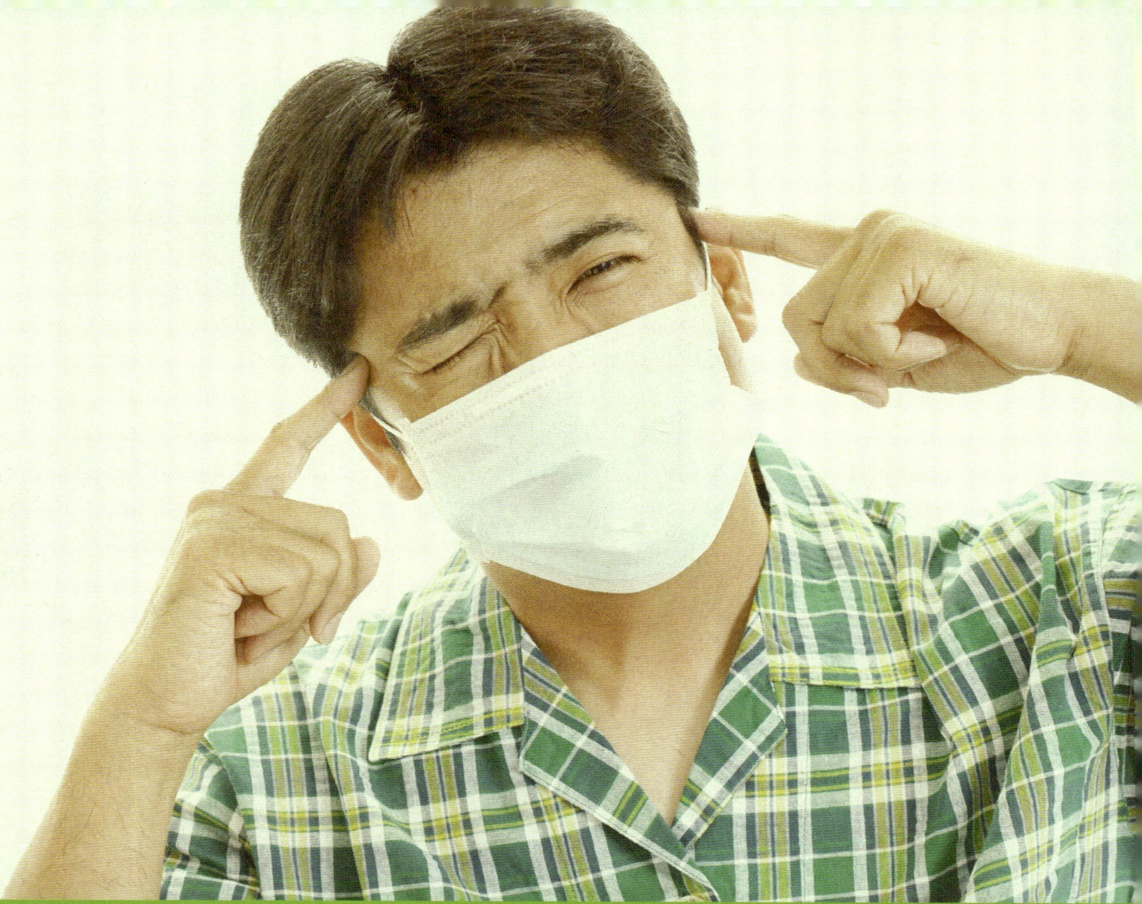

TOUTONGPIAN

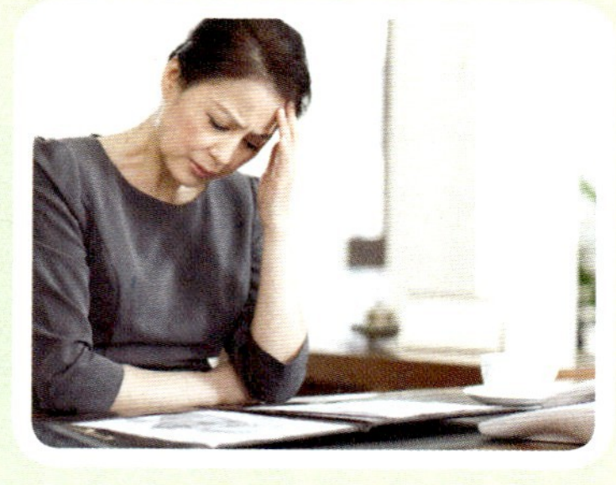

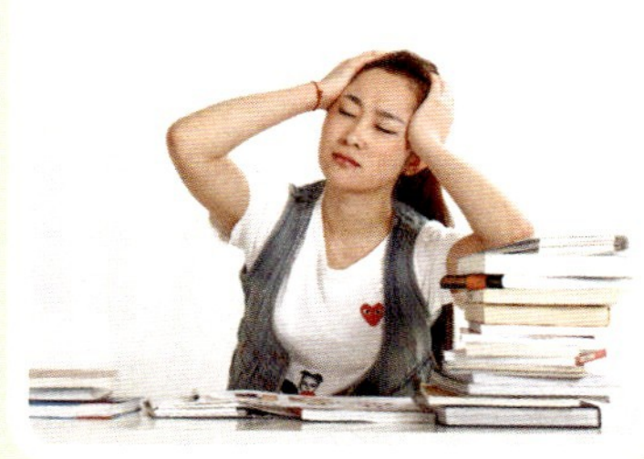

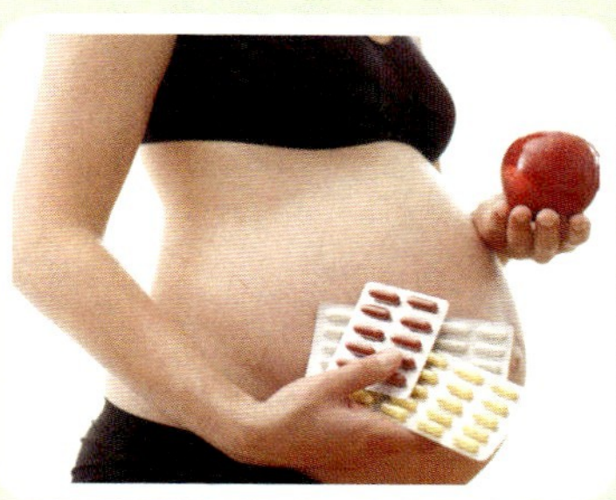

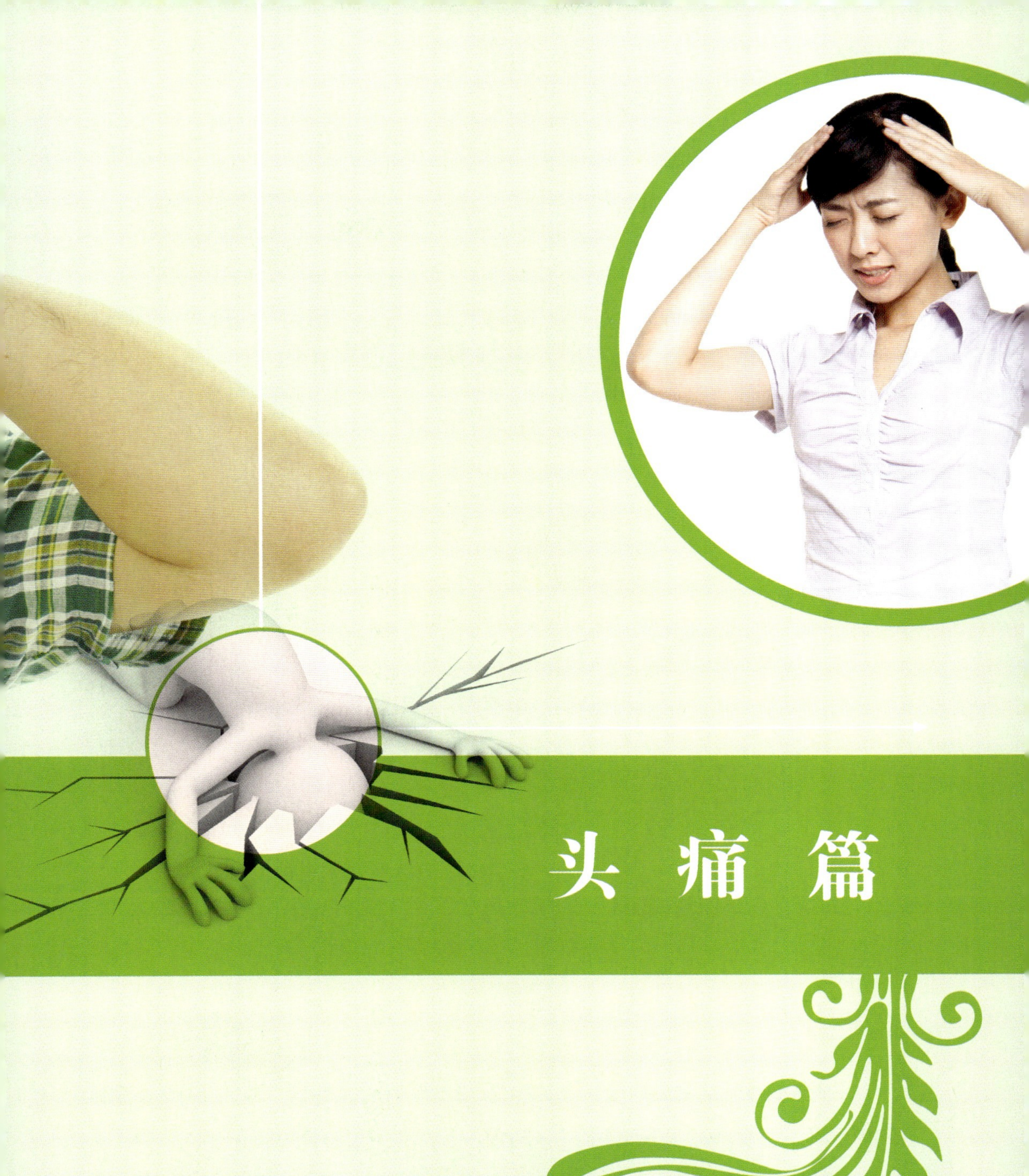

头痛篇

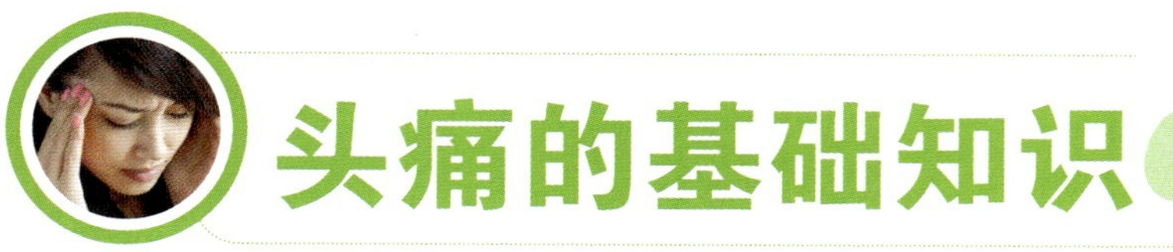

头痛的基础知识

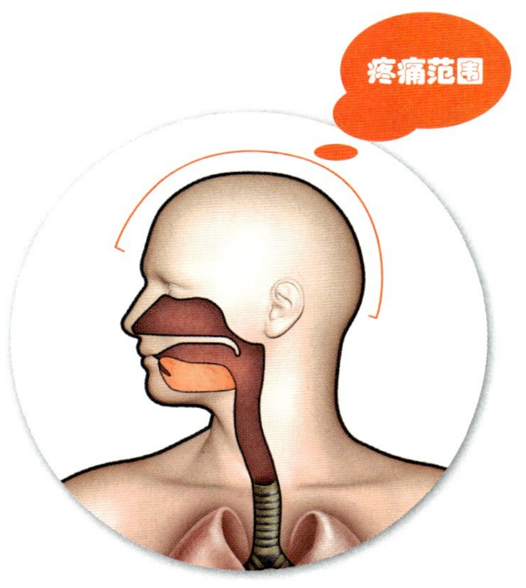

什么部位的疼痛称为头痛

头痛的部位一般是指前面在眉毛以上，后面枕下部以上，即头颅上半部这一范围。头痛主要指与大脑及其包裹组织如颅骨、头皮相关的疼痛。通常意义上的，面、眼、耳、舌以及咽部疼痛不包括在头痛的范围内，局限在这些部位的疼痛应该首先就诊相应的口腔科、眼科以及耳鼻咽喉科。

头痛是如何分类的

头痛是医学临床常见的症状，可以伴发很多疾病，如脑出血、颅内压增高、脑膜脑炎等。而大多数患者没有严重的原发病因，比如最常见的偏头痛。

在国际《头痛疾病的国际分类》中，将头痛疾病分为原发性和继发性。原发性就是找不到明确原因的头痛，主要包括：偏头痛、紧张性头痛、丛集性头痛和其他三叉神经自主性头痛等类型。继发性头痛就是可以找到原因的头痛，包括：头部外伤后头痛、脑梗死或脑出血引起的头痛、脑肿瘤引起的头痛、脑膜炎或脑炎引起的头痛、鼻窦炎性头痛、青光眼性头痛以及三叉神经痛等。

什么是原发性头痛

原发性头痛是指没有明确颅内或头面部以及全身疾病病因的头痛，及各种辅助检查措施都未能发现异常的一类头痛。除了偏头痛、紧张性头痛和丛集性头痛3种常见的原发性头痛之外，还包括：原发性针刺样头痛、原发性咳嗽性头痛、睡眠性头痛、原发性霹雳性头痛、持续性偏侧头痛、新发每日持续性头痛。这种类型的原发性头痛较为少见，应注意与继发性头痛的鉴别。

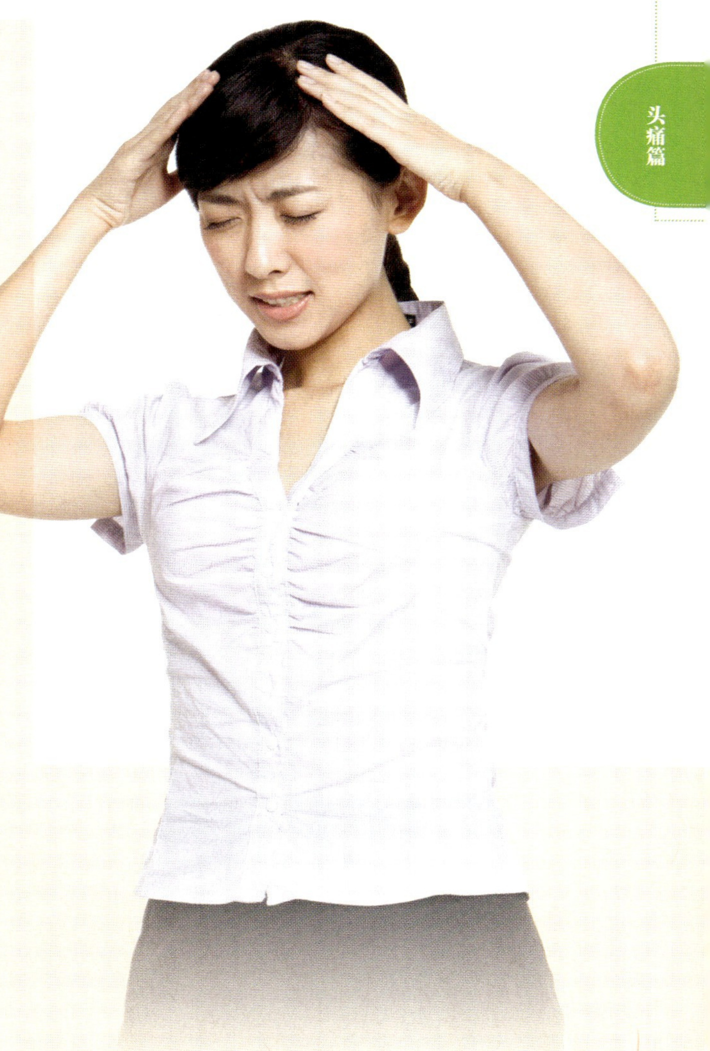

什么是继发性头痛

继发性头痛是指继发于颅内或者头面部某种疾病而引起的头痛。这类头痛可能开始程度轻，但会逐步加重直至疾病消除或得到控制，严重时常难以忍受。这类头痛可按病因分为：头部或颈部外伤引起的头痛，头或颈部血管性疾病引起的头痛，头或颈部非血管性疾病引起的头痛，感染引起的头痛，某些物质或某种物质戒断引起的头痛，代谢疾病引起的头痛，头颅、颈部、眼、耳、鼻窦、牙齿或其他头面部结构疾患引起的头痛，以及精神疾病引起的头痛，脑神经痛和中枢性疾患有关的头痛，其他类头痛。继发性头痛较为常见，及时针对病因治疗，能缓解头痛症状，避免病情延误。

哪些人更易患头痛

超过90%的人都有过头痛经历，调查显示世界范围内近50%的人近期有头痛困扰，其中，原发性头痛占一半以上。头痛的发病率有明显的性别差异，女性发生率普遍高于男性，特别是偏头痛。

从统计结果上看，紧张性头痛、偏头痛、颈部疾病相关的头痛、上呼吸道感染或流感、鼻窦炎、脑震荡、脑血管疾病引发的头痛、眼科相关疾病引发的头痛（青光眼、屈光不正等）是比较常见的头痛。这些疾病因为各自的病因和特点不同，具有不同的易患人群。

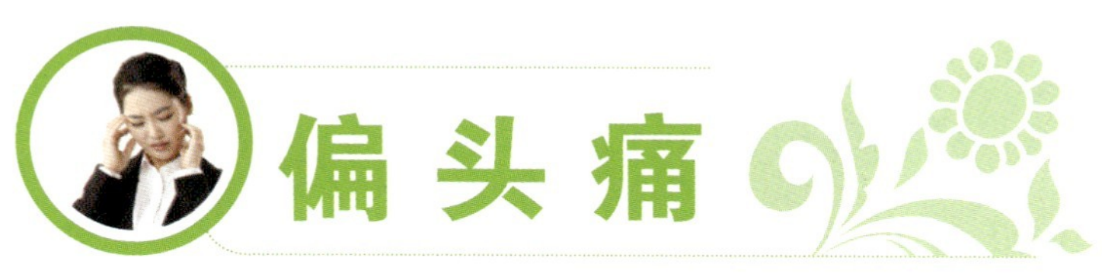

偏头痛

偏头痛很常见吗

偏头痛是世界上常见的神经系统疾病。其患病率在西方国家较高，如德国高达28%、美国8%~12%，而东方国家较低，如日本为8%。在我国偏头痛也很常见，在最新的调查中发现我国18~65岁人口中，偏头痛患病率为9.3%。

偏头痛的特点是什么

（1）偏头痛是一种原发性发作性头痛，多为搏动性，剧烈疼痛。

（2）发作时间通常持续4~72小时，但儿童发病时间短些，持续1~2小时，在部分成年人中持续的时间可能更长。

（3）少部分人在头痛前有眼前闪光或视野缺损、麻木等先兆症状，头痛常伴有恶心、呕吐、畏光、怕声等症状。

（4）可能伴有部分症状：自主神经功能失常（恶心、面色苍白）；对外界刺激（光、噪声、气味）敏感性增加；神经系统症状（暗点、感觉异常、眩晕）和不常见的体征（轻度偏瘫、失语）；情绪改变。

（5）头痛的发作频率不一致，有的患者一生中很少发作，而高达25%的患者每周发作1次，部分患者可能发展成为慢性头痛，头痛发作的天数更多。发作频率与精神情绪、月经周期以及饮食等方面也有密切的关系。

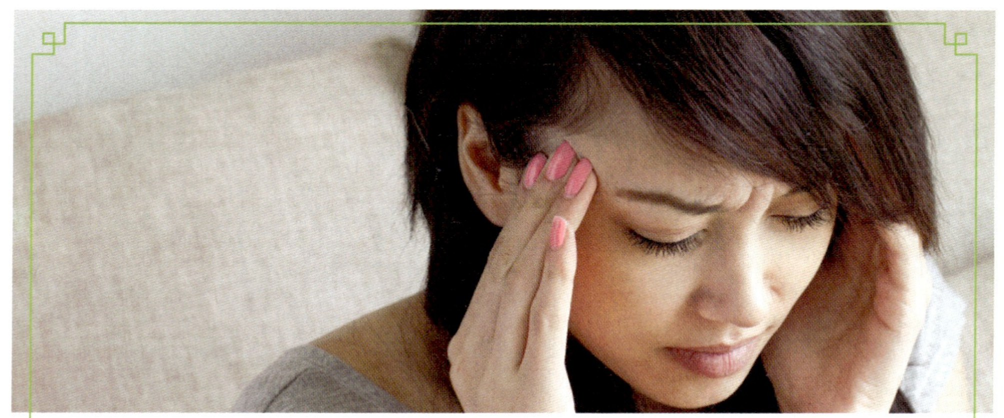

偏头痛的常见类型有哪些

（1）先兆的偏头痛：比例较小，为10%，最大特点是头痛前有先兆症状。

（2）无先兆的偏头痛：是最常见的偏头痛类型。

（3）眼肌麻痹型偏头痛：少见，可有反复发作的偏头痛症状，但以眼眶和球后的疼痛为主，每次头痛发作持续数分钟。

（4）偏瘫型偏头痛：罕见，通常发生在年轻人中，少数有家族史。

（5）基底动脉型偏头痛：罕见，发生在基底动脉系统的一种血管性头痛，主要见于少年或青年女性，女性多与月经周期有明显关系。

什么是典型偏头痛

即先兆性偏头痛，临床表现为反复发作的偏头痛，特点如下。

（1）头痛发作之前有最常见的、典型的视觉先兆，多在头痛前20~30分钟出现一些闪烁的暗点、火星般的亮光、眼前冒金星或偏盲（一侧看不见）。这些症状往往发生在头痛对侧的视野内，在头痛到来之前发展到最高峰，然后消失。少见的先兆可有偏身麻木、面部针刺样感觉、偏瘫或说不出话。

（2）先兆消失后很快出现偏头痛（先兆的对侧），一般先从一侧额颞部（太阳穴周围）或眼眶周围开始，少数可从顶、枕部开始，逐渐扩散到半个头或整个头部，头痛逐渐加重，由钝痛到钻痛性或搏动性痛（跳痛）。多固定在一侧，也可以两侧。用手指按压局部跳动剧烈的血管时可使头痛减轻。

（3）头痛时伴有面色苍白、恶心、呕吐等自主神经症状。此时患者非常疲乏，明显地怕光、怕声响，喜欢一个人静卧在暗室内。

（4）每次头痛持续的时间多为几小时至十余小时，少数人可持续1~2天，常常是睡一觉后完全恢复正常。

（5）头痛发作时，脑血流图、多普勒超声检查多有异常发现，可帮助诊断。

什么是普通型偏头痛

普通型偏头痛又称为无先兆性偏头痛，是最常见的偏头痛类型，不低于80%。其临床特点如下。

（1）先兆症状可有可无，若有先兆也只是短暂而轻微的看东西模糊。

（2）头痛进行的方式与典型偏头痛相同，但常左右不定，性质为搏动性，头痛可因体力活动而加重。有时从两侧开始。

（3）头痛持续的时间较长，一般1~3天，也可数日，也伴有恶心、呕吐、出汗等症状。常有家族史。

（4）可以出现在任何年龄，但在中年或年长者中更常见，有时并没有偏头痛的病史。发作常逐渐加重，从身体的一部分扩展到另一部分，应注意与短暂性脑缺血发作相鉴别。

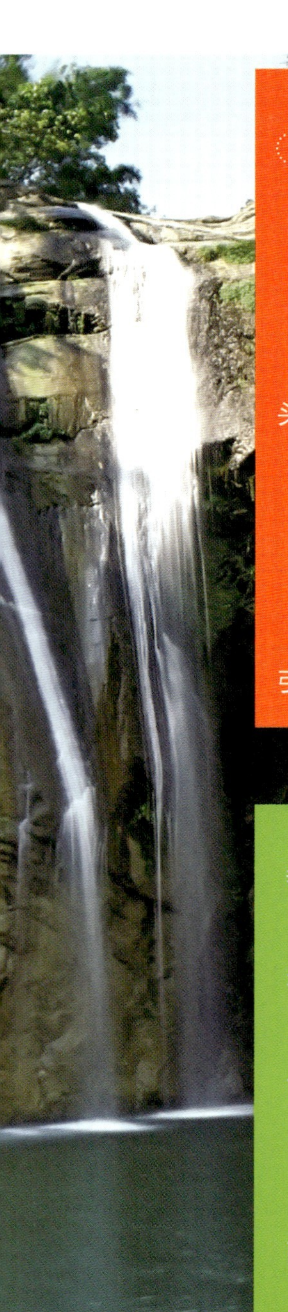

什么是偏头痛的危险因素及诱发因素

（1）性别：女性患病率高于男性。

（2）压力：从事脑力劳动的高压力人群患病率高于其他人群。

（3）饮食：如酒精、咖啡、乳酪等。

（4）情绪变化：紧张、抑郁、焦虑等均可导致偏头痛的发作。

（5）失眠。

（6）月经周期。

（7）贫血。

（8）环境及气候的突然变化也可引起偏头痛的发作。

哪些人易患偏头痛

偏头痛的患病率随着年龄、性别、种族和收入的差异而不同。各年龄阶段中，偏头痛的患病率有如下特点。

（1）青少年容易发病，占总患者数的10%。偏头痛患病率青春期前为4%，青春期后升高，而且女孩高于男孩，比例为3∶1。

（2）偏头痛患病率在40岁之前逐渐升高，40岁后下降。

（3）亚裔美洲人偏头痛患病率最低，非裔美洲人居中，白种人最高。所以黄种人的偏头痛患病率可能低于白种人。

（4）随家庭收入的提高，偏头痛患病率降低。

常见的偏头痛先兆有哪几类

(1)视觉先兆：可表现为暗点、闪光、幻视、黑矇、视觉变形等。

(2)感觉异常：最常见的是手和前臂的刺痛和麻木感，双手、四肢、半侧面部及口唇周围的麻木感及偏身感觉减退，症状多持续几秒到20分钟，偶尔可持续几十分钟，极个别可达几天到数周。

(3)其他先兆症状：包括运动性先兆，表现为单瘫或偏瘫，也可表现一过性失语或精神症状。

常见的偏头痛视觉先兆有哪些

(1)闪光幻视：75%的患者双眼可出现闪光幻视，幻视的闪光无一定形状，或呈星状、斑点状、环状、角状等；15%的患者幻视表现为物体大小、形状和位置发生变化；5%的患者则出现单眼幻觉。

(2)黑矇：在典型偏头痛患者的视觉先兆中，以黑矇为先兆的发生率高于偏盲。黑矇就是眼睛失明。患者视力丧失(即失明)从两颞侧视野开始，缓慢进展，逐渐累及两鼻侧视野，最终呈全盲。亦可由中心暗点逐渐扩大达整个视野。在黑矇的区域内常出现锯齿状闪光图案，称为闪烁的暗点。

(3)视觉变形：极少数典型偏头痛患者的视觉先兆表现为小视症或巨视症，即看人(物)变小或变大。有时感觉自己或其他人步行时发生倾斜或颠倒，或感觉周围环境都颠倒着。

(4)要塞光谱：有少数偏头痛患者的视觉先兆中出现一种暗点渐增渐消呈锯齿状消长的线条，被称为要塞光谱。

上述各种视觉先兆的全过程通常持续20~30分钟；接着便开始头痛发作，头痛可发生在受累眼的同侧或对侧；但有的患者只有视觉症状而无头痛发作，也称为有先兆无头痛的偏头痛。

偏头痛的预防包括哪些内容

（1）非药物性预防措施。

（2）预防性用药。

偏头痛的非药物性预防治疗有什么

（1）鼓励患者写头痛日记，记录发作频率，识别任何潜在的尚未被识别的诱发因素，以便于今后避免。

（2）对诱发因素是紧张和心理压力大的患者，或者尽量避免使用药物的孕妇，行为和心理治疗包括放松训练和认知行为等治疗具有较好预防的作用。

偏头痛什么时候需要预防性治疗

预防性药物治疗能减少发作的频率、持续时间和严重程度，但并不是所有情况都适用。通常出现以下情况时考虑使用预防性治疗。

（1）接受正规急性发作治疗后，偏头痛仍干扰患者的正常生活。

（2）对急性治疗药物存在不良反应，使用禁忌，滥用，或者耐受。

（3）头痛发作频繁（每周少于1次）。

（4）特殊情况如偏瘫性头痛、基底型偏头痛或者与疾病相关的头痛发作。

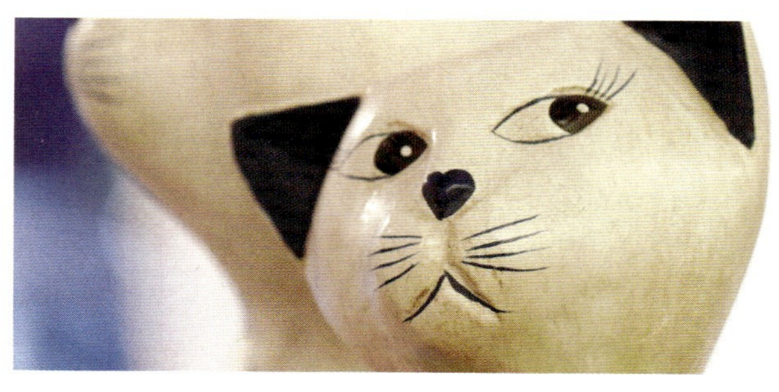

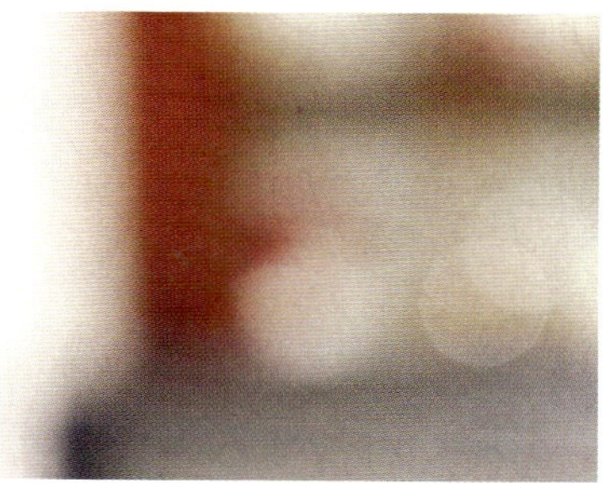

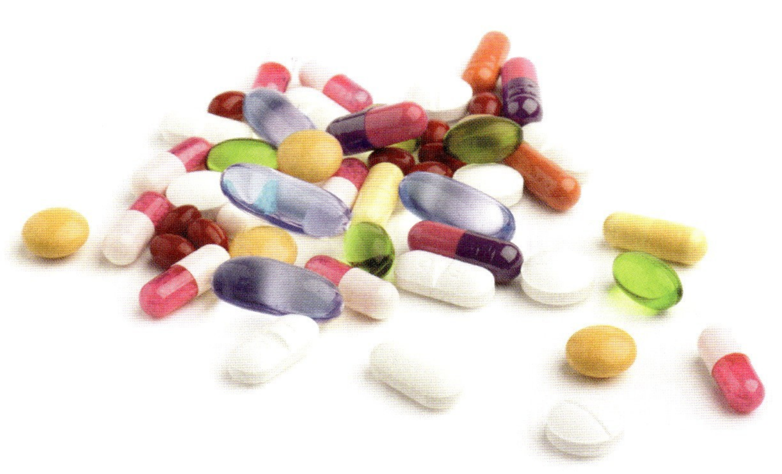

如何进行偏头痛的预防性治疗

(1)常用的药物有：β受体阻滞药、丙戊酸、托吡酯及盐酸氟桂利嗪(西比灵)。药物的选择取决于治疗效果、潜在的不良反应、共患疾病、患者的偏爱，而后者同样取决于药物不良反应。

(2)服药剂量应该从小剂量开始，缓慢加量至取得满意疗效，达到最大剂量或者不出现不良反应的最大剂量。预防性用药的用药时间较长，可持续2~6个月，但随着时间的延长，预防性药物的效果可能会提高。

(3)预防性用药的同时不应该滥用急性头痛治疗药物，因为两种药物同时服用会减弱预防性药物的效果。

(4)头痛控制取得满意疗效6个月后，因为间歇期的出现，可以逐渐减量并停药。

月经性偏头痛如何进行预防性治疗

在月经前两天开始使用非甾体抗炎药(2片/日)，雌二醇贴剂(100微克/日或2片/日)，继续使用数天或者直至月经结束。

急性偏头痛发作的药物治疗有哪些

（1）非甾体类抗炎药：在非甾体类抗炎药中，疗效肯定的有阿司匹林、布洛芬、萘普生等。急性偏头痛可选阿司匹林与对乙酰氨基酚联用或乙基氨基酚与咖啡因联用。

（2）麦角胺类药：麦角胺类药物有多种可选择的剂型，方便儿童和口服药物不便的患者使用。口服麦角胺酒石酸盐适用于发作时缓慢加重的无恶心、呕吐先兆的偏头痛及丛集性头痛。肛门栓剂麦角胺（仅有麦角胺咖啡因合剂）是最有效的剂型，尤其适用于严重快速发作，伴有恶心、呕吐的偏头痛。

（3）双氢麦角碱：双氢麦角碱引发的恶心、呕吐及头痛等不良反应复发率低，无反跳痛，能在偏头痛发作的任何时候给药（包括先兆期）。当患者患严重头痛需要快速抑制头痛时，静脉给药最为有效。肌内注射对于伴或不伴恶心、呕吐的中度或重度偏头痛有效。双氢麦角碱鼻喷剂在治疗急性偏头痛方面有很好的前景，对伴有恶心、呕吐者尤其有效。

（4）曲坦类：目前偏头痛的推荐用药。常用的包括利扎曲坦、佐米曲坦、那拉曲坦和阿莫曲坦。头痛的先兆期不推荐使用曲坦类药物，在复杂先兆（感觉、运动、语言）患者中也不推荐使用。对于偏瘫型偏头痛患者禁止使用，对于冠心病，以往有脑卒中病史及难控制的高血压患者也应该避免使用。

（5）其他用药：丙戊酸钠静脉注射300毫克，可使1/2患者的偏头痛发作在30分钟内缓解或减轻，未见严重不良反应；硫酸镁静脉注射1000毫克治疗偏头痛发作，也取得了不错的效果；安乃近静脉注射可有效控制偏头痛发作，其不良反应患者能接受。

急性偏头痛发作的非药物治疗有哪些

（1）高压氧（HBO）：有研究证明，高压氧治疗血管性偏头痛疗效显著。

（2）星状神经节阻滞：对治疗偏头痛也是一种有效的、安全的方法。

（3）应用经皮电刺激神经法：治疗偏头痛，可短期控制发作；低频脉冲磁场可有效控制偏头痛发作，这些疗法可能是通过刺激神经系统内啡肽的生成而起到镇痛作用的。

偏头痛的患者日常生活应注意哪些问题

偏头痛因为与个人的情绪以及环境的改变密切相关，所以有很多学者开始关注偏头痛患者的日常行为，试图通过指导患者改变生活习惯来减少偏头痛发作。

行为指导的出发点是：人具有自我调整和自我控制的能力，人的健康行为是从外界的复杂环境中学习得来的，也可以通过学习来调整和改造心理上的病态和异常行为，以建立新的健康行为。因此偏头痛患者可通过自己的努力或借助外界的帮助，来改变既往的不良行为。

（1）缓解身体紧张状态。（2）记头痛日记。
（3）保持心情愉快。（4）定期锻炼。
（5）保持规律的作息时间。（6）战胜恶习。
（7）少喝酒。（8）戒烟。
（9）躺下休息。（10）避免光照。
（11）冷敷或热敷。

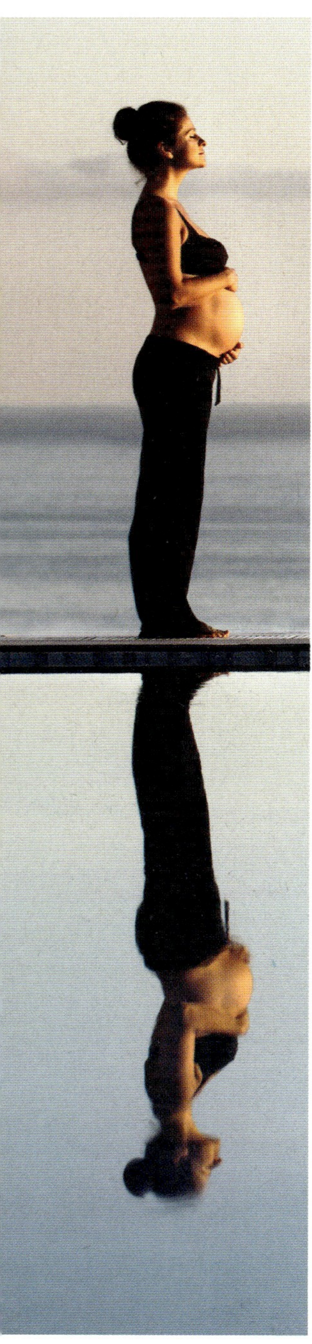

妊娠期妇女偏头痛急性发作该如何治疗

妊娠及泌乳期妇女推荐首先进行非药物治疗，包括生物反馈疗法、放松疗法、物理治疗。如果非药物治疗效果不佳，可行以下的治疗。

大多数偏头痛患者经安置在安静、避光处休息，应用简单的止痛药，如阿司匹林、对乙酰氨基酚即可取得疗效，尤其在症状发作早期服用，疗效更好。麦角碱有直接收缩血管作用，使过度扩张的脑动脉血管恢复正常，是治疗偏头痛的有效药物。如在前驱期服用，尚可防止头痛发生，虽麦角碱对妊娠子宫无不良影响，但其不良反应较大，尤其可能引起胎儿发育缺陷，故孕妇禁用。如症状严重，上述治疗措施疗效不显著时，可应用镇静剂地西泮或氯丙嗪肌内注射；或止痛剂可待因口服，或肌内注射哌替啶（度冷丁）加异丙嗪。如有呕吐可肌内注射甲氧氯普胺（胃复安）止吐。

妊娠期妇女偏头痛持续状态该如何治疗

（1）可给予口服泼尼松（强的松），或促肾上腺皮质激素静脉滴注。

（2）偏头痛反复发作的孕妇可口服普萘洛尔（心得安），宜从小剂量开始服用以减少其不良反应，如恶心、头晕等，逐渐加量，尤其症状严重的患者在妊娠期间需持续服用。但该药亦可阻断胎儿的β–肾上腺素能受体，导致胎儿心动过缓，心排出量减少，降低其对缺氧、窒息的应激反应，因此在妊娠晚期慎用。

（3）硝苯地平（心痛定）为钙离子通道阻滞剂，能抑制血管平滑肌收缩，保护脑细胞。

（4）苯噻啶为5-羟色胺拮抗剂，有抗组胺、抗胆碱能及缓激肽的作用，建议从小剂量开始，逐渐增至每日3次，不良反应为嗜睡、易疲劳及食欲增加。

（5）阿米替林为三环类抗抑郁药，对偏头痛伴有紧张性头痛的患者效果好。

（6）上述所有药物的服用一定需要在产科专家的指导下进行。

妊娠期妇女偏头痛用药需注意哪些方面

（1）对于开始使用预防性药物的育龄妇女，应该进行充分的避孕措施。

（2）一般而言，孕妇和准备受孕的妇女应该避免使用偏头痛预防性药物，尤其是丙戊酸和麦角碱。

（3）β受体阻滞药减少受孕机会，三环类抗抑郁药导致自发性流产的概率增高。

（4）产后，应该避免使用抗组胺药、麦角碱、溴隐亭和三环类抗抑郁药。谨慎使用曲坦类、苯二氮卓类药物、抗抑郁药和神经镇静药。

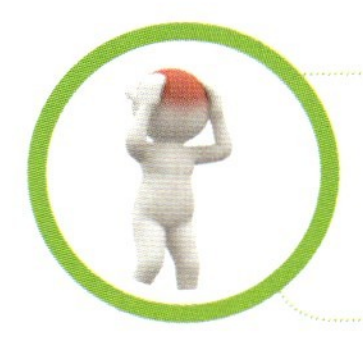

紧张型头痛

什么是紧张型头痛

紧张型头痛指反复发作的轻度至中度头痛，主要为颈部和头面部肌肉持续性收缩产生的头部压迫感、沉重感，有的患者自述为头部有“紧箍”感。不是单侧搏动样疼痛，一般不随着体力活动而加重，也不伴有畏光、畏声或者恶心。每次发作持续数分钟至数天，轻、中等强度，日常体力活动不会加重头痛。

为什么会发生紧张型头痛

引起紧张性头痛的因素包括头颅周围肌肉紧张，口、下颌关节功能异常，精神压力，焦虑，抑郁及急性应激，止痛药服用过量等。另外，其他的器质性疾病也会引起紧张性头痛加重。这些因素可导致肌肉、肌筋膜的血液循环障碍，细胞内外钾离子转运障碍，乳酸等致痛物质积聚。

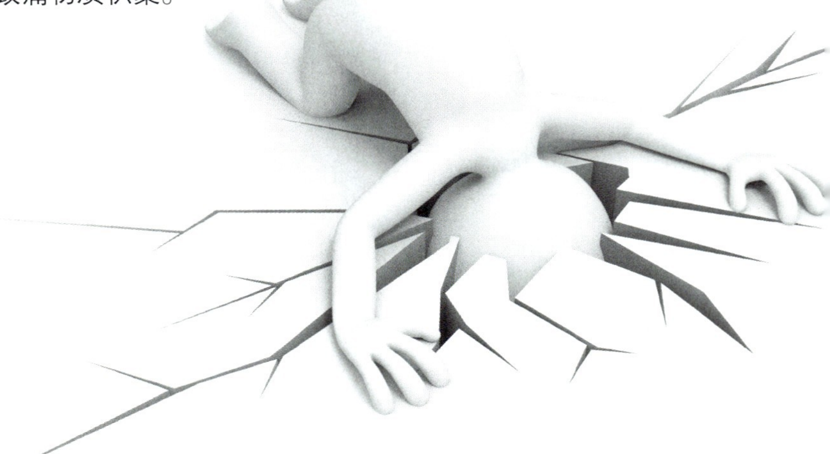

紧张性头痛的诱因是什么

引起紧张性头痛的诱因很多，目前比较普遍的有以下一些。

(1)心理因素：紧张性头痛的患者往往存在焦虑或者抑郁，容易发脾气，心事较多，心境不开阔，这在诱发头痛方面起了非常重要的作用。

(2)不良姿势：大部分患紧张性头痛的人都是长期伏案工作或重复一些刻板动作的“办公室动物”（进行计算机工作、精细手工工作和长期使用显微镜者都属于此类）。由于头、颈、肩胛带的姿势不良、屈颈，很容易等造成慢性、持久的颈部肌肉收缩，从而引起头痛。

(3)性别：女性患紧张性头痛的概率更大，男性和女性患上紧张性头痛的概率是40∶60。特别是当女性月经来潮或更年期时，发生紧张性头痛的可能性更高。

(4)睡眠：睡眠不充足，睡眠质量不好，在一个过冷的房间睡觉，睡觉时脖子的位置不合适都会容易诱发紧张性头痛。

(5)饮食：饮食不规律，经常性的饥饿、饮酒也都可能造成紧张性头痛。

(6)吸烟：有研究显示，吸烟者的紧张性头痛比不吸烟者更加严重。

(7)精神压力：心理压力带来的应激和焦虑在紧张性头痛的发病中起一定的作用，许多紧张性头痛患者处于长期的慢性焦虑、忧郁等显著的情绪紧张状态中。

(8)疾病：严重的感冒和鼻塞也能引起紧张性头痛。眼疲劳和各种眼部的疾病引起的眼源性头痛也很有可能发展为紧张性头痛。当患有偏头痛，同时患上紧张性头痛的概率也会增大。

紧张性头痛如何治疗

药物治疗

(1)急性发作期：目的是缓解头痛症状。主要选用止痛药和非甾体抗炎药，包括：阿司匹林、对乙酰氨基酚(扑热息痛)、布洛芬、萘普生、酮洛芬。吗啡作为辅助用药也可用于紧张性头痛的治疗。值得注意的是以上药物均需遵照医生医嘱，不能滥用，以免紧张性头痛没有治愈反而转化为药物滥用性头痛。

(2)预防用药：目的为减少头痛发作频率和疼痛程度。临床上多使用阿米替林。

非药物治疗

(1)体育锻炼。

(2)放松疗法：对于焦虑或者抑郁的患者应该在精神上给予诱导和劝慰，使其消除顾虑，放松心情，配合治疗。

(3)生物反馈。

(4)物理治疗：对局限性的肌肉疼痛，如颈部和肩胛部的疼痛可以做按摩、针灸、理疗和局部普鲁卡因封闭治疗。

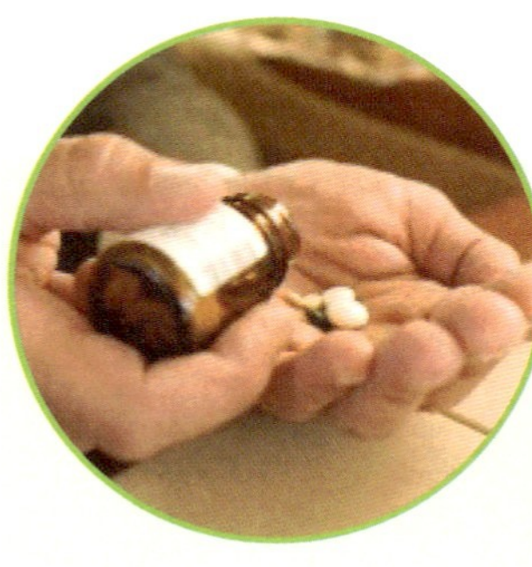

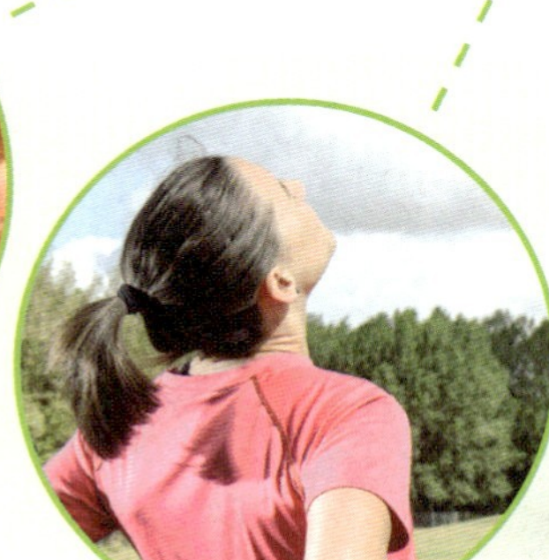

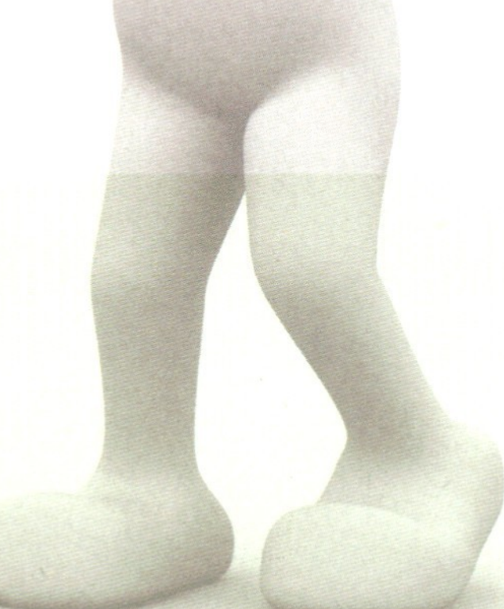

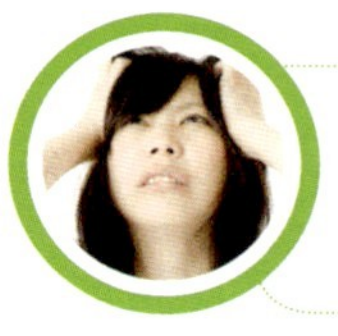

丛集性头痛

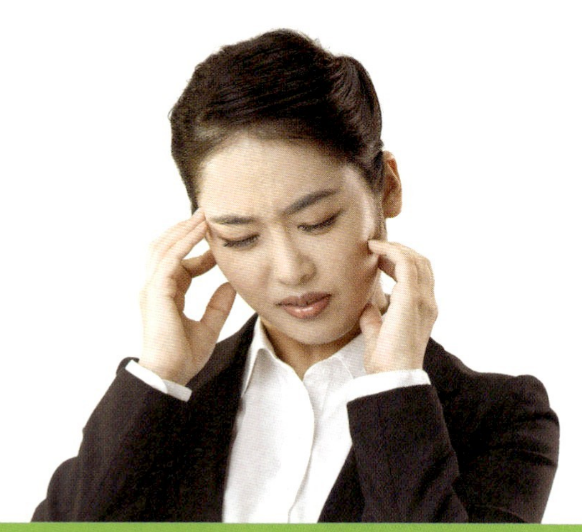

什么是丛集性头痛

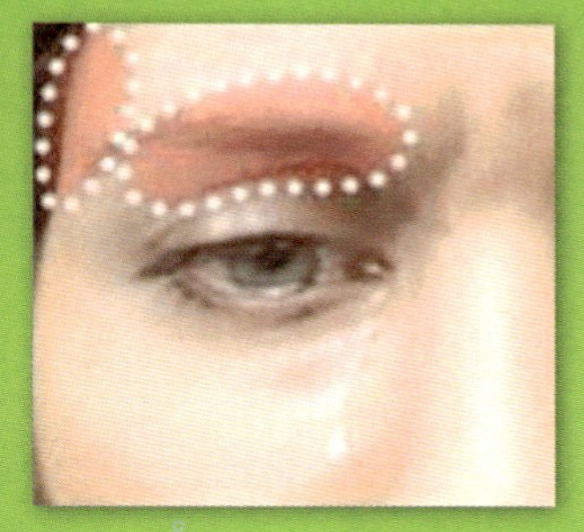

丛集性头痛是一种极痛苦的严重的单侧头痛，多集中于眶颞区，伴有颅神经自主神经症状，如单侧流泪、眼睑下垂、流涕和结膜充血。发作通常以固定的周期出现（白天或者黑夜的相同时间），多在黑夜出现（睡眠中痛醒）、持续平均60分钟（30~180分钟）。患者每天可能发作1~8次。反复发作的时期就是所谓的“丛集期”，典型的数周，有的数月或者数年。缓解期持续数月至数年。

丛集性头痛的特点是什么

（1）瞬发瞬止，每次都定时发作，像是定时闹钟。每次发作持续数十分钟，极少超过24小时。

（2）虽然发作时间短暂，但是发作的疼痛却非常剧烈，常常难以忍受。

（3）疼痛一般开始在一侧眼眶周围或眼上方，迅速扩展到同侧面部，甚至同侧肩、颈部。

（4）性质剧烈，为跳痛或烧灼样疼痛，多伴有同侧眼面部发红、流涕、流泪、鼻塞及疼痛侧的皮肤感觉升高。

（5）与偏头痛不同的是，丛集性头痛的患者会坐卧不安，不能安静，来回走动，甚至用头撞墙，痛不欲生。但是不会对其他器官造成影响，如没有视力下降、胸闷、憋气等，也不伴有恶心、呕吐。

什么是丛集性头痛的诱发和缓解因素

（1）诱发因素：包括饮酒、服用硝酸甘油、组胺、各种溶剂、油漆、香水、内分泌改变、饮食和环境变化、抑郁、压力大、创伤和深睡。

（2）缓解因素：①用手按压头痛侧的颞动脉（太阳穴附近）。②对疼痛部位热敷或冷敷。③走动。④呼吸新鲜空气。

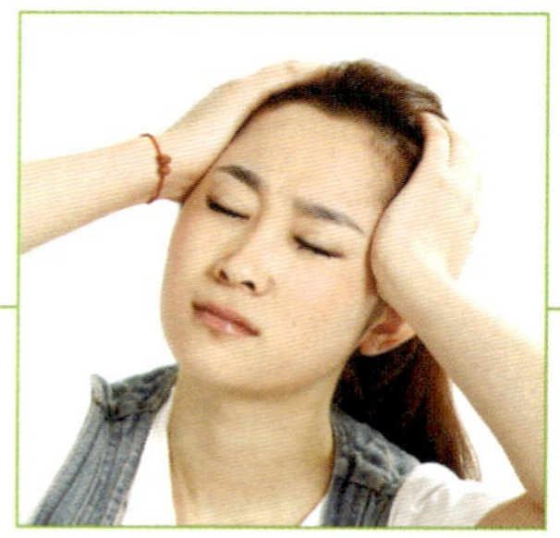

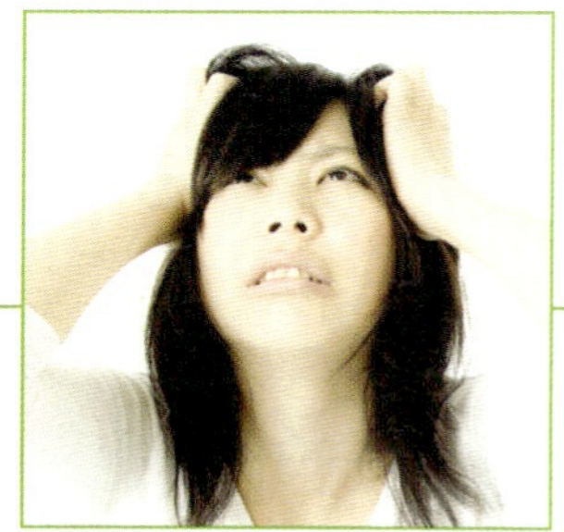

头痛篇

丛集性头痛急性发作期如何治疗

（1）吸氧：治疗丛集性头痛最简单便利的方法就是吸氧，使用吸氧面罩。100%纯氧可使80%患者头痛明显好转。发作时可就近就诊进行吸氧，经常发作者可在家中常备氧气袋。

（2）麦角胺：因本病发病迅速，头痛剧烈，口服吸收较慢，应用气雾剂吸入有效。吸入后5分钟内血浆浓度达到高峰，80%的患者疼痛可缓解。用药时应注意，因为药物是混悬液，每次吸入前应用力摇动药罐，并需要深吸气后停止数秒钟再缓慢呼出。

（3）利多卡因：可用4%的利多卡因滴入鼻内治疗。方法是：使患者仰卧，头向后仰45°，并向疼痛侧旋转30°~40°，将1毫升利多卡因缓慢滴入疼痛侧鼻孔，使患者保持该体位几分钟。如果患者鼻充血，可先滴入几滴0.5%去氧肾上腺素（新福林）使鼻孔通畅。此法可反复应用。

（4）双氢麦角碱：有些患者静脉注射双氢麦角碱可在5分钟内使疼痛缓解。

（5）甲氧氟烷：此药是速效麻醉剂，用此药10~15滴滴于手帕上吸入几秒钟可使疼痛缓解。

（6）去甲麻黄碱：应用此药可使某些患者的丛集性发作缩短，但少数患者可出现颅内出血。

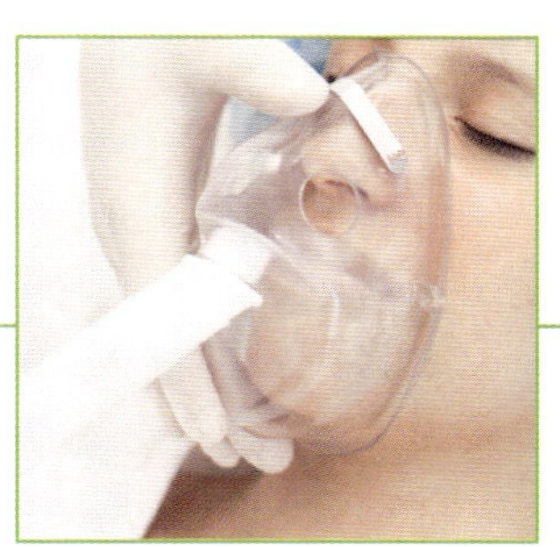

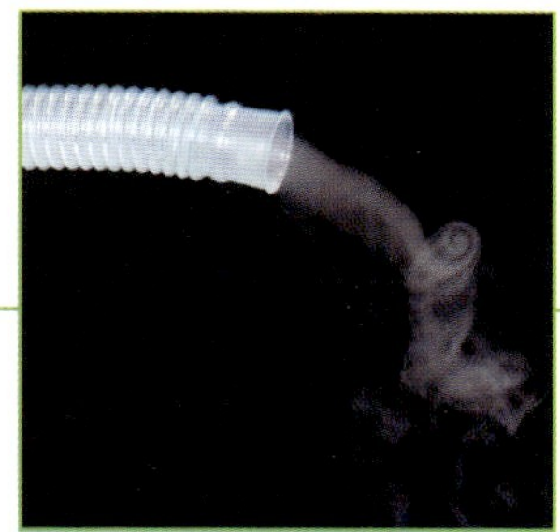

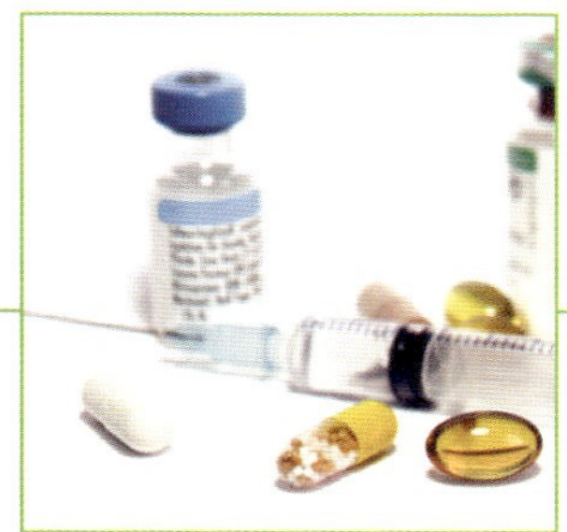

丛集性头痛过渡期治疗的药物有哪些

（1）在预防性治疗起效之前的时期内，使用过渡性治疗快速减少发作的频率和疼痛程度。

（2）因为发作每天出现，有时每天发作很多次且会持续数周或者数月，因此所有患者都应该进行过渡性或者预防性治疗。

（3）对于患者个人来说，鉴于以往的经历，丛集期通常可以预测，通常在丛集期前2周进行预防性干预治疗。

（4）过渡性治疗方法有：口服泼尼松龙、麦角胺，枕神经阻滞等。

丛集性头痛的维持性预防药物有哪些

维拉帕米、美西麦角、碳酸锂、丙戊酸盐、托吡酯、加巴喷丁。

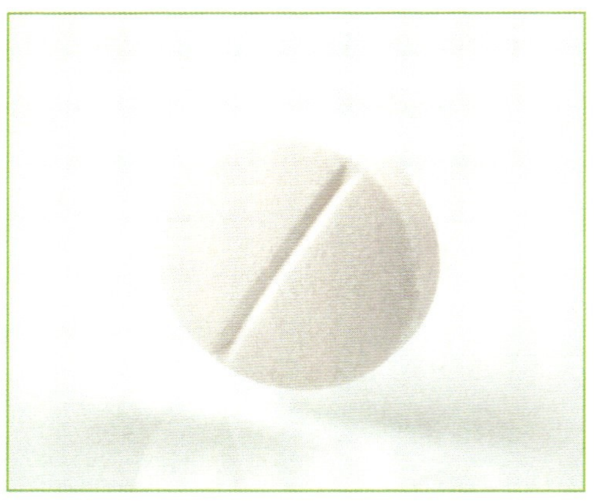

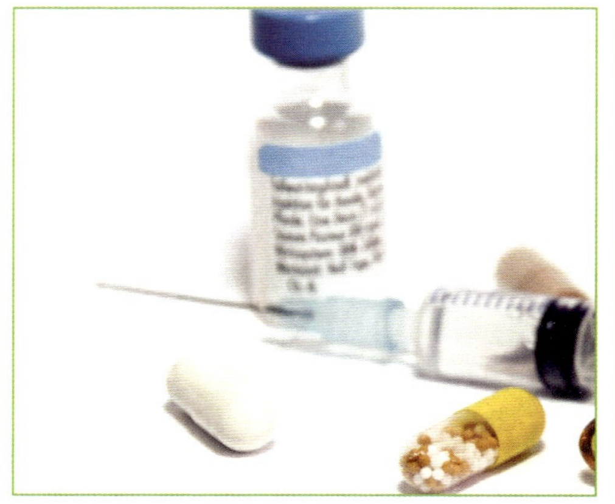

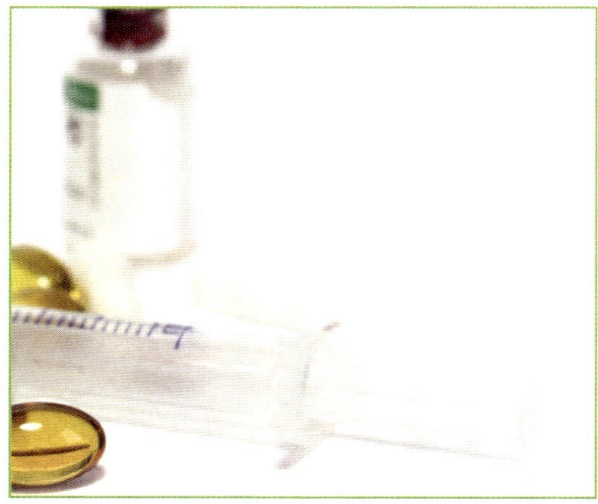

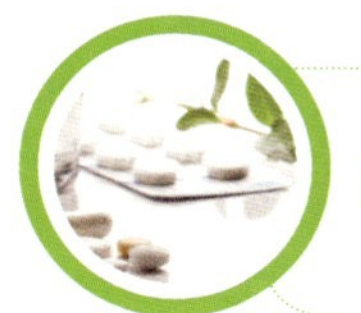

慢性每日性头痛

什么是慢性每日性头痛

（1）慢性每日性头痛指的是以频发的头痛，每月多于或等于15天为特征的一组原发或继发性疾病。

（2）慢性每日性头痛不是一种诊断，而是一类疾病，包括很多表现为原发性和继发性头痛的疾病。其中以转化型偏头痛（Transformed migraine）和药物滥用性头痛（Medication-overuse headache）是最常见的类型。

什么人易发生慢性每日性头痛

（1）肥胖。

（2）频繁头痛史（多于1次/周）。

（3）服用咖啡因（多于10天/月）。

（4）过多使用急性头痛止痛药（包括镇痛药、麦角类和曲普坦类）。

（5）半数以上患者有睡眠障碍和情感障碍（例如抑郁和焦虑），后者又可加重原有的头痛。

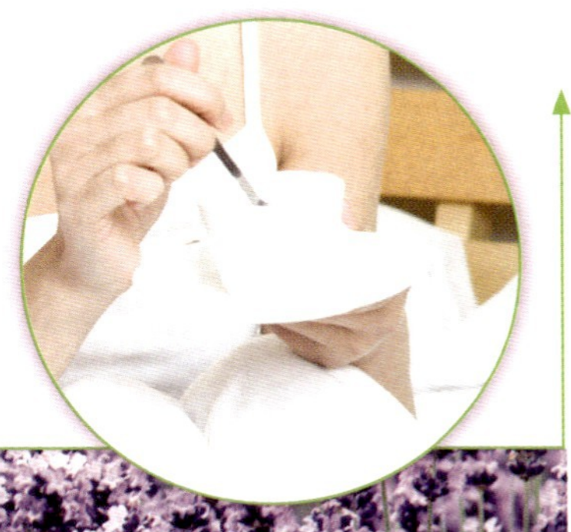

怎么治疗慢性每日性头痛

（1）慢性每日性头痛治疗的目的主要是减少头痛发作频率、疼痛程度和持续时间。慢性每日性头痛的患者大部分都滥用治疗急性头痛的药物，所以治疗计划的主要组成部分就是停用急性止痛药物。

（2）在急性止痛药物戒断期间，需要进行过渡期的治疗，一旦急性治疗药物戒断成功，需要给患者指定新的治疗计划。

（3）临床经验提示，生活方式调整（例如限制或停止咖啡因摄入，规律运动，制订规律的进食和睡眠时间表）对部分患者可能有好处。

（4）对有抑郁、焦虑和睡眠障碍的患者应进行对症治疗。放松技巧和生物反馈方面的训练可能有好处，鼓励并密切随访患者，尤其是治疗的最初8周。

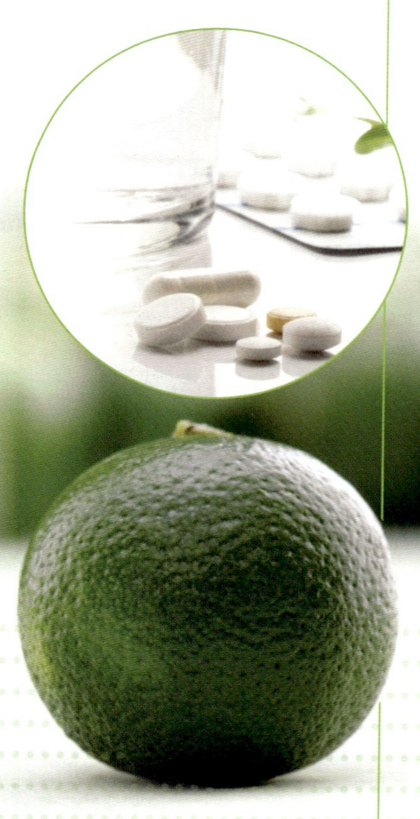

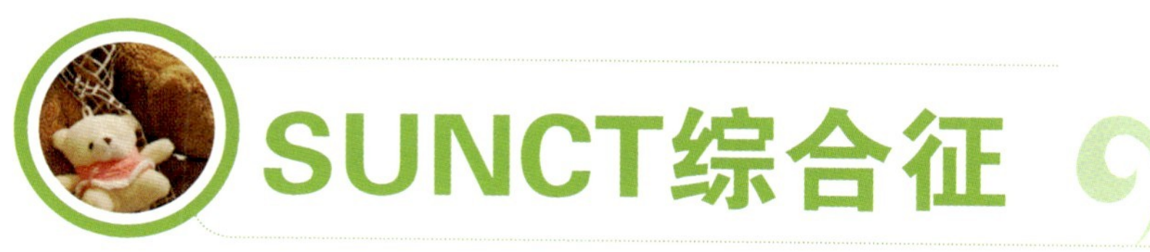

SUNCT综合征

什么是SUNCT综合征

SUNCT综合征(Short-lasting Unilateral Neuralgiform headache with Conjunctival injection and Tearing),是指伴有结膜充血和流泪的短暂的单侧神经痛样头痛。因为这个名称虽然概括了疾病的特征、症状,但是难以记忆,更难以应用,故简称其为“SUNCT”。此病是一种罕见的原发性头痛,多发于男性,男女比例约为2:1。

患者发作时感觉眼眶、眶周或者前额有电击样、针刺样或者灼烧样的疼痛,在头痛的同侧可见结膜充血和流泪。程度为中度到重度,单次短暂发作,平均不超过40秒(5~200秒),快速达到高峰,快速消退。虽然发作间期有些患者有持续钝痛不适感,但大多数患者在发作间期疼痛完全缓解。

SUNCT综合征该如何治疗

首选药物治疗为拉莫三嗪。与其他三叉神经痛不同的是,SUNCT对吲哚美辛没有反应,对于丛集性头痛有效的药物也没有反应。最近有报道静脉注射利多卡因可以完全抑制SUNCT的发作,所以对于需要短期持续抑制发作的患者可以考虑采用这种治疗方法。例如,每天发作数十次甚至100次以上的患者,在预防药物起效以前需要缓解疼痛。

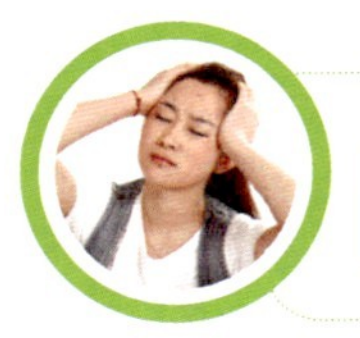

睡眠性头痛

什么是睡眠性头痛

睡眠性头痛是一种罕见的综合征，由于总是出现在睡眠中，并且总是每晚同一时间发作，所以以往被称为“闹钟样头痛”。多见于老年人，平均发病年龄62岁（26~84岁）。2/3病例为双侧发作，轻度至中度疼痛；严重头痛占20%。发作通常持续15~180分钟。患者需要起床以缓解疼痛，自发缓解罕见。

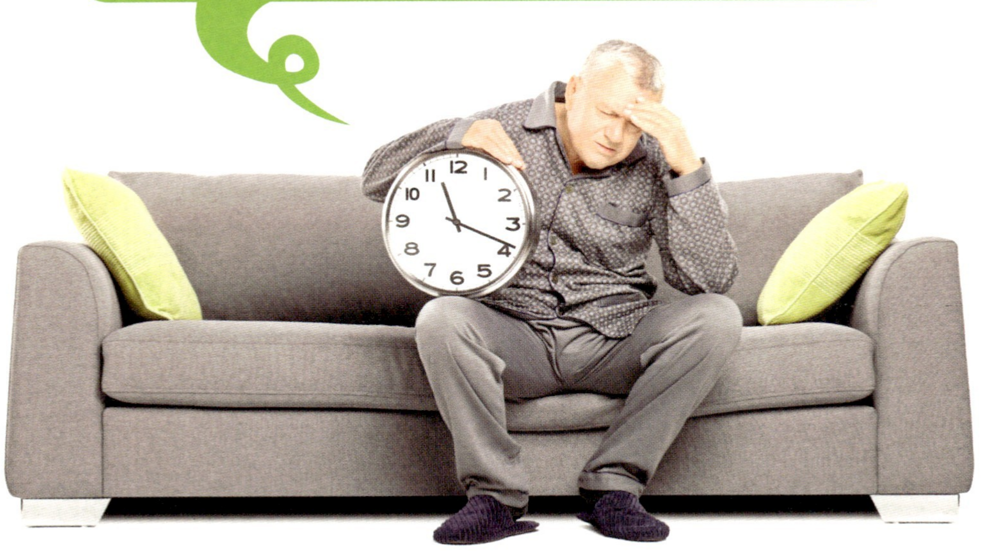

睡眠性头痛的特点是什么

疼痛呈弥漫性或局限于额颞部或头后部，多为双侧，也可单侧，多数为中度或重度疼痛。疼痛性质多为钝痛，也可为搏动性或针刺样，可伴恶心，但无呕吐，无或少有畏光、畏声、流泪及眼睑下垂等症状。一次发作持续15分钟至3小时，发作频率从每周1次至每晚6次。头痛发作十分规律，每次发作的时间几乎固定不变。多导睡眠监测可发现头痛多在快动眼睡眠阶段出现，也可在非快动眼睡眠期发作。

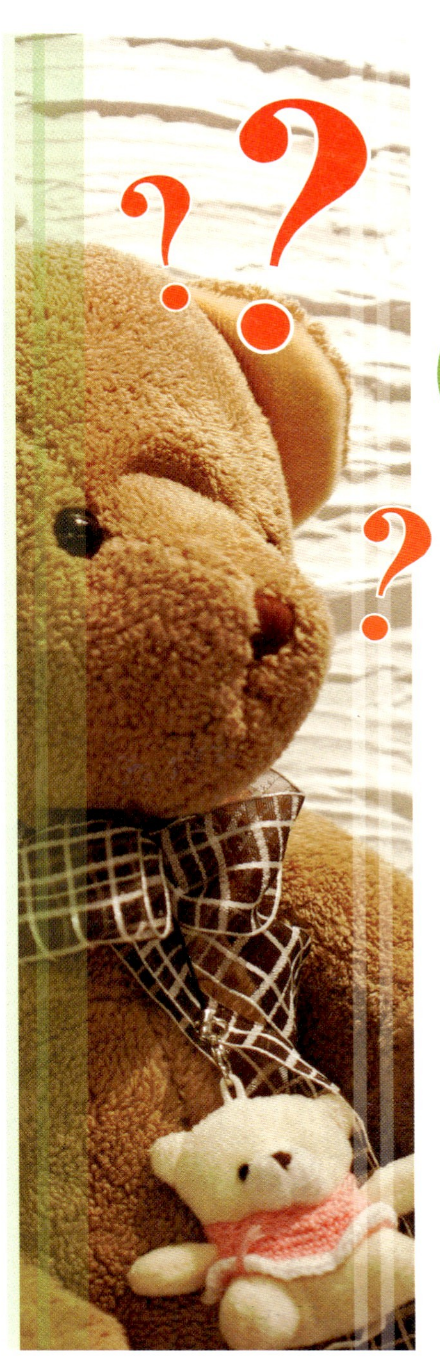

睡眠性头痛如何治疗

（1）阿司匹林能够快速缓解睡眠性头痛。

（2）预防性药物最有效的是锂盐，但要注意锂盐的不良反应。其不良反应包括震颤、多尿、恶心、腹泻和步态不稳，血中药物浓度过高时还可出现肌阵挛、构音障碍、低血压、肾功能不全、甲状腺功能减退等，这些不良反应是剂量依赖性的。

（3）有报道发现吲哚美辛、氟桂利嗪和咖啡因也具有预防作用。

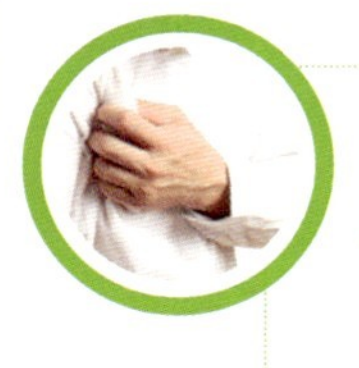

心脑血管病相关性头痛

高血压能够引起头痛吗，为什么

头痛是高血压患者最常出现的症状之一，可以是突发头痛，也可是慢性隐性头痛，性质可以是胀痛，也可以是搏动性疼痛。高血压性头痛的临床表现多种多样，其诱发因素也很多，有时是高血压本身引起的，有时可能是精神紧张引起血压升高诱发的。更需要强调的是，高血压头痛可能是脑卒中的前兆。

高血压性头痛的特点

（1）高血压性头痛的性质：多为间歇性钝痛、压迫性闷痛、胀痛及搏动性痛，有时为持续性痛，一般头痛程度不剧烈。但患有恶性高血压并发高血压脑病时，头痛为持续而剧烈的全头痛。

（2）高血压性头痛的表现与年龄有直接关系：青壮年高血压患者出现的头痛多类似偏头痛；中老年高血压患者出现的头痛多为前额、后枕部痛，也可为全头痛，当低头或用力时头痛症状加重。

高血压性头痛如何防治

（1）当没有发现高血压时，应该定期进行健康体检，以便第一时间发现血压的异常。

（2）对于高血压患者，应该在医生的指导下按时服药并定期监测血压，使血压控制在理想范围，同时应避免情绪激动、注意缓解压力。

（3）血压持续异常升高的患者突然出现头痛，建议要到医院就诊，快速降压，避免产生不可逆脑损害。

心绞痛能引起头痛吗，为什么

冠心病、心绞痛典型的疼痛部位一般在胸骨后，但也可出现在上腹部、颌下、牙床、咽部等部位。以头痛为表现者临床上较少见，容易误诊为丛集性头痛、鼻窦炎、脑梗死、脑部寄生虫或其他头部疾病。此类型患者头痛发作时多表现为阵发性胀痛或搏动痛，常伴有心前区症状，持续时间同心绞痛时间一致，硝酸甘油可终止发作，以此可引起临床医师的重视，避免延误治疗。

偏头痛与心脑血管疾病有关吗

经研究证明，有偏头痛史者比无偏头痛史者患心脑血管疾病的风险更高。更有研究显示，先兆型偏头痛的女性患者并发心血管疾病包括心肌梗死、心绞痛、缺血性卒中等的概率高，在男性的队列研究中发现偏头痛患者并发心血管疾病的概率较普通人群高。调查还显示先天性心脏病患者偏头痛发生率明显升高。

脑梗死能够引起头痛吗

有报道发现脑梗死头痛的发生率为29%，其中头痛发生在基底动脉系统（后脑供血区）梗死较颈内动脉系统梗死多见。另有研究发现近50%大脑后动脉供血区脑梗死，起病时有头痛症状。

蛛网膜下腔出血头痛的特点是什么

蛛网膜下腔出血引起的头痛常被患者描述为一生中遭遇的最剧烈的头痛。这种头痛程度相当剧烈，发病常在枕部，低头、剧烈咳嗽、大声言语、饮酒，排便时加重，并常因血液刺激脑膜，而引起颈背部疼痛及颈部活动受限，严重时可出现颈项强直（颈部僵硬）。

脑出血头痛的特征

脑出血头痛一般临床表现多较突然和剧烈，并伴有恶心、呕吐和视力模糊。有研究认为，脑出血头痛的发生与颅内压增高有关。由于脑出血起病急骤，进展较快，常于几分钟至几小时之内发展至顶峰，所以，患者出现头痛后，常随之出现呕吐、意识障碍和偏瘫。

什么是脑压

脑压（颅内压）是指颅腔内容物对颅腔壁上所产生的压力。由于存在于蛛网膜下腔和脑池内的脑脊液介于颅腔壁和脑组织之间，并于脑室和脊髓腔内蛛网膜下腔相通，所以脑脊液的静水压就可代表颅内压，通常以侧卧位时颅脑脊液压力为代表。

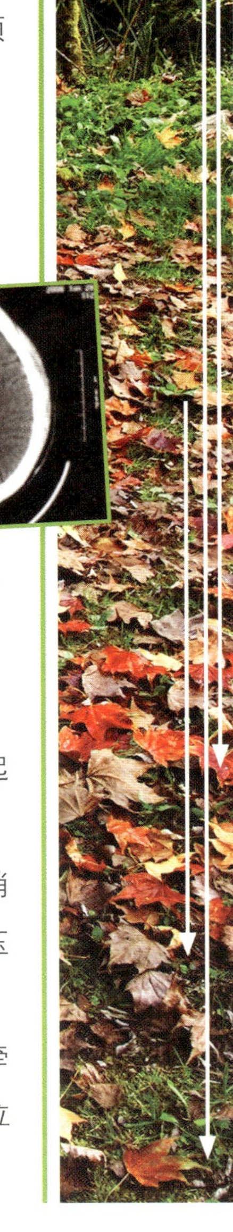

脑压升高或降低能引起头痛吗

在正常情况下，脑脊液围绕脑和脊髓，构成保护性水垫，起到缓冲外界的振动与冲击的作用。

若脑脊液减少，脑压降低，脑脊液的水垫作用就减弱或消失。当患者变换体位时，脑组织因重力作用，对颅骨产生机械性压迫，从而导致头痛。

而脑脊液增加，或者其他原因导致的颅内压增高时，由于牵拉颅内血管、颅内的疼痛敏感组织受到压迫，或者脑组织移位等，从而产生头痛。

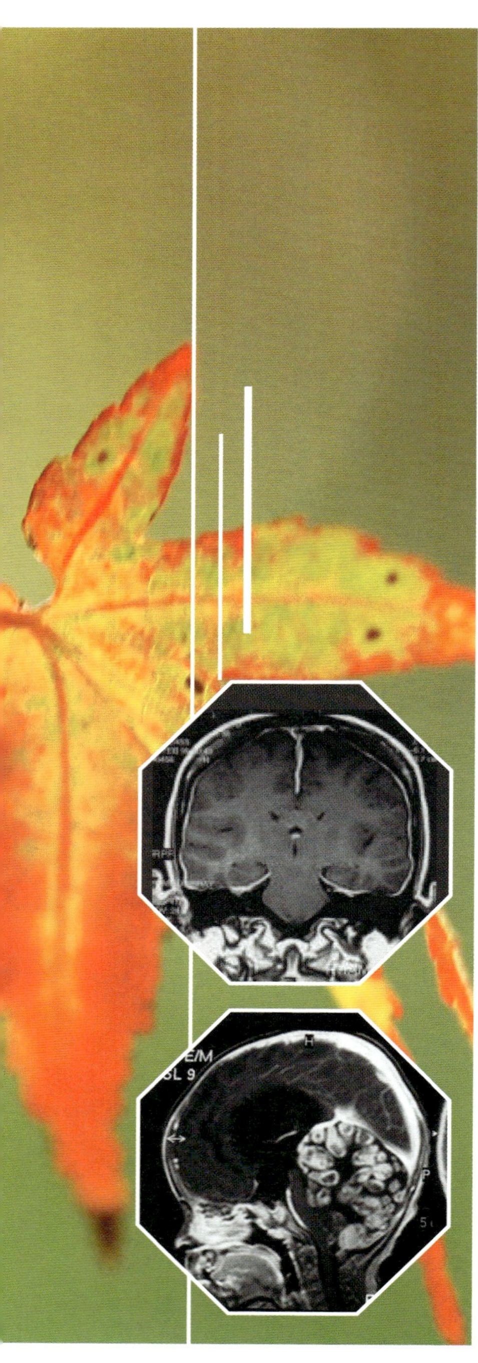

颅高压性头痛的特点是什么

颅内压升高引发头痛的病因包括脑瘤、脑脓肿、颅内血肿、脑寄生虫等。一方面，肿物本身对颅内疼痛敏感组织的压迫、推移可引起局部及邻近部位的头痛（牵拉性头痛），如垂体瘤可产生双颞或眼球后胀痛，头痛呈进行性加重，并有神经系统局限体征；另一方面，80%的肿物会导致颅内压增高，全头部呈现胀痛、炸裂痛，缓慢发生者早期仅在晨起后发生，以后逐渐为持续性痛，在咳嗽、用力后因颅压突增，头痛加重，并有呕吐、视盘水肿、视网膜出血、精神症状、癫痫等伴随症状。

低颅压头痛的特点是什么

颅内压降低引发的头痛多发生于腰椎穿刺、颅脑损伤、手术或脑膜脑炎等之后以及严重脱水等情况下，侧卧位腰穿脑脊液压力9.33千帕（70毫米水柱）以下，或完全不能流出。表现为起坐后突发剧烈头痛，常伴恶心、呕吐。因此时颅内压进一步下降，颅内疼痛敏感组织失去了脑脊液的托持而受到牵拉所致，故也属于牵引性头痛。平卧后头痛即迅速缓解。

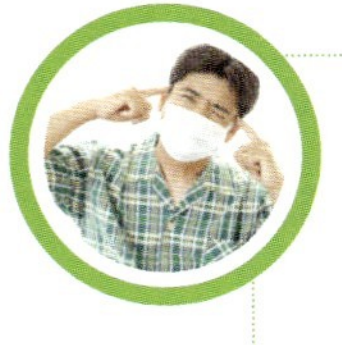

头面部器官相关性头痛

脑膜炎引起的头痛有什么表现

常见的脑膜炎主要为病毒性、结核性及化脓性脑炎。主要表现为：剧烈头疼，全头持续性跳痛，发热、颈强（脖子硬）、恶心、呕吐、倦怠、眩晕。

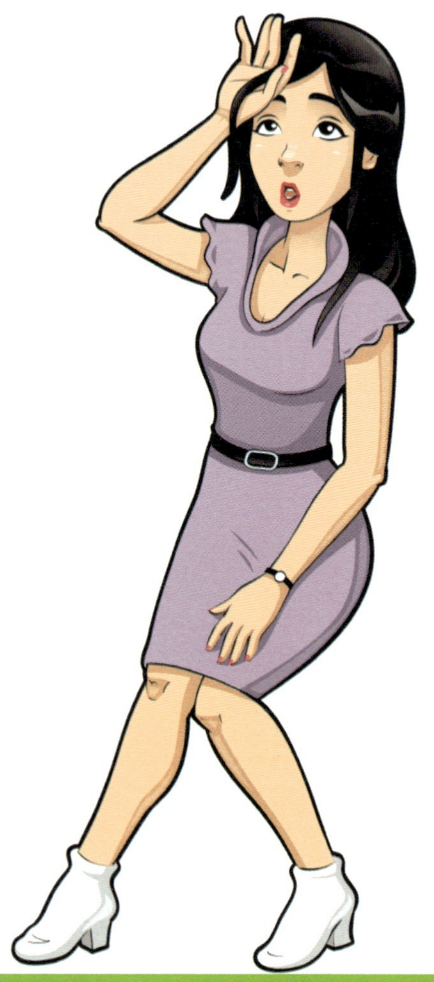

颞动脉炎引起的头痛有何特点

颞动脉炎又称巨细胞动脉炎，是一种全身的血管病变，除颞动脉外，主动脉弓及脑动脉、心脏、腹腔脏器动脉、肾动脉也可以见到相同的组织学改变。颞动脉炎多发生在50岁以上人群，女性多见。48%的颞动脉炎患者头痛是首发症状，90%的颞动脉炎患者会产生头痛，因此头痛是颞动脉炎最常见的症状。头痛部位多在一侧的颞部（太阳穴上方），性质不定，严重程度不等。患者自己常可以触摸到太阳穴上方颞动脉搏动消失及变硬。其他的伴随症状还包括：风湿性多肌痛、体重减轻、发热、视觉障碍、周围关节疼痛等。

颞动脉炎最严重的并发症是失明和脑卒中。

什么是头痛型癫痫

在病程中以头痛为主要临床表现的癫痫，称为头痛型癫痫。头痛型癫痫属于自主神经发作性癫痫的一种，是间脑癫痫的一种类型。癫痫在发作前可有头痛先兆，发作后也可出现头痛，以上均属癫痫性头痛。

急性鼻窦炎会引起头痛吗，其头痛有什么特点

急性鼻窦炎时通常鼻内充血肿胀，阻塞鼻窦开口，致分泌物引流不畅，可引起阻塞性头痛；当窦内空气被吸收，窦内是负压时可引起真空性头痛；如窦内负压过久，黏膜扩张、渗出，窦内充满液体，而出现压力增高，这时又可出现张力性头痛。

不同鼻窦炎引起的头痛具有各自的特征性。上额窦炎时痛在面颊区，上午轻下午重；额窦炎时痛在额区，上午重下午轻；筛窦炎时痛在耳根及内眦部，眼球活动时疼痛加重；蝶窦炎时痛在头顶、颞或枕区，有时伴恶心和眩晕。

中耳炎引起的头痛有什么特点

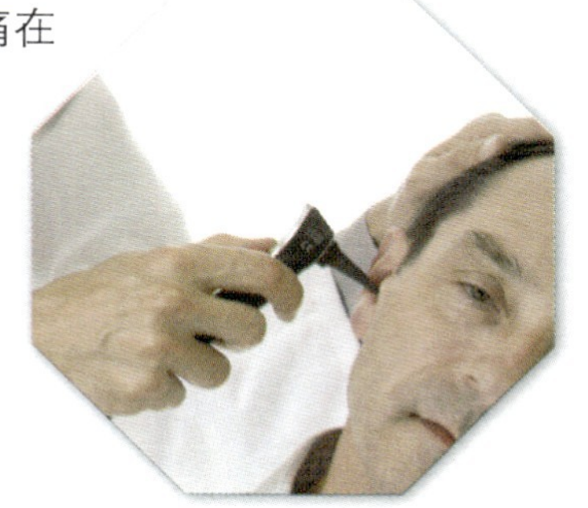

急性中耳炎头痛特点表现在发病初期，剧烈耳痛在先，然后向患耳同侧的颞顶枕部放射，引起难以忍受的半侧头痛。直到鼓膜穿孔，脓汁溢出，鼓室内压力下降后，耳内痛立刻缓解，头痛也随之减轻或消失。

慢性中耳炎急性发作，由于中耳内分泌物增多，反射地引起同侧乳突部、额部和头顶部钝痛。

哪些眼科疾病可以引起头痛

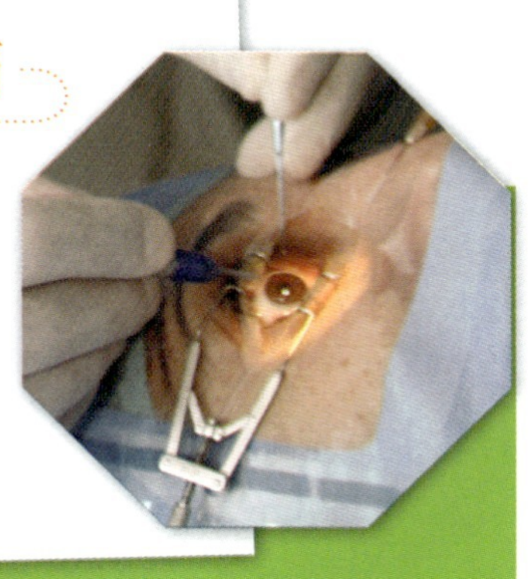

因眼部疾病引起的头痛，称为眼源性头痛，例如屈光及调节异常、眼肌平衡失调、青光眼、虹膜睫状体炎、角膜炎、眼球及眶部感染、癌肿等均可引起头痛。由于支配眼部的神经末梢纤维丰富，感觉灵敏，上述部位发生病变时可引起剧烈疼痛。

屈光及调节异常引起的头痛特点是什么

屈光及调节异常是较为常见的一类眼部疾病。头痛常是屈光及调节异常患者的重要症状，常因此而就诊。这类头痛的特点为：视物时间越长，头痛就越重，如果闭眼休息，头痛可逐渐减轻或消失；头痛一般位于眼眶、额部、颞部，有时可放射至枕部甚或全头；头痛严重时可伴有恶心、呕吐；头痛的性质多为胀痛、钝痛、刺痛；由于长时间头痛，患者有可能伴有神经官能症表现，如情绪不稳、失眠、记忆力减退等。

青光眼引起的头痛特点是什么

青光眼是一种病理性高眼压所引起的可治愈性的眼科常见病。几乎所有急、慢性青光眼都伴有头痛，青光眼所致的头痛通常为病侧持续性剧烈头痛或阵发性加重。疼痛部位初为眼球、眼眶部，后可发展至额颞部的大片皮区内。发病存在一定的诱因，如情绪激动、精神创伤、过度劳累、气候突变、暴饮暴食等。多数人会伴有恶心、呕吐。除头痛外，患者多在发病前有虹视现象，既看见灯光周围有虹环。患者在急性发作后，则出现病侧眼视力急剧下降，严重者仅留眼前指数或光感，畏光，流泪，角膜水肿混浊及其周围充血。因此，某些头痛的患者，若出现视力改变或眼睛受累时，除在神经科检查外，也要到眼科就诊检查，进一步明确病因。

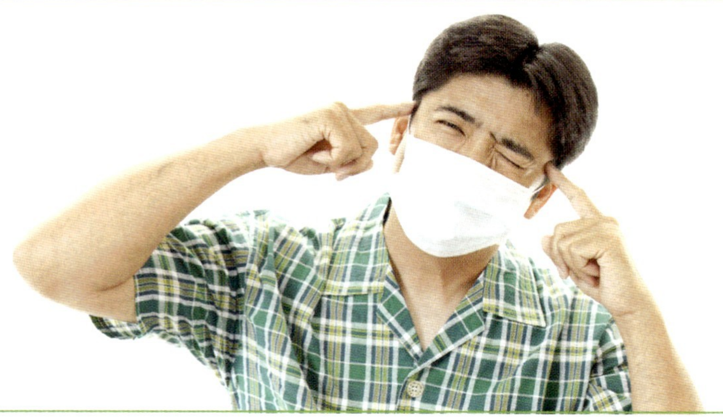

感冒引发的头痛有什么表现

感冒引发的头痛是日常生活中最常见的头痛，也是感冒常见的症状之一。由于病毒导致炎性物质释放，产生致痛和扩张血管的作用，血管扩张而牵拉、刺激血管痛觉末梢神经从而引发头痛。每个人在生活中都可能经历感冒性头痛，常为胀痛，有重坠感，伴有鼻塞、流鼻涕、乏力甚至寒战、发热等感冒症状。

需要特别注意的是，其他感冒症状已经缓解而头痛仍持续的话，需要及时就医，排除其他中枢神经系统问题。

注意过敏性疾病引发的头痛

过敏性疾病，多伴有皮肤损害、呼吸道症状以及消化系统症状等，患者可表现为荨麻疹、变应性鼻炎、哮喘、腹泻等。变态反应性疾病仅仅表现为头痛的并不常见，这种头痛可称为过敏性头痛。这类头痛多与过敏有时间相关性，呈多发的单侧或双侧疼痛，同时伴有全身的过敏症状，因此不难诊断。

生活中，另一类常见的由变态反应性疾病引发的头痛是过敏性鼻炎引发的头痛。它的症状与感冒很相似，但一日内可多次发作；不发作时，则完全正常。过敏性鼻炎的发作有时与季节密切相关。许多过敏性鼻炎患者同时患有偏头痛，这表明导致过敏症的化合物——组胺，可能也是导致偏头痛的元凶。

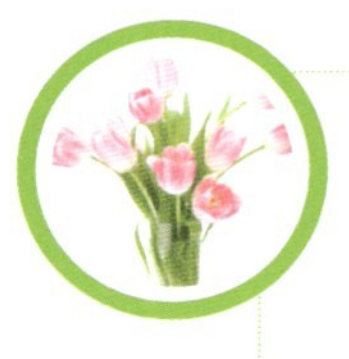

情绪及生活习惯相关性头痛

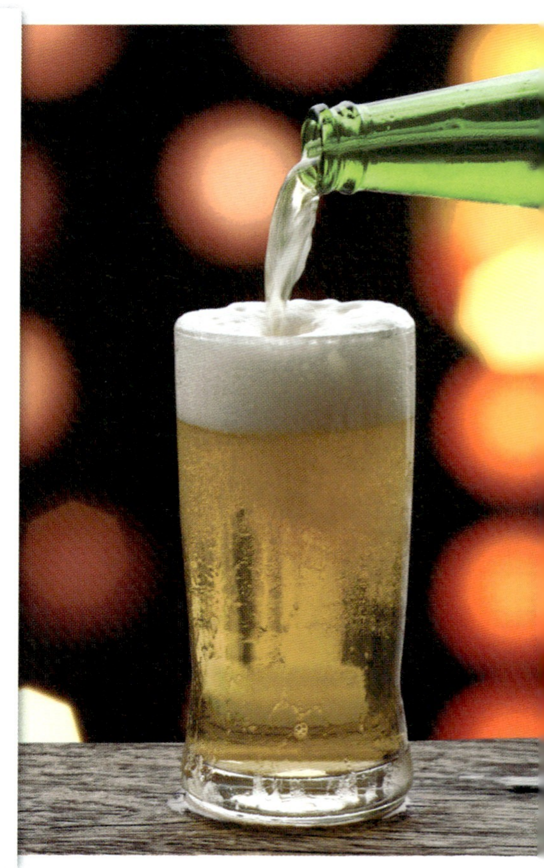

饮酒会引起头痛吗

答案是肯定的。饮酒后头痛是一种血管扩张性头痛。酒精会使脑的血流量下降，导致脑组织缺血、缺氧；同时，酒精会抑制脑内5-羟色胺的更新，刺激脑组织血循环中前列腺素的合成及血小板反应的增强。这些饮酒引起的头痛往往发生在饮酒后半小时，喝醉酒的人头痛就更严重了。

酒中含有的其他有害成分也是引发头痛的原因，而首当其冲的有害成分便是甲醇和甲醛。酿酒过程中都会产生极少量的甲醛和甲醇，如果对工艺条件控制不佳就会导致甲醛和甲醇含量过高。白酒、啤酒、葡萄酒、果酒、米酒等都可能含有甲醛和甲醇。

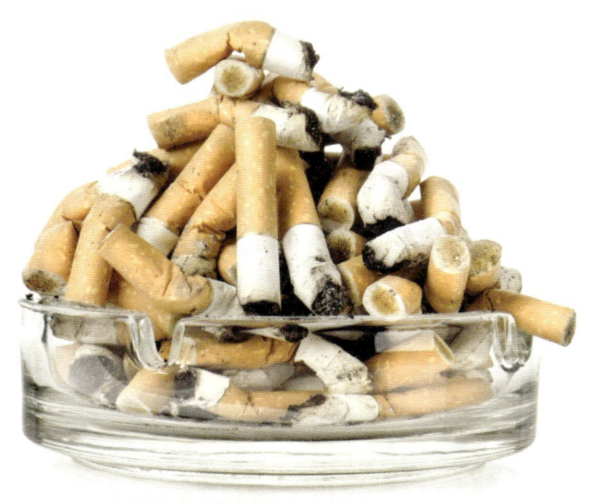

吸烟会引起头痛吗

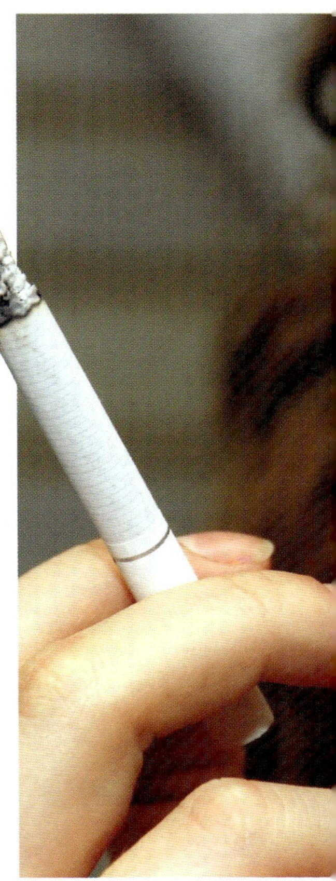

答案是肯定的。因为在燃烧的烟草中，存在着烟焦油、烟碱(俗称尼古丁)、二氧化硫、一氧化碳以及一些致癌物质等。其中烟碱对血管的张力、血液流变学变化有影响，会造成血液高黏、高凝状态，血小板易聚集等。血液流变学异常本身就可造成头痛。再者，烟雾中的一氧化碳可以和氧竞争与血红蛋白结合，而形成大量的碳氧血红蛋白，造成血中氧饱和度及氧分压下降，使脑组织供氧不足，引起脑血管扩张而致头痛。

如果患者处在不良的环境中，如空气污浊、气温高、湿度大，而又高度紧张、得不到充足的休息，并伴有吸烟的情况下，头痛发生的可能性就会更大。吸烟除上述直接作用引起头痛外，还会带来远期不良后果。如长期吸烟可以损害小动脉内皮细胞，干扰体内脂质代谢，久而久之形成动脉粥样硬化和小动脉玻璃样变，使血管腔持续变狭，流经大脑的血液减少，或是造成高血压病。这种情况所产生的头痛就是器质性的，而且治疗更为困难。

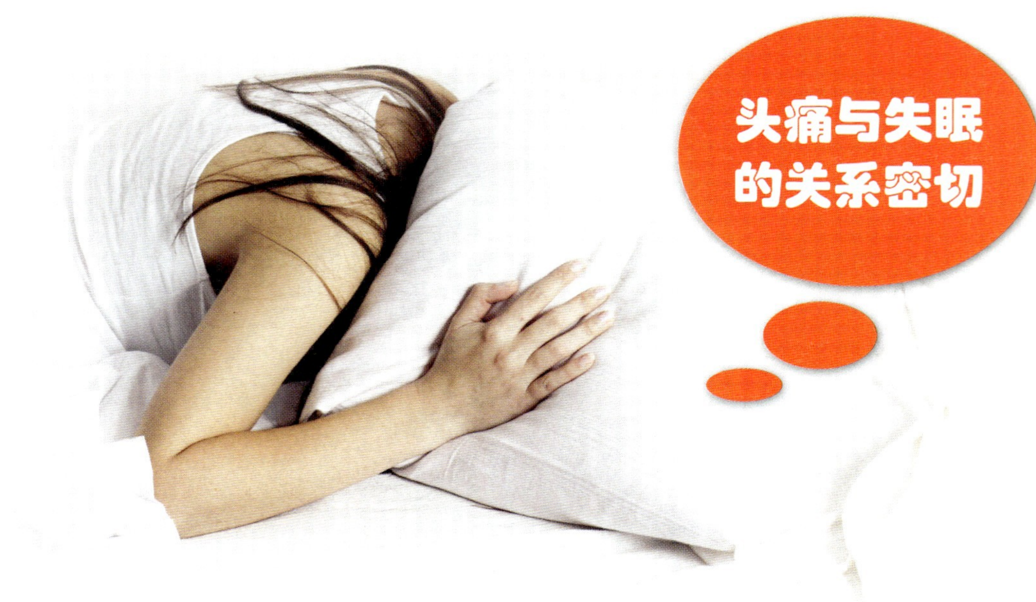

头痛与失眠有关吗

睡眠有助于人们大脑休息、恢复脑部兴奋性，使人精力充沛。而短期或长期的睡眠不足状态可导致许多神经和精神症状，其中也包括头痛。而且，这种神经症状的严重程度在不同人身上会有不同的反应。有些人常年每夜只睡2~3小时未见不良反应，而有些人平时习惯每夜睡上8~10小时，少睡1~2小时就感觉头痛、头晕。

同时，头痛与失眠的关系密切，不同类型的头痛都会不同程度地影响睡眠习惯和质量。其中与失眠关系最密切的是慢性紧张性头痛，患者几乎每天都觉得头疼不适，下午加重晚上减轻，造成夜晚精神相对兴奋不易入睡，这种患者一般伴随焦虑情绪，引发失眠。偏头痛对睡眠的影响相对较小，但在严重发作时往往难以入睡，直至头痛完全缓解，也有的患者头痛发作后必须休息，经过睡眠后头痛才能好转。丛集性头痛一般每次发作持续数天，这段时间内睡眠将受到严重影响，需要口服安眠药才能入睡，患者常不能忍受。

头痛与焦虑有关吗

慢性头痛与抑郁焦虑经常密不可分，是否共病还难以定论，但是研究发现平均每月有10天以上因头痛而影响睡眠、心情和精力的患者中，有50%的人明确诊断伴有抑郁或焦虑。

以往的观点认为情感障碍的出现是头痛本身及头痛所带来的负面影响，造成个体长期承受的心理压力所导致的。然而越来越多的研究表明，这两种疾病是相互影响相互促进的双相关系，即：偏头痛的患者较正常人患抑郁症的风险增加3倍以上，而抑郁症患者患偏头痛的概率是非抑郁人群的3倍以上。

突然出现的头痛可能是哪些原因引起的

既往没有头痛的病史，而突然出现的头痛，根据人群的不同，发生的原因也不同。一般来说，儿童突然发生头痛且伴有发热及流涕，多考虑为上呼吸道感染。而当头痛持续且不断加重的情况下，要高度警惕脑膜炎。老年人突发头痛高度怀疑脑出血，特别是有长期心血管基础疾病时，如果伴有语言障碍或者偏瘫时更应注意，另外，老年人持续性的头痛需要考虑是否有大动脉炎的可能。青年人突然头痛可能脑内存在动脉瘤急性破裂。所以任何一种突然发生的头痛都需要及时就医，做相关检查及时诊断。

（本章编者：陈阿楠、卜甜甜、崔莉莉、吴士文）

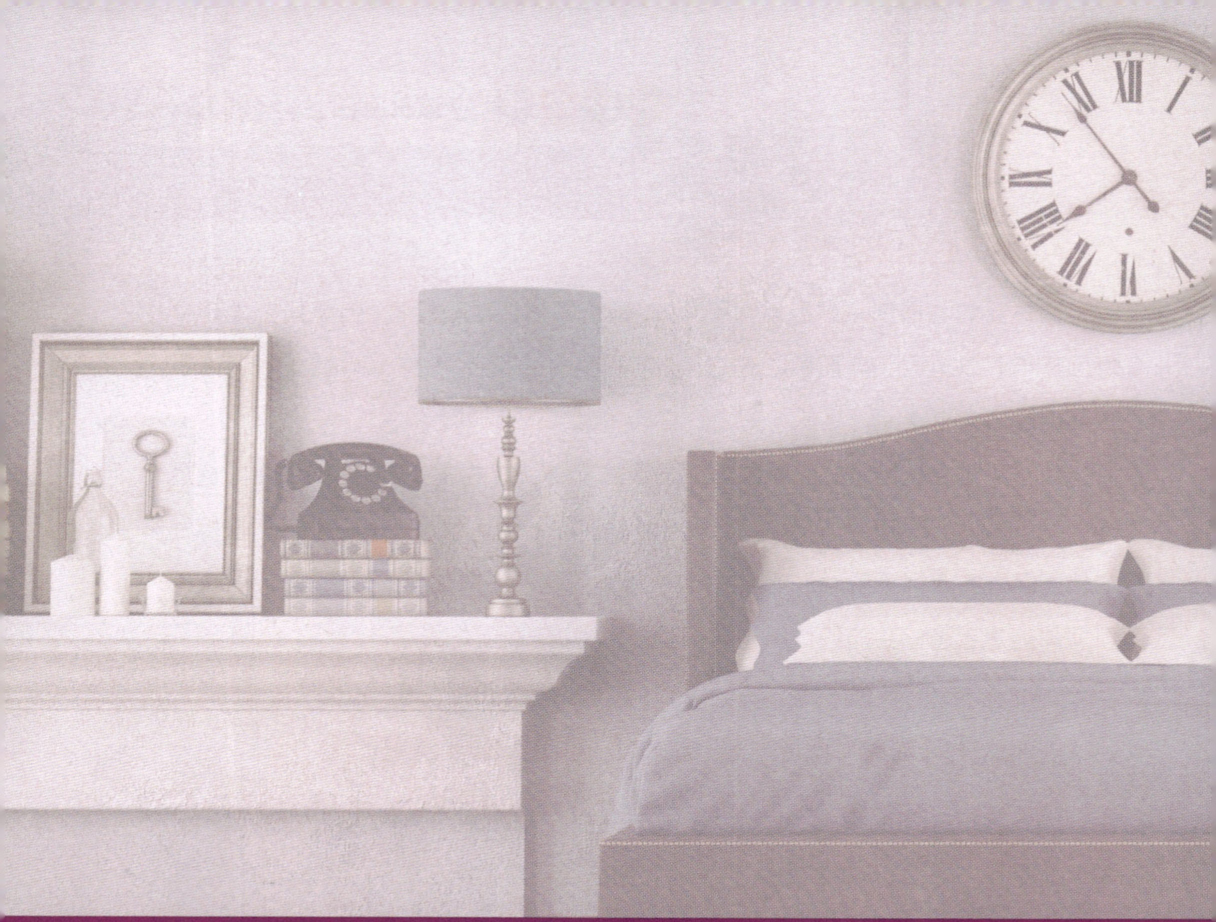

SHUIMIAN

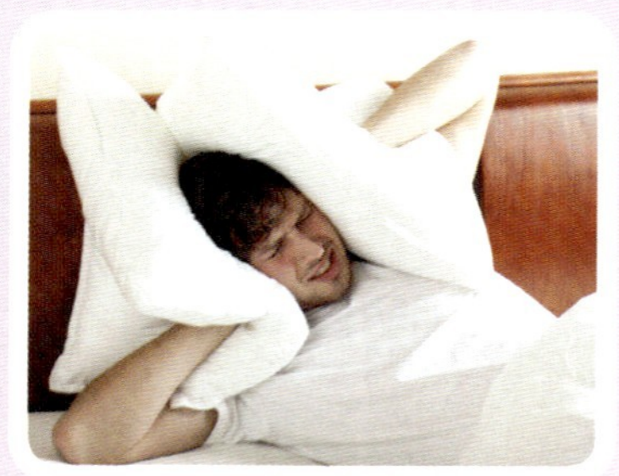
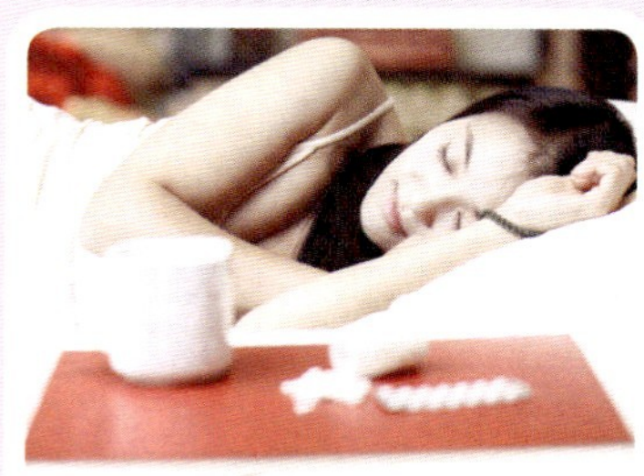
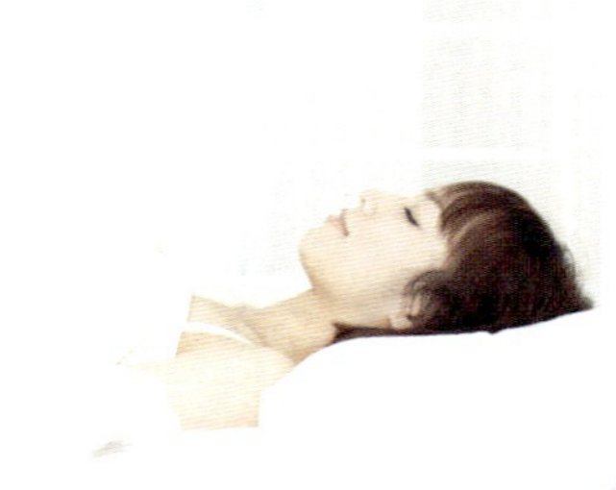

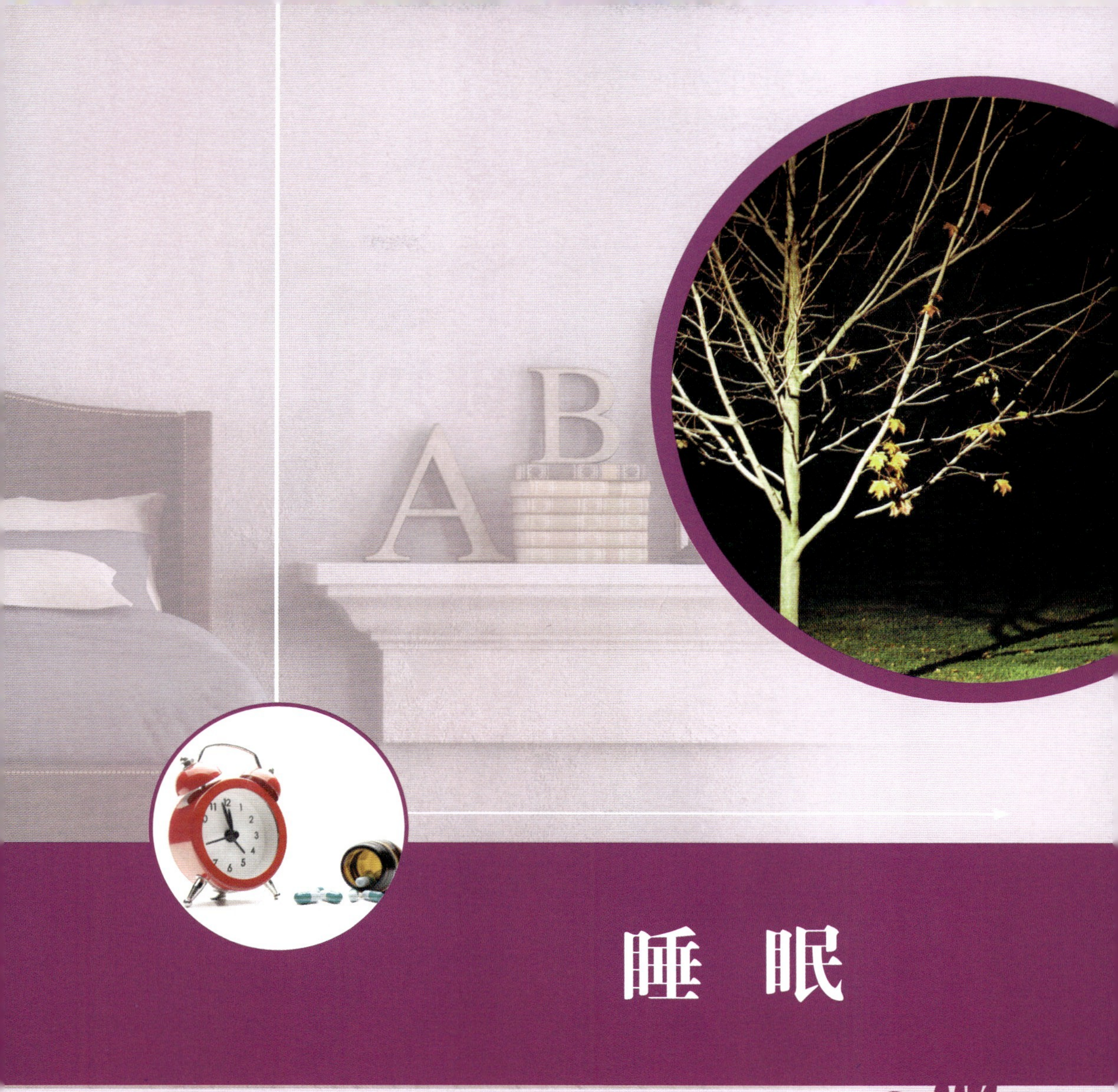

睡　眠

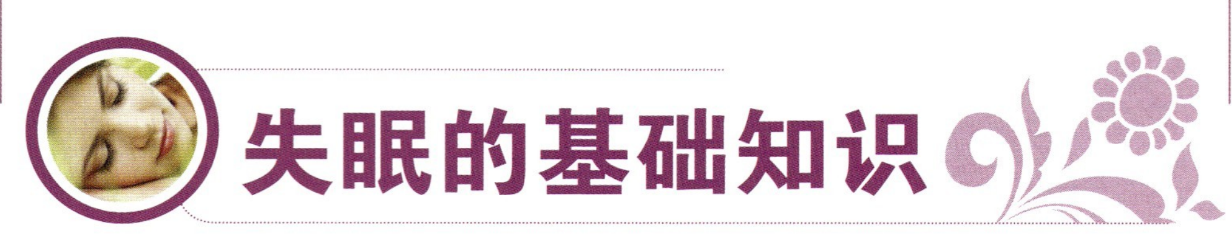

失眠的基础知识

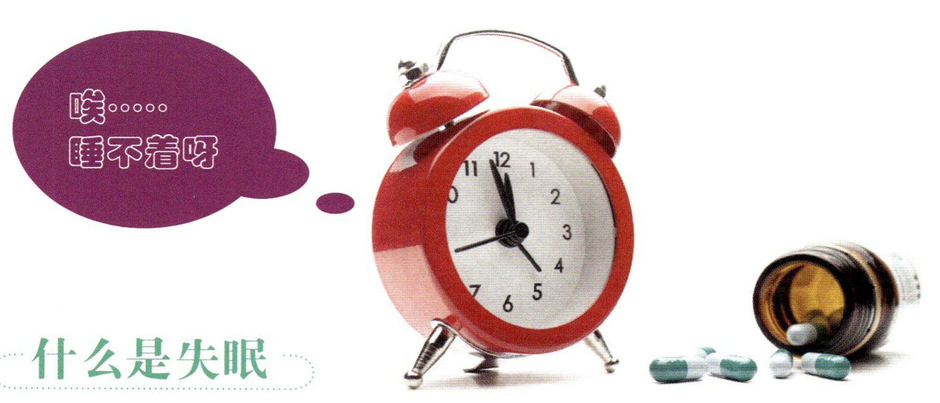

什么是失眠

失眠是最常见的睡眠障碍，定义为入睡困难和睡眠维持障碍，表现为入睡困难、易醒、早醒和醒后入睡困难。由于夜间睡眠时间减少和睡眠质量下降，患者白天嗜睡，伴有不同程度的不适，焦虑、紧张、不安或压抑感，甚至是心跳加快，体温升高等自主神经症状。

人为什么会失眠

失眠，有人是偶尔的，有人则是经常的。前者往往由于悲喜过度或思绪烦乱时精神兴奋所致，后者却是因为脑神经缺乏抑制，而经常处于兴奋状态造成。这种兴奋来自脑干的网状结构，它位于延髓、脑桥、中脑直至丘脑下部及底部的一些神经组织。这些组织一般是白天兴奋，夜晚抑制，如果昼夜总是兴奋而不能抑制，就会使人失眠。

失眠有哪些表现

失眠可以表现为入睡困难、易醒、早醒及醒后再次入睡困难，日间瞌睡、焦虑、紧张、不安或压抑感，严重者甚至出现心率加快，体温升高等自主神经症状。

失眠的分类

(1)按临床表现分类。

1)入睡困难：入睡时间超过30分钟。

2)睡眠维持困难：夜间觉醒次数超过2次或凌晨早醒。

3)睡眠质量差：多噩梦。

4)总的睡眠时间过短：少于6小时。

5)日间残留效应明显：次晨感到头昏，精神不振，嗜睡，乏力等。

(2)按病程分类。

1)一过性或急性失眠，病程小于4周。

2)短期或亚急性失眠，病程大于4周小于6个月。

3)长期或慢性失眠，病程大于6个月。

(3)按严重程度分类。

1)轻度：偶发，对生活质量影响小。

2)中度：每晚发生，中度影响生活质量，伴一定症状(易怒、焦虑、疲乏等)。

3)重度：每晚发生，严重影响生活质量，临床症状表现突出。

什么是入睡困难

入睡困难表现为躺在床上后30分钟甚至1~2小时还难以入睡，翻来覆去、急躁不安、心慌不适，等到入睡时，已是深夜了。

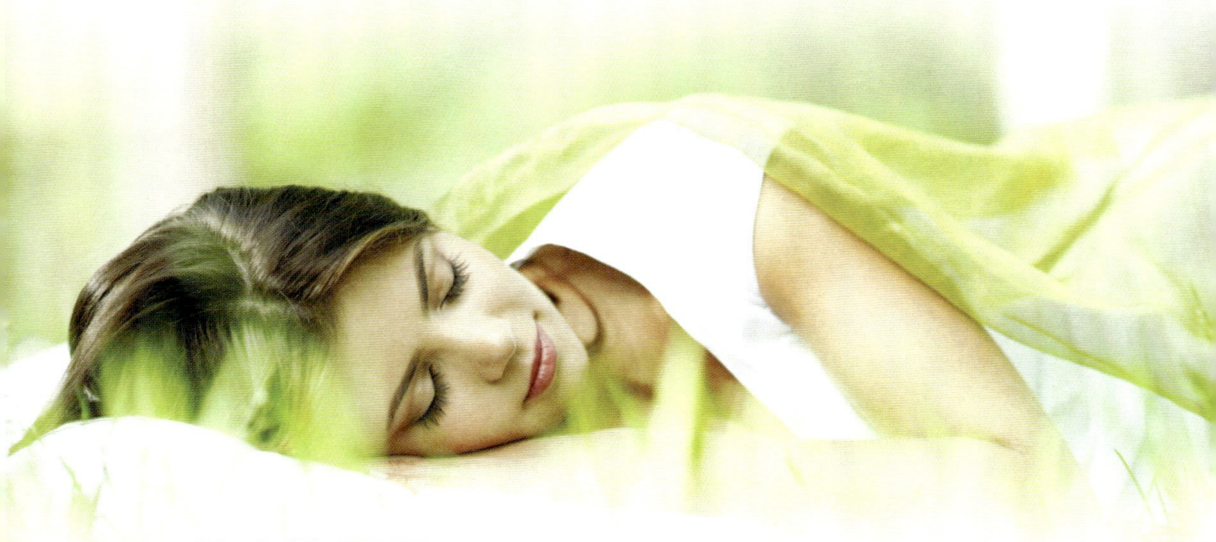

什么是早醒

早醒是睡眠障碍的另一个表现，表现为患者卧床后不久就能进入睡眠状态，但持续时间很短，睡眠3~5小时就会醒来，时间多在凌晨2~3点，醒后再也无法入睡，这样的患者多伴有明显的全身不适和烦躁不安。

睡眠时间少就是失眠吗

（1）有人以为每天睡眠时间少于6~7小时就是失眠。要知道，睡眠时间随年龄增长而逐渐减少。学龄儿童需10~12小时，青少年需8~9小时，成年人需7~8小时，而老年人只需6~7小时。而且对睡眠时间的需求量个体差异也很大：有的人把一昼夜的一半时间用于睡觉；也有的人每昼夜只需3~4小时就足够了；甚至有极个别人每昼夜睡眠时间不到1小时，仍然生龙活虎，并没有不适感。

（2）衡量正常睡眠时间要以本人平时的睡眠习惯为衡量标准。一个平常每晚睡9小时的人，如果只睡6小时就会产生失眠感；反之，一个平常习惯于每晚只睡5小时的人，只要他本人感到自己睡够了，疲劳恢复了，那就是正常的睡眠。绝不能因为少于大多数人的平均睡眠时间而称之为失眠。

什么是易醒和多梦

易醒是指患者睡眠多处于慢波睡眠的第3期和第4期，对环境以及声音等的改变，大部分都在大脑中有所反应，绝大多数被大脑所记忆，患者自身体会为似睡非睡状态。白天醒来后，患者仍有一种疲劳的感觉，全身疲乏无力，非常不舒服。多梦是指每天夜晚只要入睡，就会做梦，梦境连绵，噩梦不断，患者难以摆脱。白天觉醒状态时，患者也是处于疲劳状态，甚至影响工作和学习。健康人每晚也会做梦，但做梦不会造成疲劳，影响工作。

多梦是不是真的影响睡眠

（1）睡眠是一种生理现象，通过睡眠可以使整个机体得到充分休息。而梦也是睡眠时所产生的一种生理现象，睡眠与梦好比人在阳光下与影子的关系一样，是分不开的。

（2）睡眠可分为两种状态，一种是慢波睡眠，一种是快波睡眠。一般认为梦就是在快波睡眠状态中产生的，如果此时被叫醒则会说他正在做梦，而且内容生动离奇，记忆清晰；如果是在慢波睡眠状态下被叫醒，则很少有人说在做梦。由此可见，做梦是睡眠时脑的正常活动，在正常健康的情况下，梦并非有害，也不会影响大脑休息。由于对梦境的回忆，有很大的个体差异，所以，有的人说他从不做梦，实际上是他遗忘了。

（3）如果有的人说一夜总是在做梦，那是因为他醒来时刚好是在快波睡眠状态或刚刚进入慢波睡眠状态。至于有的人说总是做噩梦，那就和白天的精神状态有关了，如果白天焦虑不安、恐惧、抑郁，则往往做噩梦，反之亦然。

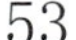

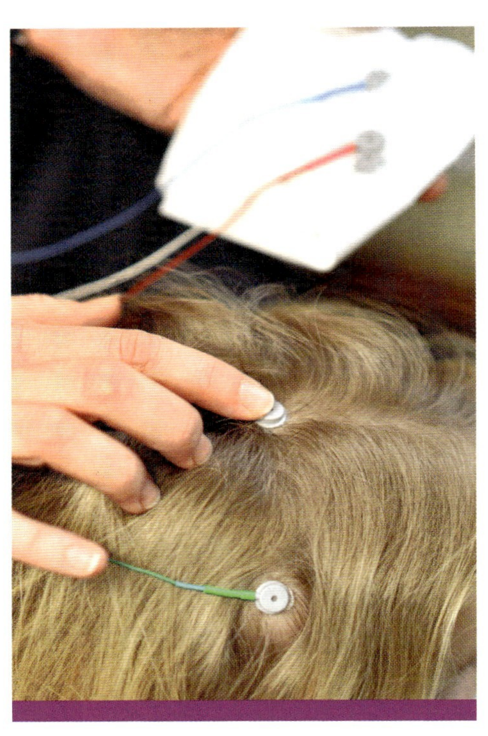

判断失眠的常用方法是什么

（1）睡眠的专项检查包括多导睡眠图、多次小睡潜伏期实验、肢体活动电图、清醒状态维持试验和电子瞳孔扫描仪等，其中多导睡眠图和多次小睡潜伏期实验在临床上最为常用。

（2）多导睡眠图（PSG）又称睡眠脑电图。主要用于睡眠和梦境研究以及抑郁症和睡眠呼吸暂停综合征的诊断。该检查需要监测整夜的睡眠过程，并同步记录多项生理指标，包括睡眠脑电、呼吸、心率等指标。目前认为，多导睡眠图检查是诊断多种睡眠障碍疾病的金标准。

（3）多次小睡潜伏期试验（MSLT）是通过多导睡眠图仪对患者白天进行一系列的小睡来客观判断其白天嗜睡程度的方法。

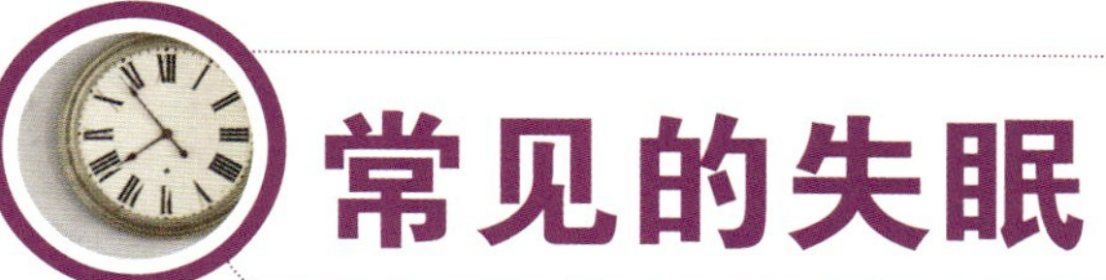

常见的失眠

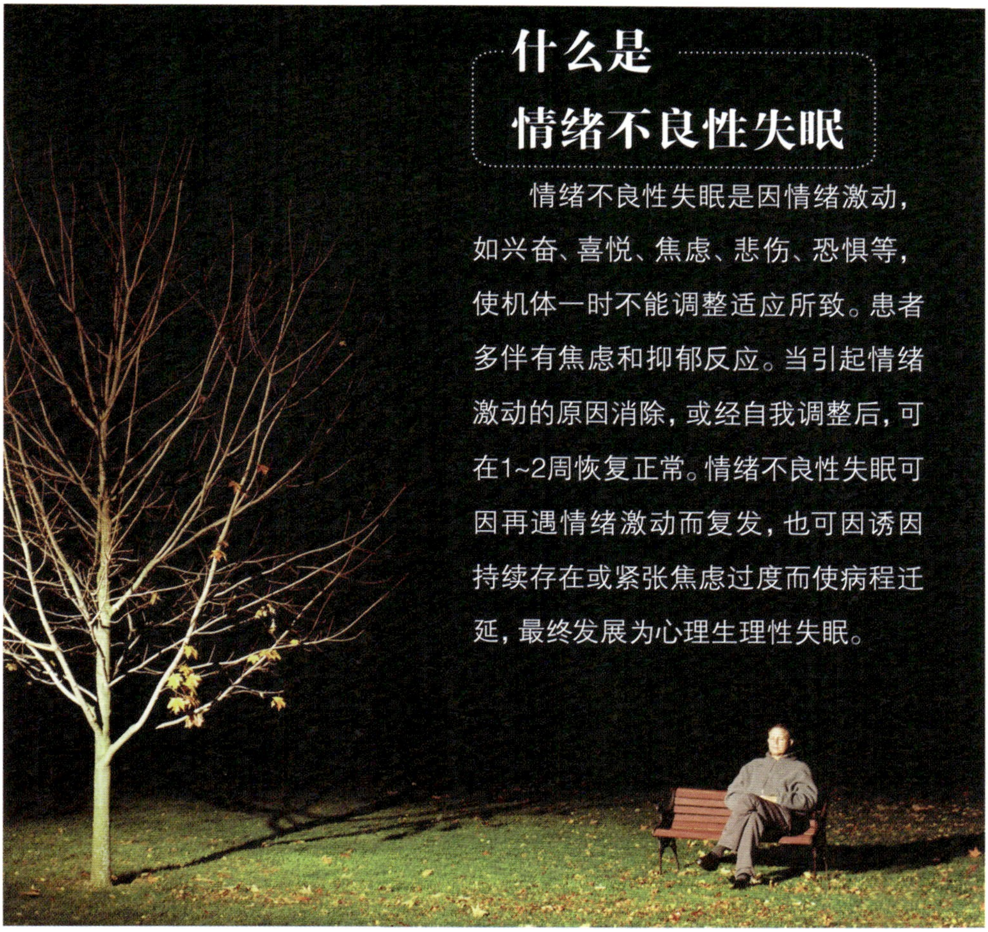

什么是情绪不良性失眠

情绪不良性失眠是因情绪激动，如兴奋、喜悦、焦虑、悲伤、恐惧等，使机体一时不能调整适应所致。患者多伴有焦虑和抑郁反应。当引起情绪激动的原因消除，或经自我调整后，可在1~2周恢复正常。情绪不良性失眠可因再遇情绪激动而复发，也可因诱因持续存在或紧张焦虑过度而使病程迁延，最终发展为心理生理性失眠。

什么是心理生理性失眠

心理生理性失眠是单纯因持续精神紧张引起的失眠，且在诱因去除后失眠仍持续存在。它大多表现为入睡困难或睡眠维持困难，造成这种失眠的主要因素如下。

（1）患者生活中出现了负性生活事件，或长期处于紧张的工作状态之中。如果同时伴有紧张性头痛，会进一步干扰睡眠。

（2）睡前强烈希望有一次良好的睡眠，因此过分焦虑不安，反而造成入睡困难。

（3）过分担心失眠对健康的危害，在经过几夜失眠后，这种担心更加强烈而将注意力都集中在失眠问题上，使精神进一步紧张和焦虑。心理性失眠的患者应积极做好自我心理调整，并注意安排好日常生活节奏，有劳有逸，进行自我放松。必要时可在医师指导下适量服用镇静催眠药，以改善睡眠。

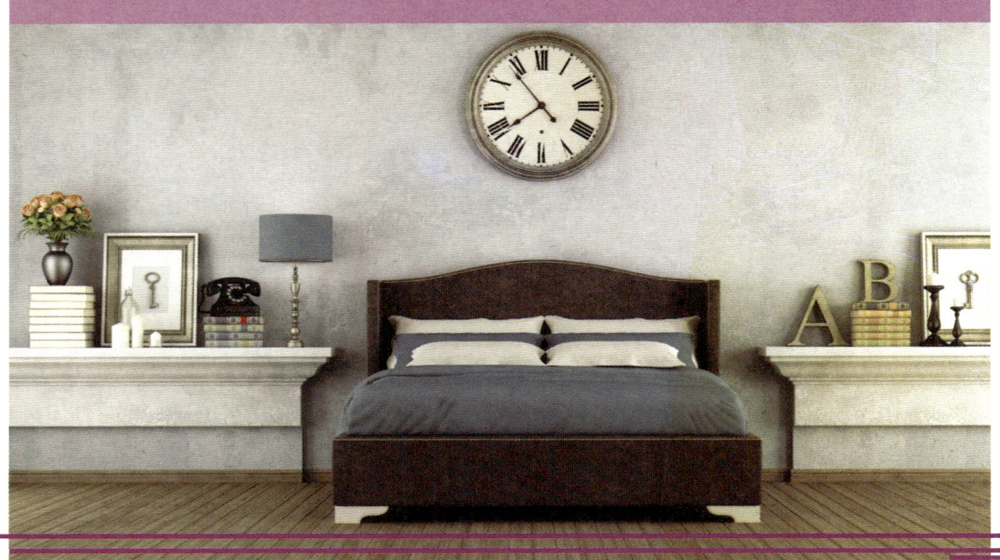

什么是习惯不良性失眠

习惯不良性失眠是指由于睡眠习惯不良所致的失眠，如睡前大量吸烟、饮酒、喝茶或咖啡，或者剧烈运动，过于兴奋，说话时间过长等，这些都会增加入睡难度，且使睡眠质量下降。还有些人白天睡得过多，昼夜规律失常，到了夜间入睡困难或睡眠时间过短，呈现失眠状态。对此，要进行自我调整，克服白天贪睡的不良习惯，逐渐恢复睡眠的正常节律性。

白天睡得过多

什么是环境影响的失眠

环境影响失眠有两种情况。

一是养成了某种与入睡相伴随的行为习惯，如长期看电视入睡，形成了对电视的依赖，一旦没有电视可看就发生失眠，这种失眠又称入睡条件性失眠。

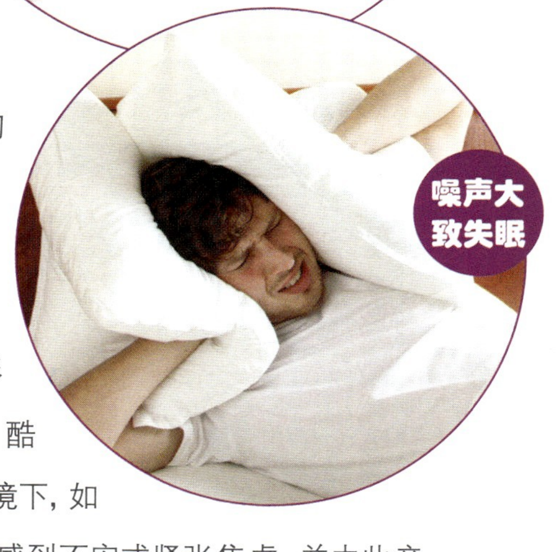

二是环境不良因素对睡眠造成了直接影响，即真正的环境性失眠。常见因素有严寒、酷暑、噪声、强光等，或处在需要保持警惕的环境下，如看护患者，身处危险场所等。这些因素可使人感到不安或紧张焦虑，并由此产生失眠，一旦环境变化或环境因素消失，此类失眠常可自行消失。

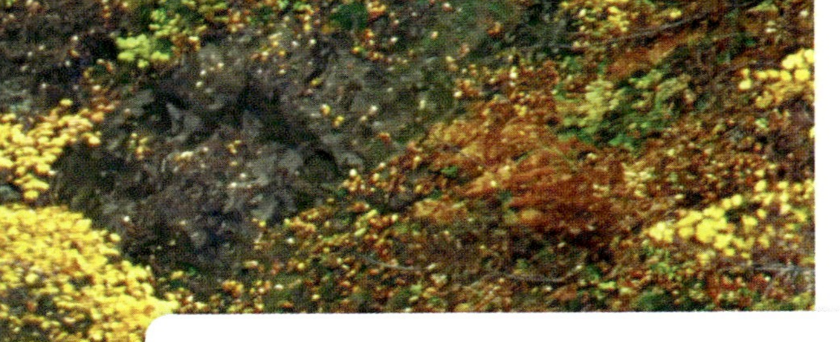

什么是原发性失眠

原发性失眠的患者有儿童早期失眠的病史，其睡眠无法满足机体的需要，而并不是继发于抑郁、焦虑或潜在的疾病。依美国《精神疾病诊断准则手册（第四版）》（DSM-IV）所定义：失眠至少持续1个月以上，而其失眠并非由其他的精神疾患、身体的疾病、物质药物使用或其他特定的睡眠疾患所引发的为原发性失眠。

虽然对原发性失眠的分类仍有争议，但大部分学者都认为精神生理性失眠（又叫学习性失眠）为原发性失眠中最重要的原因。

什么是继发性失眠

由基础疾病导致的失眠属于继发性失眠。这些基础疾病包括：躯体疾病、精神障碍、使用引起睡眠障碍的精神活性物质或药物。与睡眠障碍相关的精神障碍包括：抑郁或心境障碍、焦虑、精神病性障碍、适应障碍、药物滥用。其他疾病包括：呼吸暂停、周期性肢体运动障碍、不安腿综合征等。

饮酒与失眠有关吗

一般来说，饮酒有一定的催眠效果，很多人习惯睡前饮一杯红酒或葡萄酒。但是，随着饮酒次数和剂量的增加，很容易产生醉酒状态。在这种状态下，饮酒者会迷迷糊糊入睡，但常在凌晨2~3点时醒来，再也无法入睡，以至于第二天起床后头脑不清醒，感觉睡眠不足。这是因为酒精激活了交感神经系统，引起警觉性增高，易唤醒、深度睡眠期缩短、多梦和头痛等。

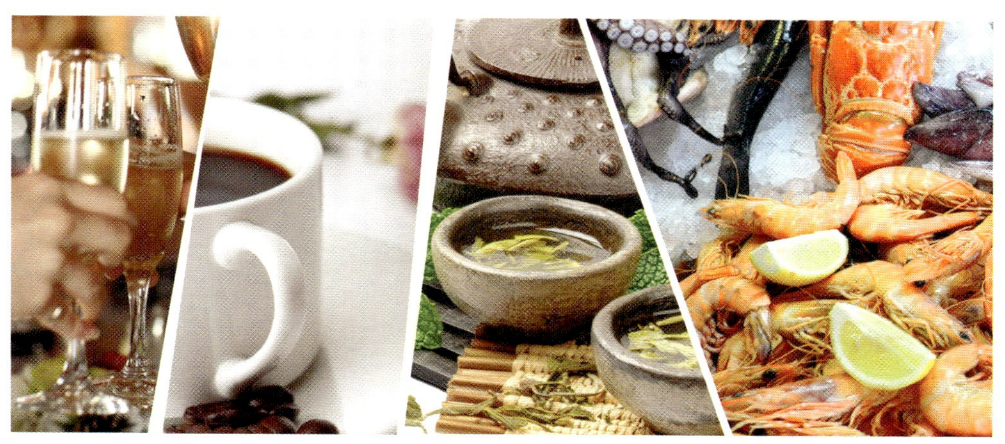

饮食与失眠有关吗

（1）饮料、咖啡、浓茶都属于中枢神经系统兴奋剂。

（2）一个人吃了过量的高蛋白、高脂肪、高糖类食物之后，胃肠道的工作量增加，本该休息的胃肠道不得不加班加点才能把多余的营养物质消化掉。消化不完全时，会产生过量的气体和食物残渣，引起腹胀和便意，也会影响睡眠。

（3）食物中的调味品很多，如果盐吃得过多，会发生“一过性钠中毒”，使中枢神经系统的兴奋性增高，也会导致失眠。

抑郁症会引起失眠吗

失眠可能是导致抑郁症的原因之一，或者可以是抑郁症的前期症状。很多患者在临床上尚未出现抑郁症的其他状态时，已经出现失眠。在研究中发现在患有早期抑郁症的患者中同时存在“中度失眠”的临床症状，而90%的重度抑郁症患者存在睡眠障碍。失眠的严重程度与抑郁症严重程度有直接关系，患者常常在一个晚上醒来几次，当病情严重时，睡眠时间极度缩短，但白天并无明显困意，却感到极度疲劳和失落，这是抑郁症引发失眠的重要特点之一。

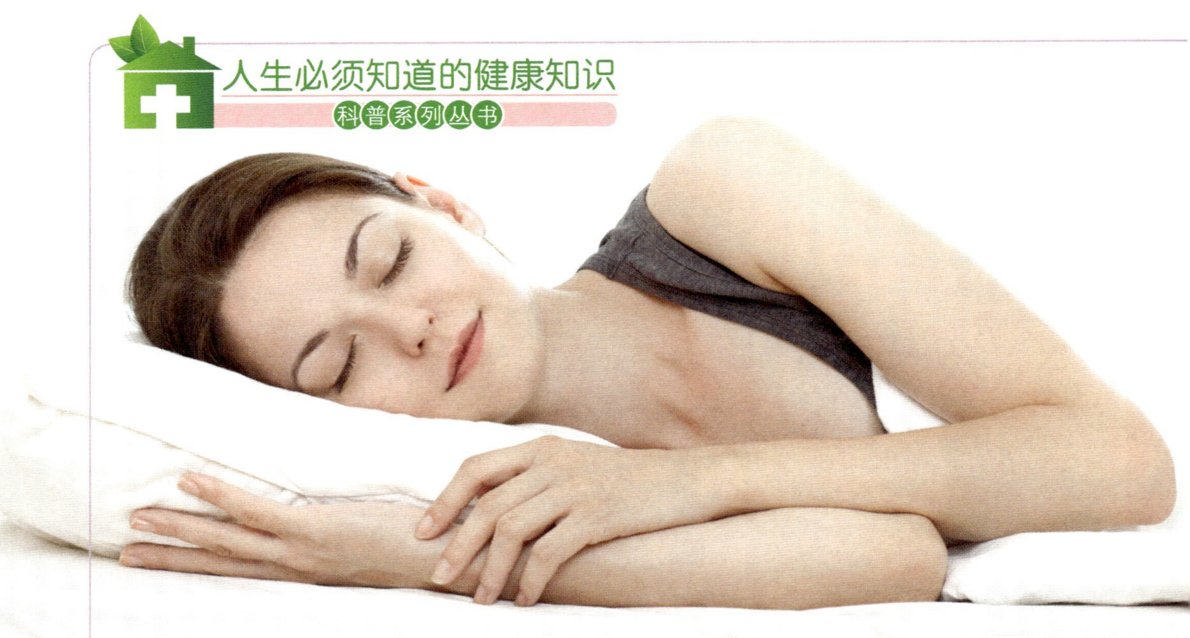

什么是假性失眠

假性失眠又称为睡眠状态误认。假性失眠者无白天的各种不适感，不影响其思维活动。主要有以下3种情况。

（1）把每天睡眠时间低于6~7小时即认为是失眠。衡量正常睡眠时间要以本人平时的睡眠习惯而定，并不是以多数人的平均睡眠时间（如8小时）为标准，只要他本人感到精神饱满、精力充沛那就是正常的睡眠。

（2）把正常范围内的变动当作失眠。例如把老年人睡眠时间减少，觉醒次数增加认为失眠；又如，平时睡眠时间一直较少的人，因有过多时间在床上醒着而自认为是失眠。

（3）自我感觉上的错误。少数人在睡眠过程中尽管睡着了，甚至睡得很好，但是自己总觉得没睡着，从而认定自己患了失眠症。精神病患者还可发展为失眠妄想。

什么是睡眠时相延迟综合征（DSPS）

睡眠时相延迟综合征指患者睡眠节律与24小时昼夜周期不一致，出现延迟。患者虽有明显的入睡障碍，但一旦入睡，其睡眠的质和量均无明显改变。这是一种慢性睡眠觉醒节律障碍，患者的主要表现是不能按照社会环境的要求入睡和起床，入睡晚和起床晚是其主要特点。

睡眠时相延迟综合征（DSPS）的临床特征

（1）入睡晚是最突出的主诉，在正常人的上床时间里难以入睡。典型DSPS的入睡时间是凌晨2~6点钟。无论他们多么早上床就寝，但非要等到长期形成的入睡时刻才能入睡。

（2）起床晚：一旦入睡就会睡得很深，一觉睡至天亮，早晨起不来，闹钟似乎叫不醒他们，因此他们经常会迟到。

（3）白天嗜睡：早晨如果是被强制性唤醒，白天就会总感觉睡眠不足，打瞌睡和精力不济，进而影响其工作和学习效率。

（4）每逢周末、节假日，DSPS患者起床时间会更晚，初看是他们睡懒觉，其实他们是因为在节假日无须遵守平时的作息制度而可以按照其固有的睡眠–觉醒节律睡眠。在经过正常睡眠时间后，DSPS患者会自己醒来，并感觉复原程度良好。

（5）慢性病程：睡眠障碍是长期逐渐形成的，病程持续至少6个月，多数病例是数年。

（6）晚上工作、学习效率高：多数DSPS患者称自己在晚上的数小时里注意力容易集中，工作和学习最富成效，他们一般被称为“夜猫子”。

（7）治疗效果差：各种帮助DSPS患者早入睡的治疗方法（如催眠药、心理治疗等）收效甚微。

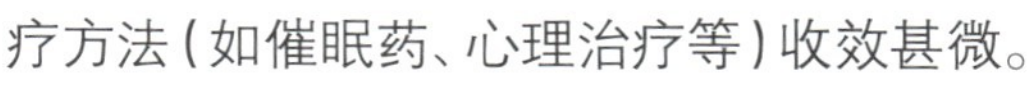

什么是不安腿综合征

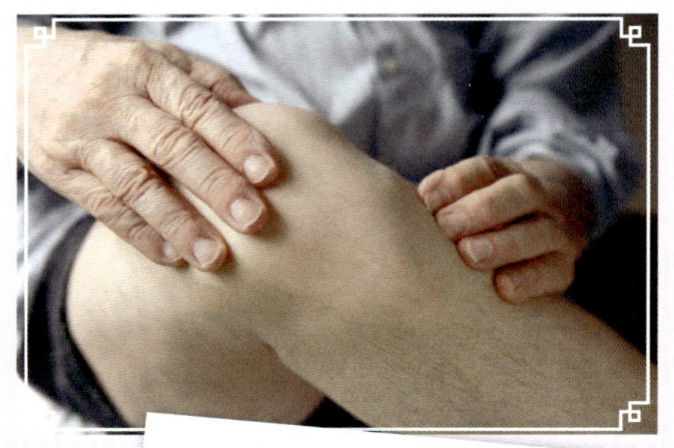

不安腿综合征是一种表现为下肢难以忍受的感觉异常，通过活动可以暂时缓解疾病的症状，常在休息时发病。该病在中老年人群中常见，人群中有10%左右的人存在不同程度的症状，3%~5%的人因这种症状严重而影响睡眠和生活。

主要症状如下。

（1）有活动双腿的强烈愿望，且常伴有腿部不适感。

（2）多于休息或静止状态如坐位、卧位时症状加重，或仅发生在晚上或夜间。

（3）持续运动腿部，如走动、屈曲双腿、捶打等可使症状得到部分或完全缓解。

不安腿综合征与失眠的关系

本病可见于周围神经病、脊髓病、帕金森病等。在由觉醒进入睡眠的过程中，症状最为严重，故严重影响睡眠的效果。患者同时可以出现情绪改变，可伴有明显的焦虑或抑郁，严重者影响社会功能。有些患者会有意推迟睡眠时间，容易并发睡眠时相延迟综合征。此外，部分患者可有家族史。

怎样治疗不安腿综合征

目前的主要治疗有药物治疗、物理治疗和其他支持治疗。其中药物治疗中可供使用的药物种类较多，主要有以下几种。

(1)影响多巴胺能系统的药物，如左旋多巴、卡比多巴等。

(2)苯二氮卓类：如氯硝西泮、硝西泮、地西泮或阿普唑仑。

(3)阿片类制剂：如可待因、氧可酮。

(4)离子通道药物：卡马西平、丙戊酸钠或加巴喷丁。

(5)其他药物如普拉克索、巴氯酚、普萘洛尔、盐酸曲唑酮、阿米替林和钙离子拮抗剂。

具体治疗方案应该去医院就诊，在医生的指导下进行。

什么是睡眠呼吸暂停综合征

睡眠呼吸暂停综合征是指在连续7小时睡眠中发生30次以上的呼吸暂停，每次气流中止10秒以上(含10秒)，或平均每小时睡眠呼吸暂停低通气次数(呼吸功能失常指数)超过5次，而引起慢性低氧血症及高碳酸血症的临床综合征。可分为中枢型、阻塞型及混合型。

睡眠呼吸暂停综合征与肥胖有关吗

睡眠呼吸暂停综合征与肥胖密切相关，主要原因有以下几点。

(1)肥胖人颈粗短，颈、咽、腭部有脂肪堆积，睡眠时肌肉松弛，脂肪下坠，使气道进一步塌陷狭窄，造成呼吸暂停。

(2)睡眠呼吸暂停会造成肥胖进一步发展，对此大家认识比较少，反复发生睡眠呼吸暂停会引起日间嗜睡，懒散少活动，身体能量消耗减少。

(3)睡眠呼吸暂停反复缺氧，引起内分泌功能失常，脂肪代谢异常，体内过多脂肪蓄积，因此使身体肥胖加剧。

（4）由于肥胖往往与高血脂、高血糖和高血压相伴随，这三者统称为代谢综合征，因此睡眠呼吸暂停其实也与多种代谢和内分泌异常密切相关。

怎么样治疗睡眠呼吸暂停综合征

应该就诊专病门诊，常用的治疗方法：①运动，减肥，改善体型。②物理治疗方法，包括佩戴口腔内的矫正器，可以开放咽部的气道。③无创呼吸器的使用。④手术治疗。

慢性阻塞性肺疾病会引起失眠吗

慢性阻塞性肺病主要指具有不可逆性气道阻塞的慢性支气管炎和肺气肿两种疾病。或由于呼吸不全、缺氧，或夜间咳嗽、哮鸣，或支气管扩张剂的使用，患者往往不易入睡，入睡之后也容易醒。在濒临呼吸衰竭状况时，有时给予过度的镇静安眠药物，患者会因此出现呼吸衰竭。但是不给予镇静安眠药物，患者也会持续失眠，终至疲乏而衰竭。

心力衰竭会引起失眠吗

心衰患者的睡眠高度失常，容易被唤醒，而且睡眠阶段的病情变化风险较高。左心衰患者常常于夜间入睡后1~2小时突感胸闷气急而被迫坐起（阵发性夜间呼吸困难），影响睡眠。另外，心衰患者的交感神经兴奋性增加，从而心率、呼吸增快，焦躁不安，影响睡眠。此外，部分患者睡眠中，通常表现为潮式呼吸呼吸（呼吸由浅慢逐渐加快加深，达高潮后，又逐渐变浅变慢，暂停数秒之后，又出现上述状态的呼吸），这些改变同时也加重了心脏功能受损。

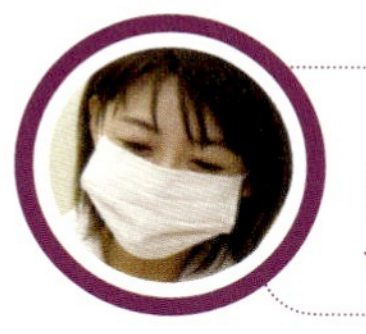

失眠的治疗

在哪些情况下选择药物治疗失眠

治疗失眠最常见的方法是药物治疗。在欧美等国家，有25%的人每年都要服用某些类型的药物来帮助睡眠。在以下情况时，可服用药物来治疗失眠。

（1）失眠的原因已经明确，应用药物进行治疗是最佳选择。

（2）由于睡眠困难导致不能完成日常活动。

（3）已证实行为疗法无效，且患者不愿意再尝试行为疗法。

（4）患有失眠相关的抑郁，即将进行行为疗法者。

（5）暂时性失眠或短期性失眠。

（6）可预期的失眠，或者是在已知的医疗或生物学状态下发生的失眠（如经前症候群）或由于某种事件而出现的失眠，如在进行一次演讲前或者跨越时区时所出现的失眠。

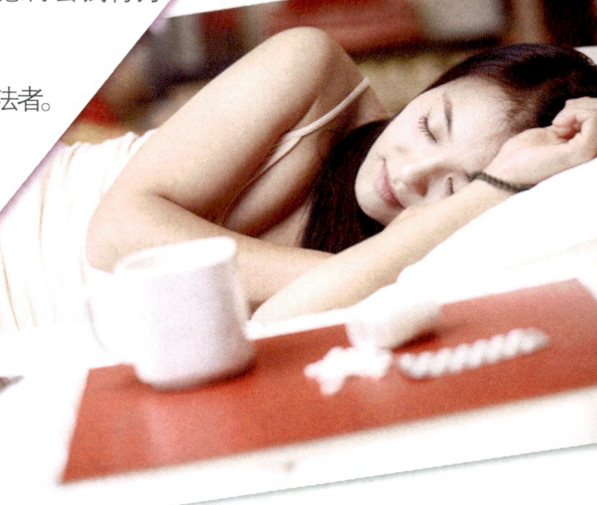

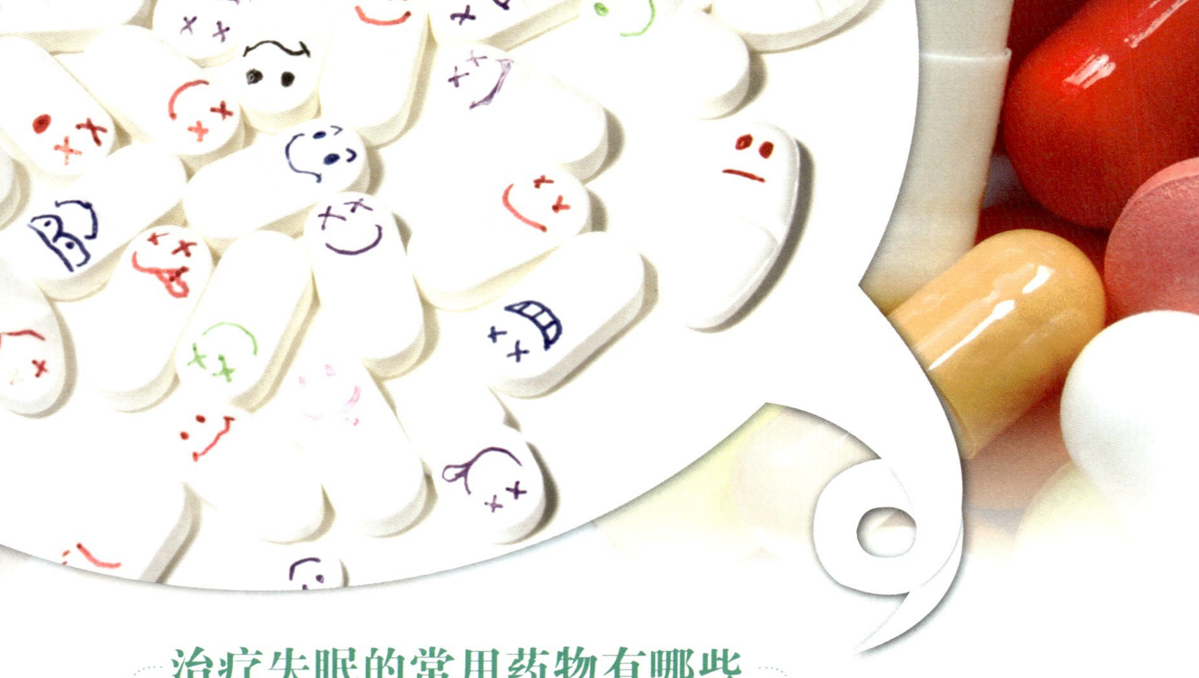

治疗失眠的常用药物有哪些

(1)非苯二氮类药物：在全球已作为失眠治疗的一线治疗药物。其作用时间短，有着非常好的安全性和有效性，滥用的潜在危险、反跳性失眠、耐药性、遗忘或药物残余效应等非常小或少。可以每夜应用，某些患者可以断续应用。长期使用非苯二氮类抗失眠药尚未发现药物耐受现象，对慢性失眠有帮助。目前常用的非苯二氮类药物包括思诺思、扎来普隆和右旋佐匹克隆等。

1)唑吡坦(思诺思)：临床对照研究发现不良反应发生率低。最常见的不良反应包括困倦、头晕、腹泻，推荐剂量下很少有次日残留效应，可耐受、不反弹。

2)扎来普隆：睡眠维持时间短，通常3~4小时，最常见的不良反应包括头痛、头晕、困倦，次日残留效应轻微，剂量增加会出现失眠反弹。

3)右旋佐匹克隆：最常见的不良反应包括：味觉不好、头痛、感染、疼痛、恶心，有日间功能改善，已证实使用6个月以上仍有效，是否有停药反应不清楚。

(2)苯二氮类药物：药代动力学差异很大，包括吸收率、半衰期、作用时间长短，老年人长期使用会损害记忆，容易出现药物耐受现象，突然撤药会出现失眠反弹，有依赖、成瘾和药物滥用的潜在危险。因此，苯二氮类药物已不作为失眠的首选药物。

治疗失眠的药物按照作用时间分为哪几类

（1）短效类：适用于入睡困难者或偶发性、暂时性的失眠症。包括：①咪达唑仑（Midazolam），旧称咪唑安定；②唑吡坦（Zolpidem），旧称思诺思。

（2）中效类：适用于睡眠浅而多梦者。包括：①艾司唑仑（Estazolam），旧称舒乐安定；②阿普唑仑（Alprazolam），旧称佳静安定。这些药物有抗焦虑作用，不良反应见头昏、便秘，大剂量可致共济失调、皮疹、白细胞减少。有成瘾性，精神抑郁症者慎用，年老体弱减半。

（3）长效类：适用于睡眠浅而早醒者。包括：①地西泮（Diazepam），旧称安定；②氟西泮（Flurazepam），旧称氟安定。

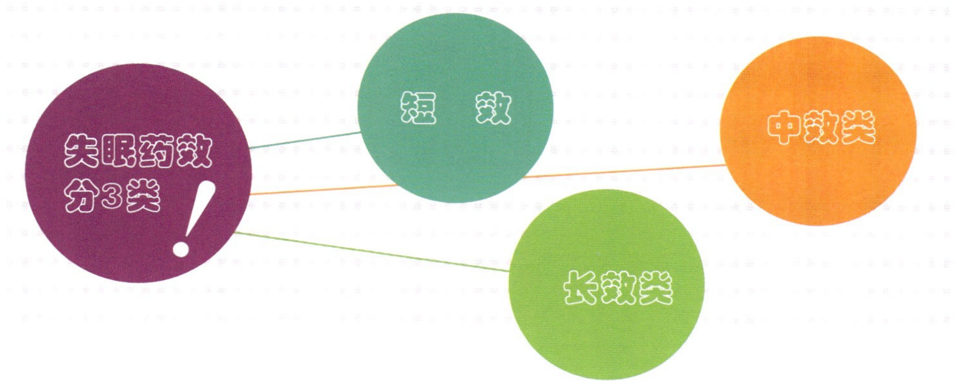

怎样进行失眠的行为治疗

行为疗法主要有几种，可单独应用，也可综合运用。但都要求患者长期坚持，一般要进行1个月以上。

（1）刺激控制疗法：主要适用于严重入睡困难的慢性失眠患者。这些患者因入睡困难往往上床较早，试图强迫自己早早入睡，但实际上却事与愿违，越想早点睡就越睡不着，焦虑烦躁，以致恶性循环，甚至彻夜不眠。刺激控制疗法的目的，就是要用重新建立上床与睡眠的关系来纠正入睡困难。这种疗法要求患者不要早上床，只有在困意来临时才上床；如果上床后15~20分钟不能入睡，则要起床到其他房间去活动活动，如看书、看电视、织毛衣、做家务等，但要避免进行使人高度兴奋的活动，如下棋、打扑克等；当再次感到困倦时再上床，如15~20分钟仍不能入睡，则再起床活动，如此反复，直至入睡。进行刺激控制疗法时，严禁患者在床上从事各项活动，但性活动不受限制。

（2）睡眠限制疗法：主要适用于那些夜间常常醒来或睡眠断断续续的严重慢性失眠患者。这类患者首先要对自己平时的睡眠进行评估，获得每晚睡眠的平均小时数，然后，把自己在床上的时间限制在这个数值。例如，估计平均每晚睡4小时，就规定自己每天2时上床，6时起床。数天后，当每晚在床上的大部分时间为睡眠时间时，开始增加床上时间，改为1时半上床，仍为6时起床。当床上时间又大部分为睡眠时，再次提前半小时上床，以增加床上时间，这样逐渐达到正常睡眠时间。睡眠限制疗法要求患者每天早上在规定时间起床，即使夜间睡眠不好，也要按时起床，中午不要午睡。

（3）松弛疗法：适用于各种原因引起的入睡困难或夜间醒后难以再睡的失眠，既可用于偶尔发作的失眠，也可用于慢性失眠症，对伴有焦虑的失眠症效果更好。松弛疗法通过逐步放松精神和肌肉，诱发入睡，大多数患者在实施松弛疗法的过程中就睡着了。

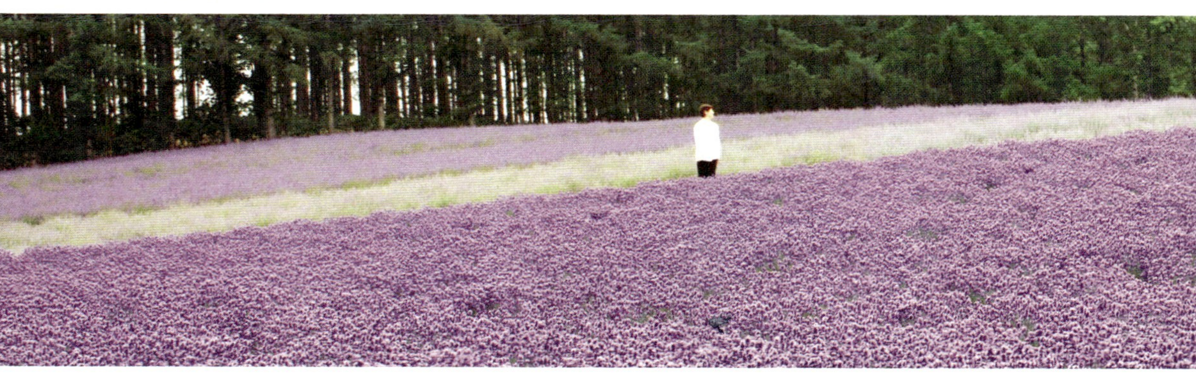

怎样进行失眠的食物治疗

调整一下你的食谱，也许就能使睡眠变得更香。

（1）晚餐吃得少一点，适量选择低脂易消化但含有蛋白质的食物，例如鱼类、鸡肉或是瘦肉。适量的糖类，如大米、麦子等谷物，能发挥镇静安神作用，对失眠者尤为有益。对工作需要非进夜宵不可的人群，应选择清淡、多水分和易消化的食物。18点晚餐、22点睡觉是最科学的餐饮作息方式。

（2）避免导致腹部胀气食物：如豆类、大白菜、洋葱、青椒、马铃薯、玉米、香蕉、面包、碳酸饮料及甜点等。

（3）适量补充助眠食物：如牛奶（其中的α乳白蛋白富含色氨酸和吗啡样活性肽）、燕麦（内含其他谷类不含的皂甙和丰富B族维生素）、花粉和蜂胶（含较高的核酸）、莲子、珍珠粉、南枣（养心安神）。

（4）多食核桃、百合、小麦等，可也帮助改善睡眠。在烦躁易怒时，还可饮一杯糖水，帮助抑制大脑皮层而进入睡眠状态。

什么是失眠的催眠治疗

绝大多数的失眠是由于对社会的不适应，遭受挫折或刺激后心情压抑，情志长期不顺所造成。患者往往借助安眠药物，但只能暂时缓解，无法根除，长期使用会失去效果，会产生严重的耐药性和药物不良反应。催眠疗法对这种病症有较高的疗效。在催眠师语言的诱导下，能使患者达到全身乃至心灵深处的放松。催眠师的循循善诱，能使患者摆脱所有影响睡眠的症结；再通过一针见血的语言指令，使一切造成挫折、压力、紧张、不安的因素得以宣泄，深层的病因被催眠师消除，而且能使患者体验到身心放松的快感和愉悦。只要经常体验这种松弛状态，自然会恢复正常的睡眠功能。

褪黑素能治疗失眠吗

褪黑素主要由松果腺分泌，具有多种生物活性。在褪黑素诸多功能中，其诱导自然生理性睡眠，矫正失常的睡眠-觉醒节律的作用尤为引人注目。目前，褪黑素主要用于治疗睡眠节律失调性睡眠障碍，包括老年人的睡眠障碍（昼夜颠倒）、睡眠时相延迟综合征、时差综合征、倒班作业者睡眠。但也有些实验发现某时间点或某种实验条件下，褪黑素并未起到促眠作用。人们对褪黑素是否具有直接促眠作用仍存在争议。目前关于褪黑素通过何种途径来调节睡眠尚不甚清楚。

中医能治疗失眠吗

失眠在《黄帝内经》中称为“目不瞑”“不得眠”“不得卧”，《难经》称为“不寐”，是以不能获得正常睡眠，以睡眠时间、深度及消除疲劳作用不足为主的一种病证。中医学认为失眠的原因很多，思虑劳倦，内伤心脾，阴阳不交，心肾不交，阴虚火旺，心气虚以及胃中不和等因素，影响心神而失眠。失眠的发生总是与心脾肝肾及阴血不足有关，其病理变化总属阳。

中医将失眠分为血虚、阴亏、气弱、阳虚、食滞、肝郁六型，分别用酸枣仁汤、黄连阿胶汤、黄芪建中汤、金匮肾气丸、调胃承气汤、柴胡加龙骨牡蛎汤获得满意的效果。

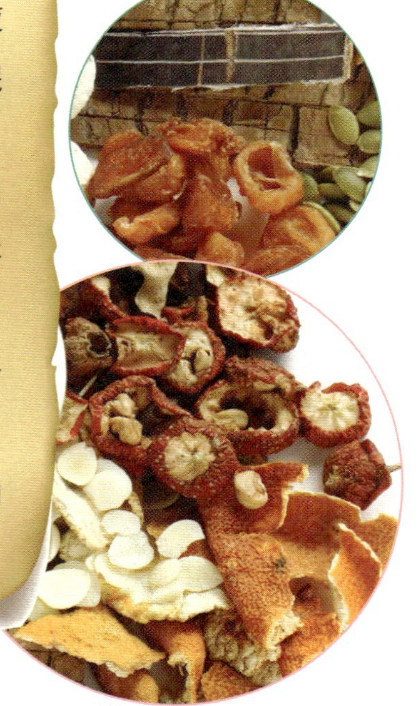

怎样获得高质量的睡眠

现代人的工作节奏快，特别是朝九晚五的“白领”，每周工作日都睡得很少，往往在周末睡个大懒觉来弥补。那么，如何才能睡得更香、更好?

(1)定期运动：面对压力，人很难入睡。定期运动不但能缓解压力，减少梦中惊醒，减轻失眠症状，还可延长深度睡眠时间，尤其在太阳下运动，有助力于让人体感受和适应白天与黑夜的节律生理变化。

(2)拒绝有害睡眠物质：减少咖啡因的摄取量，戒烟，因为咖啡因与尼古丁都能刺激人体神经，使人兴奋、干扰睡眠。

(3)睡前切莫饮酒：酒精影响人体从睡眠的一个阶段进入另一阶段，所以睡前饮酒的人容易在半夜惊醒，然后很难再度入眠。

(4)寻求药物帮助：如果你尝试以上所有建议却仍旧无法入睡，最好尽早咨询医生或到专业睡眠门诊就诊，在医生指导下服用药物。

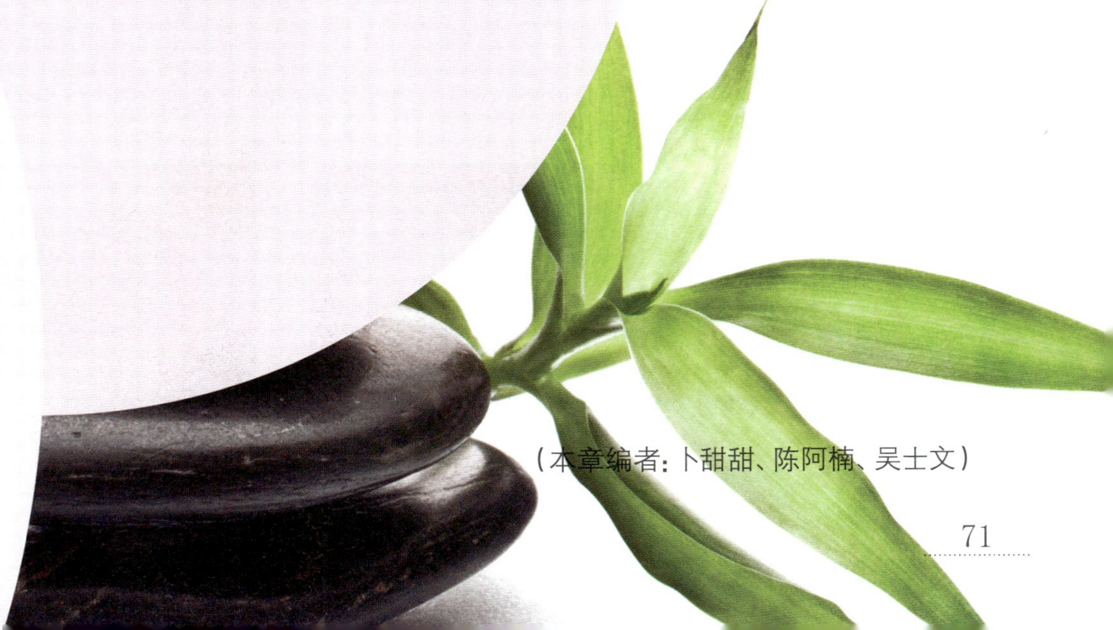

(本章编者：卜甜甜、陈阿楠、吴士文)

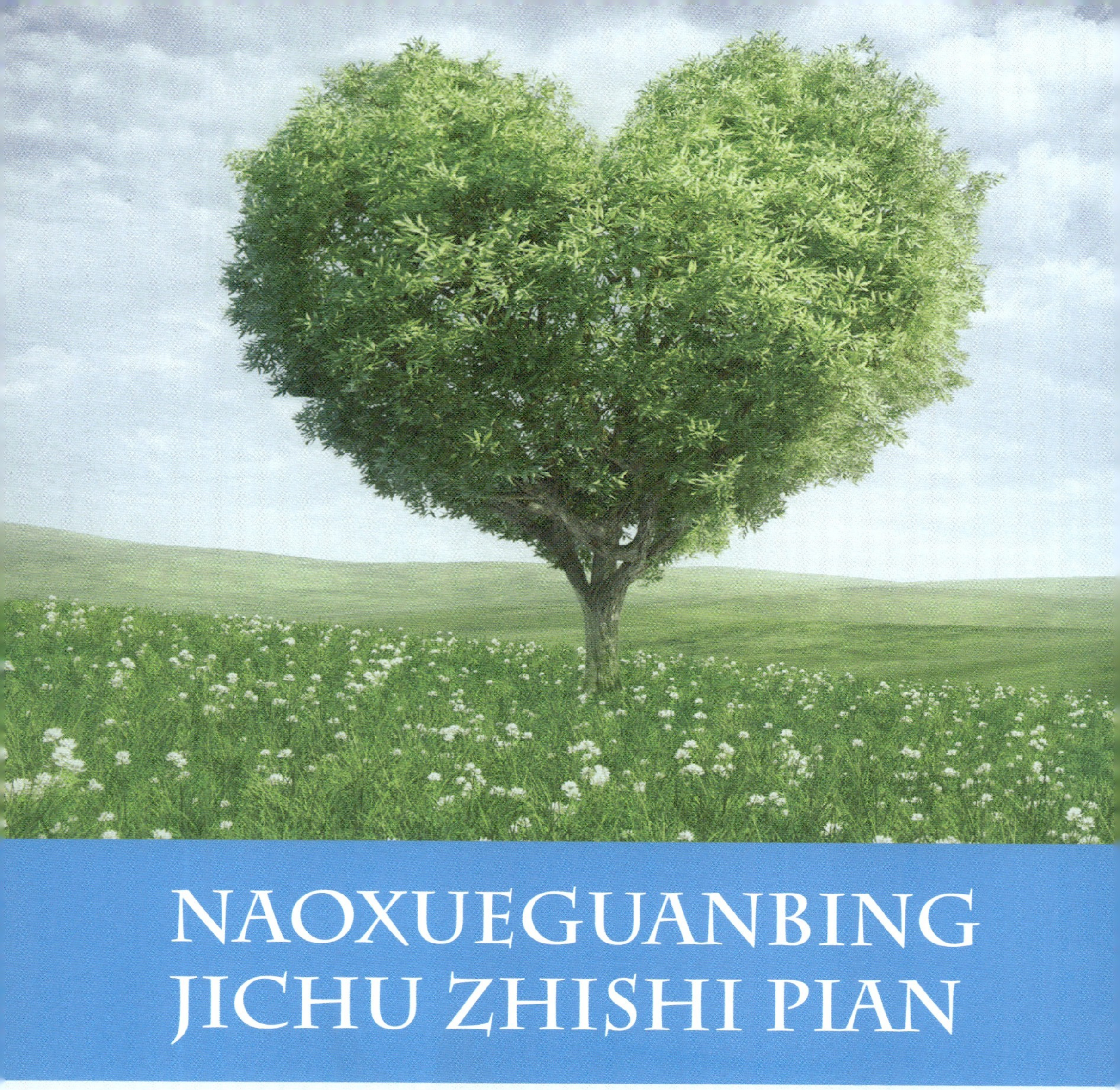

NAOXUEGUANBING
JICHU ZHISHI PIAN

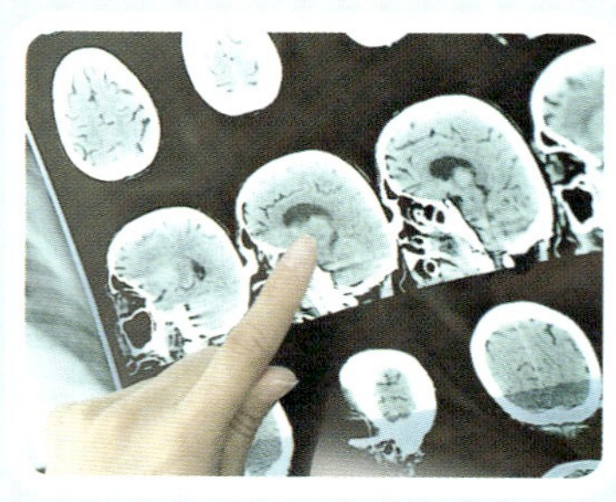

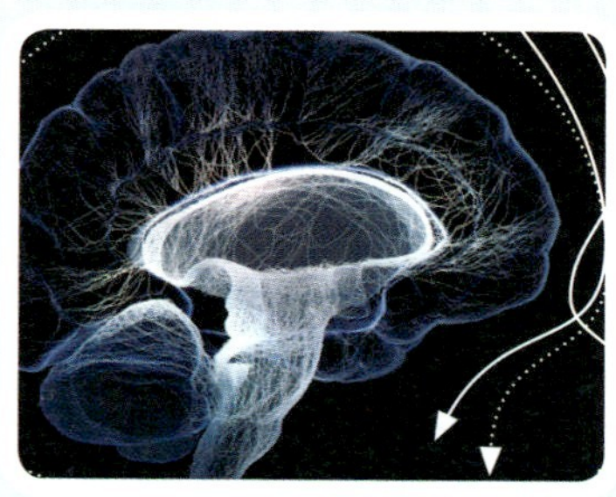

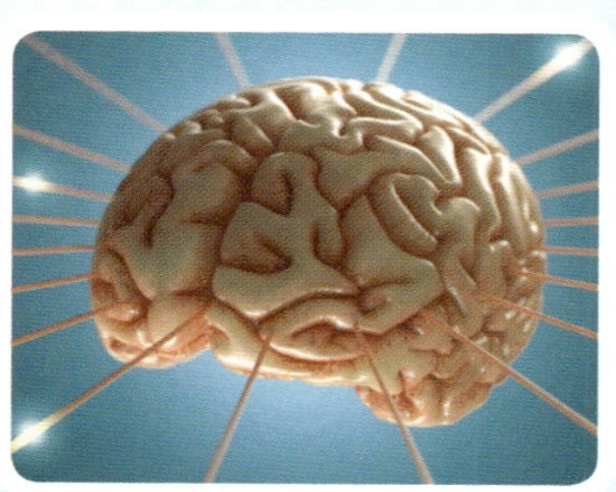

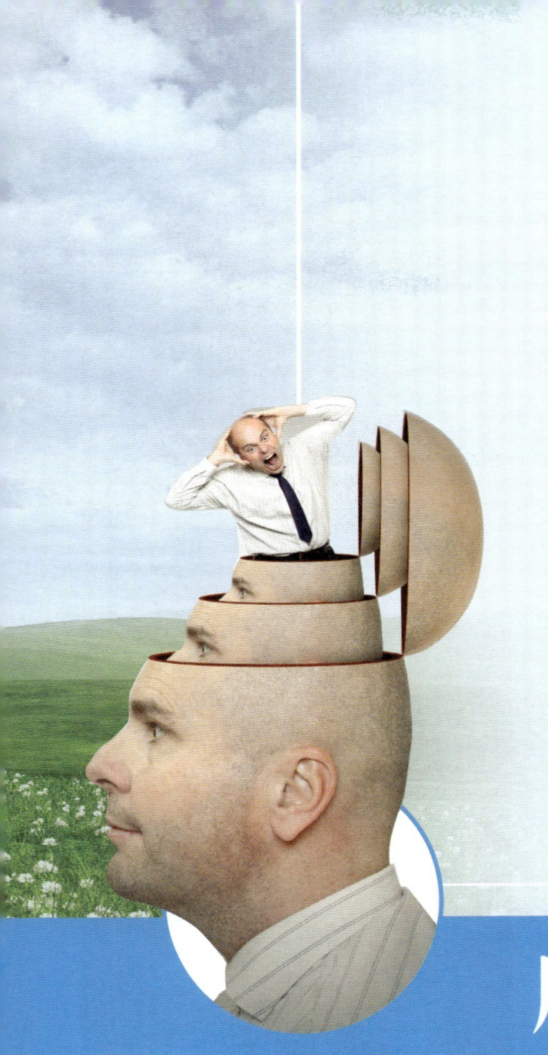

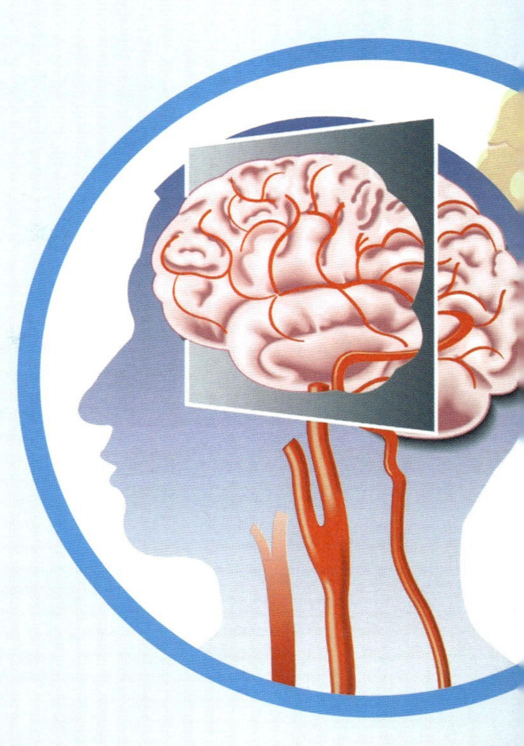

脑血管病基础知识篇

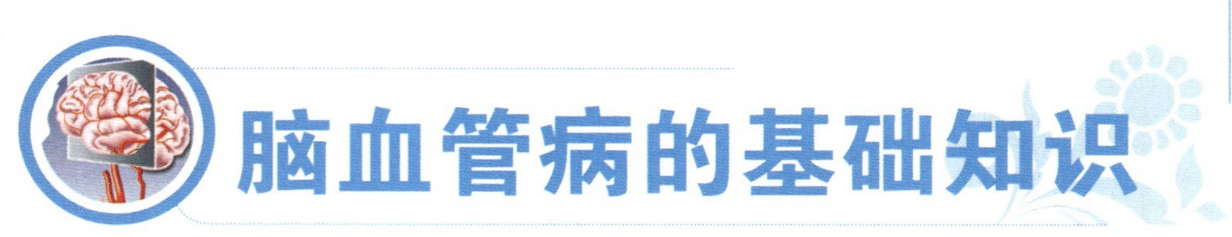

脑血管病的基础知识

什么是脑血管疾病

脑血管疾病是指由于脑血管病变所引起的脑功能障碍。广义上来说，脑血管病包括脑血管破裂出血或血栓导致的血管腔闭塞。该病常见于中年以上人群的急性发作，严重者可发生意识障碍和肢体瘫痪，甚至是死亡。

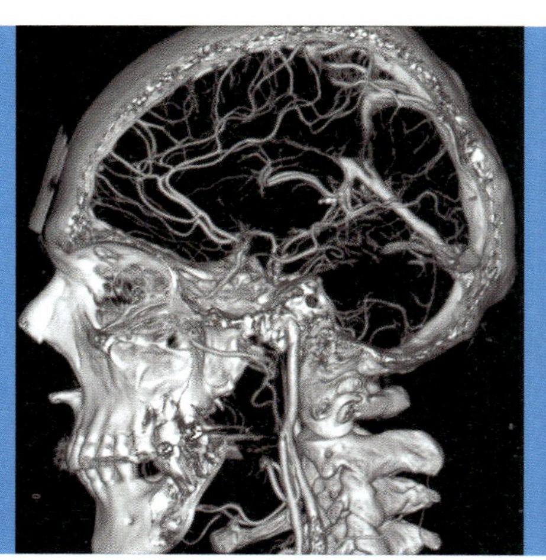

为什么要重视脑血管病，它有什么危害

世界卫生组织的报告指出，脑卒中是世界范围内第三位死亡原因，仅次于冠心病与癌症。在我国，脑血管病是致残率第一、致死率第二的高发疾病。根据有关报道称，每年全国新发病例250万，每年死于脑血管病的患者达150万，即我国大概每21秒就有一个人死于脑血管病，每12秒就有一个新发病例。中国现有脑血管病患者

750万~800万人，而且还在以每年8.7%的速度递增，如果防控措施没有到位的话，2020年中国患者脑血管疾病的人口有可能增加1倍。在脑卒中发病率及病死率上，我国远高于欧美国家，属于高发地区。近年我国每年用于脑卒中的直接经济支出已近300亿元。该病不仅严重威胁人民群众的健康，而且给家庭、给社会带来严重的经济负担。

什么是脑卒中

脑卒中，是一种突然起病的脑血液循环障碍性疾病，又叫脑血管意外。指因各种诱发因素引起脑内动脉狭窄、闭塞或破裂，而造成急性脑血液循环障碍。临床上表现为一过性或永久性脑功能障碍的症状和体征。脑卒中分为缺血性脑卒中和出血性脑卒中。

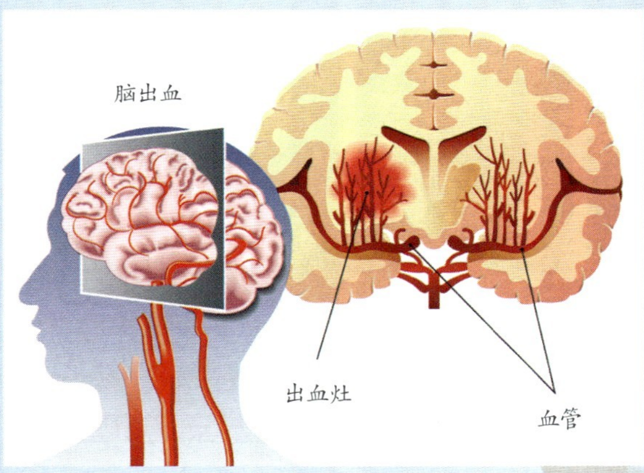

脑中风是什么意思

中风属于中医学的范畴，是以突然昏扑，半身不遂，语言謇涩或失语，口舌歪斜，偏身麻木为主要表现，并具有起病急，变化快，如风邪善行数变的特点的疾病。中风相当西医的脑卒中，即可以是脑出血，也可以是脑梗死。

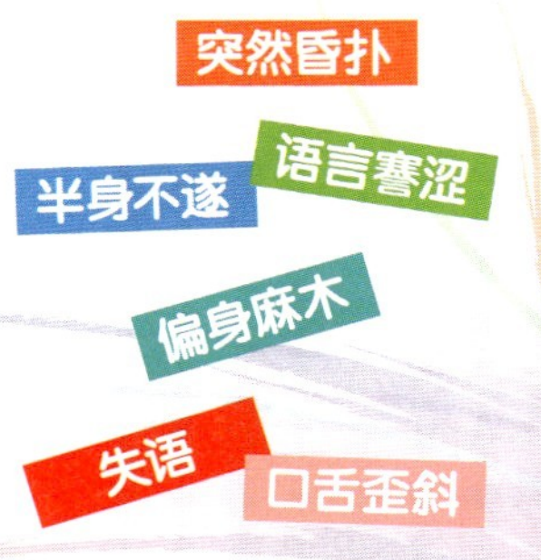

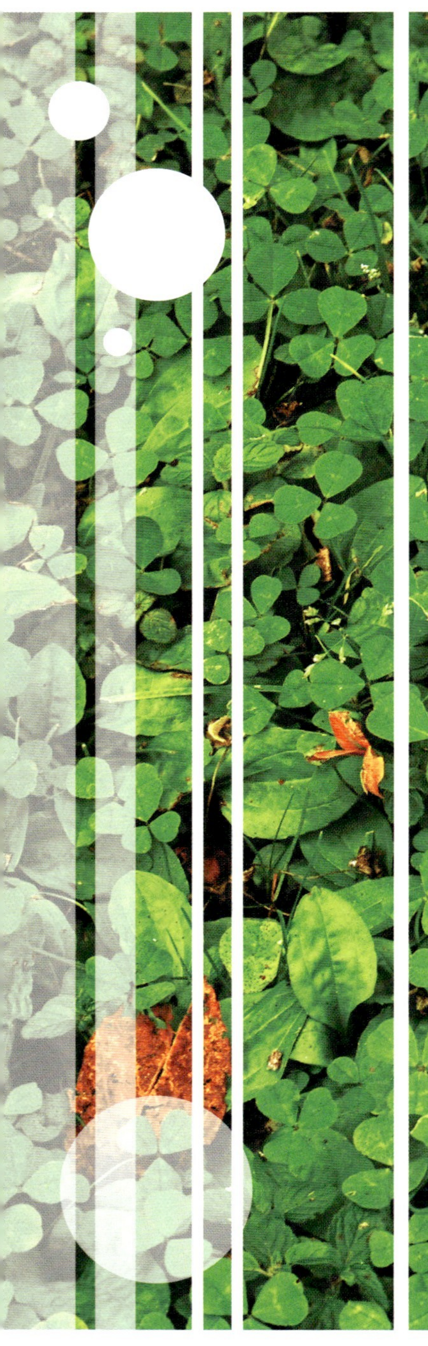

什么是短暂性脑缺血发作（TIA）

短暂性脑缺血发作是指由于某些因素造成的脑动脉一过性或短暂性供血障碍，导致相应供血区域一过性局灶性脑或视网膜功能障碍。症状持续时间为数分钟，通常在30分钟内完全恢复，症状和体征在24小时内消失，但常有反复发作，不遗留神经功能缺损的症状和体征。但是根据统计，97%的TIA患者在3小时内症状缓解，症状持续超过3小时的TIA患者95%可有影像学及病理学改变。故TIA发作时限尚存在争议。目前认为不应该强调时间的概念，只要有临床表现而无影像学改变的，都可以称为TIA。

TIA发作时有什么临床表现

因为脑部动脉循环可以粗略分为颈内动脉系统和椎基底动脉系统，而这两个系统出现一过性供血不足的症状是不同的。

（1）颈内动脉系统TIA：偏身运动障碍，偏身感觉障碍，单眼一过性黑矇，一过性语言障碍。

（2）椎基底动脉系统TIA：头晕，平衡障碍，复视，吞咽困难和构音不良，交叉性运动障碍和/或感觉障碍，猝倒发作。

TIA需要治疗吗

(1)虽然TIA发作时没有后遗症，但并不等于所有的TIA预后良好。

(2)有报道称约70%表现为大脑半球症状的TIA患者和伴有颈动脉狭窄的TIA患者在两年内发生卒中的概率是40%。

(3)椎基底动脉系统TIA发生脑梗死的比例相对较少。

(4)孤立的单眼症状的患者预后较好。

(5)但是总体上说，未经治疗的TIA患者，约1/3发展成脑梗死，1/3可反复发作，另1/3能自行缓解。故TIA可能为脑梗死的前兆，建议患者出现上述TIA表现时要及时就医，查明病因，预防TIA发展为脑梗死。

什么是脑梗死

脑梗死又称为缺血性脑卒中，是指各种原因引起的脑部血液供应障碍，使局部脑组织发生不可逆性损害，导致脑组织缺血、缺氧性坏死。

脑血管病有什么先兆

(1)一侧或双侧肢体，上肢、下肢或面部肌肉出现无力、甚至瘫痪或者是感觉异常。

(2)单眼或双眼突发视物模糊，或视力下降，或视物变形。

(3)语言发音障碍或理解困难。

(4)头晕、不能维持身体平衡，或任何意外摔倒，或步态不稳，伴或不伴耳鸣、听力下降。

(5)头痛(通常突然发作且程度剧烈)或既往头痛的发作形式改变。

如果以上症状和体征持续时间超过10分钟，请立即就诊。

为何都是脑梗死，临床表现差别很大

大脑每个区域所主管的功能不同，不同部位的梗死对脑功能的影响当然不同。所以脑梗死的临床表现主要取决于梗死灶的大小、部位。

为什么脑卒中发生在脑干的危险性更大

（1）脑干的功能主要是维持个体生命活动，与调节心跳、呼吸、消化、体温、睡眠等重要生理功能有关。脑干是生命中枢所在，故此处发生脑卒中危险性更大。

（2）脑干损伤后易导致肢体瘫痪、失明、听力下降、意识障碍，出现发音困难、言语障碍、吞咽困难等，重者会出现自主神经功能障碍。部分延髓损伤者在早期就会出现呼吸功能障碍，后因病情发展累及呼吸中枢，出现呼吸节律失调，甚至出现自主呼吸障碍及呼吸暂停的危重现象。同时由于喉肌麻痹及误吸也会引起呼吸困难，导致呼吸循环衰竭而死亡。

脑梗塞与脑梗死是一样的吗

脑梗塞与脑梗死是同一个概念，既往多称为脑梗塞，现在学术上命名为脑梗死。

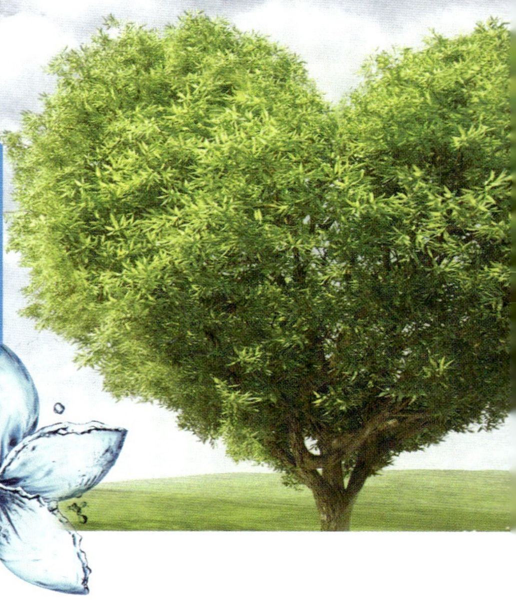

什么是无症状性脑梗死

高龄患者既往无脑梗死病史，临床上自觉无神经系统症状，神经系统查体无神经系统定位体征，脑CT扫描、脑MRI检查发现有脑梗死病灶，临床上称为无症状性脑梗死。无症状性脑梗死又称静止性脑梗死，是脑梗死的一种特殊类型。

无症状性脑梗死是否需要治疗

由于缺乏神经系统局灶性症状和体征的特点，临床诊断率较低。故关于无症状性脑梗死的发病率，临床报道不一。有研究称，脑CT扫描诊断的无症状性脑梗死占急性缺血性卒中的10%~38%；脑MRI检查诊断的无症状性脑梗死可高达47%，随着年龄的增长无症状性脑梗死的发病率有上升趋势。

无症状性脑梗死的出现，提示供应梗死灶血液的脑血管已发生病理性改变，故有继发症状性脑梗死的可能。为了降低脑梗死复发的危险，预防症状性脑梗死，因此对其早期诊断、治疗和积极预防具有十分重要的意义。

什么是腔隙性脑梗死

腔隙性脑梗死，指的就是直径为10~15毫米的体积较小的脑梗死。相对而言，腔隙性脑梗死通常预后较为良好。虽然这个诊断被广泛使用，但是由于这个名称对于治疗没有特别的指导意义，目前是否需要保留这个诊断名称，还存在争议。

什么是出血性脑梗死

出血性脑梗死又称脑梗死后脑出血，是指在脑梗死期间，由于缺血区血管重新恢复血流灌注，导致的梗死区内出现继发性出血。脑CT扫描显示在原有的低密度区内出现散在或局限性高密度影，脑MRI检查亦可发现。这时通常给治疗带来一定的难度，在治疗梗死的同时，需要避免与减少出血的风险。

什么是脑栓塞

脑栓塞是指血液中各种栓子（如心脏内的附壁血栓、动脉粥样硬化的斑块、脂肪、肿瘤细胞、纤维软骨或者空气等）沿血循环进入脑动脉而阻塞血管，当侧支循环不能代偿时，引起该动脉供血区局部脑组织的坏死，临床上表现为突然出现的局灶性神经功能缺损症状如偏瘫、偏身感觉异常、言语不清、视野缺损等。

脑栓塞的栓子来自哪里

（1）心源性栓子最常见，引起脑栓塞的常见的心脏疾病有心房颤动、心瓣膜病、感染性心内膜炎、心肌梗死、心肌病、心脏手术、先天性心脏病等。

（2）非心源性栓子见于颈部动脉粥样硬化斑脱落，附壁血栓脱落也可进入血液循环形成栓子。其他少见的栓子有脂肪滴、空气、肿瘤细胞、寄生虫和异物等。尚有少数的病例栓子来源不明。

脑栓塞有什么临床表现

（1）脑栓塞起病急，常在数秒钟或很短时间内症状达高峰，少数呈阶梯式进行性恶化，是起病速度最快的一类脑卒中。

（2）部分患者有短暂意识模糊、头痛、抽搐，较大动脉闭塞后数日内发生的继发性水肿可使症状恶化并导致意识障碍，严重脑水肿还可引起致命性的颅内结构移位（脑疝）的危险，短时间内患者出现昏迷。

（3）脑栓塞造成急性脑血液循环障碍，引起癫痫发作，且发生率较高。临床的症状取决于栓塞的血管及栓塞的部位，表现为局灶性神经功能缺损。

（4）30%的脑栓塞为出血性梗死，可伴意识障碍突然加重或肢体瘫痪加重。

什么是脑出血

脑出血又称脑溢血，由于脑内局部血管破裂出血及血肿形成，可引起脑组织受压、移位、软化、坏死、脑水肿等严重病理改变。脑出血多继发于高血压、动脉硬化等。而高血压性脑出血最常发生于内囊，其次是脑桥和小脑。

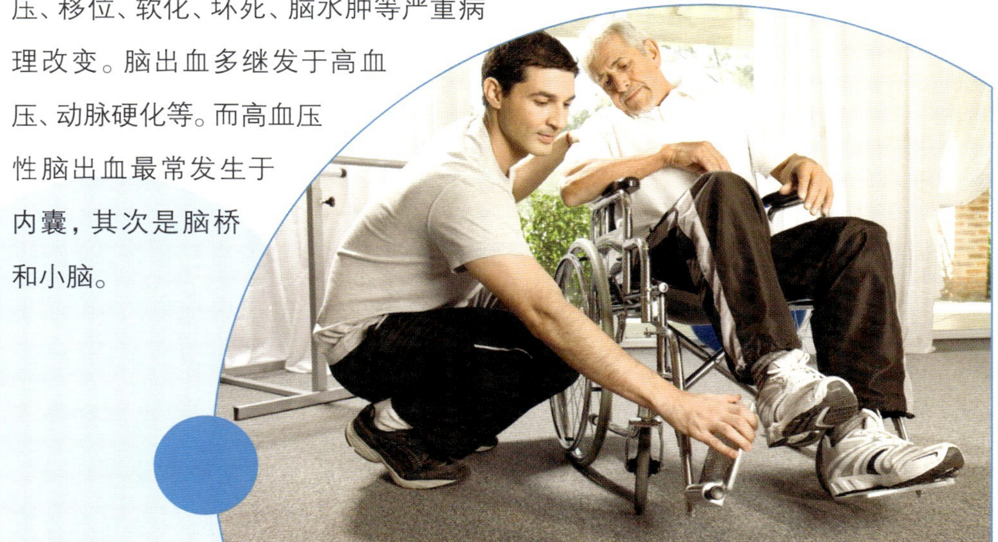

脑出血有什么临床表现

脑出血常见于中老年患者，多有高血压病史。在活动或者情绪激动时突然起病，少数在安静状态下起病。患者一般很少出现先兆症状，少数可出现头痛、头晕或肢体无力等，发病后症状在数分钟达到高峰。血压常明显升高，并出现头痛、恶心、喷射性呕吐、肢体瘫痪，意识障碍、脑膜刺激征并伴有癫痫发作。因为不同的脑组织主管的功能不同，故临床表现因为出血部位不同而具有不同的特点。

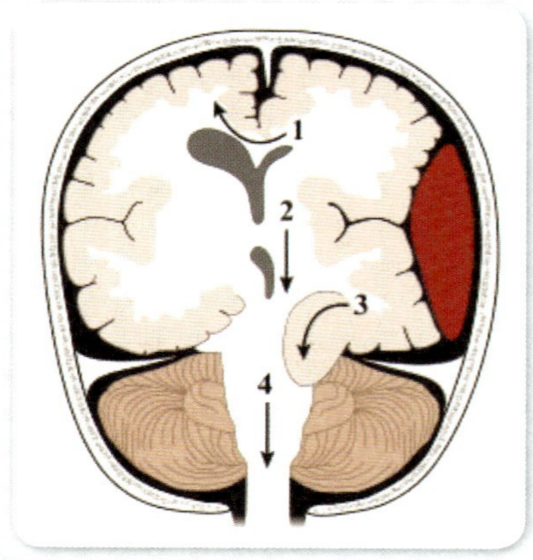

什么是脑疝

由于颅内压增加致脑组织、血管及神经等重要结构受压和移位，有时被挤入硬脑膜的间隙或孔道中，从而引起一系列严重临床症状和体征，称为脑疝。通俗地说就是脑组织被挤压移位了，从而产生严重的症状。

脑出血为什么会并发脑疝

脑血管病由于大量出血，颅内压力增加，脑中线结构移位或被破坏，全脑水肿，形成脑疝，使脑干被挤压和移位，危及生命中枢所致。国内报道，脑出血合并脑疝死亡者占44.8%~50.1%，故及时有效地降低颅内压，减轻脑水肿，预防脑疝形成，是治疗成败的关键措施。而当患者出现：①头痛剧烈或极度烦躁不安；②频繁呕吐或抽搐；③呼吸及心率变慢，血压升高；④意识障碍逐渐加重；⑤双侧瞳孔不等大，则提示颅内压明显增高，可能有脑疝形成，应积极脱水或手术治疗。

脑血管病的常见并发症

什么是脑心综合征

临床上通常将急性脑血管意外引起的继发性冠状动脉疾患称为脑心综合征或脑心卒中。实际上，各种颅内疾患包括急性脑血管病、急性颅脑外伤、脑肿瘤、颅内炎症及各种原因所致的颅内高压均可引起心脏损伤。广义的脑心综合征的概念即指各种颅内疾患引起的继发性心脏损伤。

脑血管病并发脑心综合征有什么临床表现

脑心综合征常以两种形式出现：其一是脑心卒中，即首先以脑卒中起病，而后发生心血管病。其二是脑心同时卒中，即脑卒中和心血管病同时或接近同时发生。但由于症状相互掩盖，常易造成误诊而影响治疗。故在抢救过程中要高度重视，并应认真询问病史及仔细观察患者有无心功能不全的表现。若出现胸闷、气短、发绀等，肺底部有湿罗音，心音低钝及心动过速等异常现象时，应及时作心电图检查。一旦出现心律失常和心电图改变，在治疗脑卒中的同时，应按器质性心脏病处理。

脑出血为什么会并发膀胱及直肠功能障碍

轻症的脑出血患者常因不习惯卧位排便，而出现一时性“体位性尿潴留”及大便干结。重症患者，因病变波及半球运动中枢，常出现尿频及膀胱内压增高。如第三脑室受到刺激，往往会出现直肠活动性增强，导致高度排便功能亢进，患者便意频繁，但每次排便量较少。如灰结节受损，可出现不自主排便。若全脑受损，深度昏迷的患者，常出现二便失禁或尿潴留。

脑出血为什么会并发高热

因为下丘脑是体温调节中枢，故脑出血波及丘脑下部及前部时，散热机制被破坏，可引起持续性高热，体温常在40℃以上，并可伴有无汗、肢冷、心动过速、呼吸增快等症状。但白细胞一般多不增高，复方氨基比林、阿司匹林也不能使之下降，有时用巴比妥加冰枕降温有效，如不及时处理，数小时可死亡。

脑出血为什么会并发褥疮

脑出血患者常因偏瘫，长期卧床不起，加之有些患者较胖，不易翻身护理，骶尾部、内外踝、足跟、髋部等骨突出部位，常因长期受压、血液循环障碍而导致局部营养不良，发生压疮。参见图所示的容易发生压疮的部位。

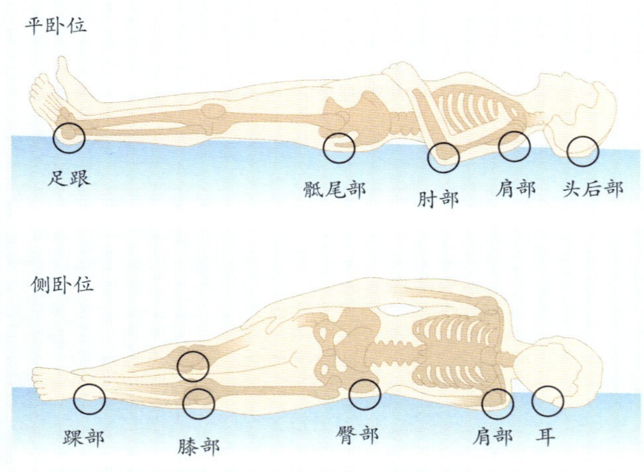

脑血管病可能会引起哪些后遗症

（1）意识障碍：无论是出血性血管病还是梗死性血管病，造成人体最重的后遗症是意识障碍，常见于大血管梗死或大面积脑出血、脑干梗死之后。临床常表现为昏迷不醒，靠鼻饲管或深静脉高营养维持生命。此类患者常被称为植物状态（旧称植物人）。随着病程的延长，多伴发肺部感染。

（2）部分患者表现为仅对声、光、手势有反应：如闭锁综合征，此类患者多由脑干血管病变引起，最常见为脑桥梗死所致。患者多意识清楚，除眼睛外，面部以下全部麻痹，可以通过眼睛的活动，表达自己的意见。如果护理得当，患者常可存活数年，但康复的可能性很小。

（3）痴呆：此类患者多见于丘脑及基底节血管病后，也见于双侧大脑半球多发性、腔隙性梗死后，严重的脑动脉硬化后。患者有记忆力、计算力、定向力、反应能力等多项功能减退。其中逆行性遗忘最为突出。患者经过系统治疗部分可以恢复。

（4）语言障碍：根据能否理解和表达语言，常分为感觉性和运动性失语。此类患者治疗后大部分可以恢复。

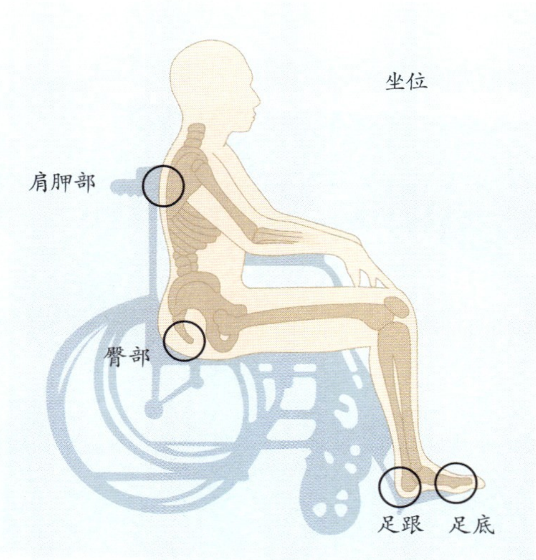

（5）共济失调与肢体震颤：由于肌张力的异常，此类患者多表现为站立不稳、取物不准、肢体震颤、行动时肢体运动不协调。患者容易摔倒受伤，最常见于基底节区梗死或小脑梗死后，患者很难康复。

（6）球麻痹：脑血管病最常见的后遗症之一，表现为构音困难、言语不清、饮水呛咳、吞咽费力。此类患者由于进食差，一般状况较差，尤其是呛咳时易将食物误吸入气管和支气管内，而继发呼吸道和肺内感染，这也是脑血管病患者常见的死亡原因之一。

（7）肢体瘫痪：根据脑血管病的损害程度不同分为完全性和不完全性瘫痪。患者表现为肌力下降、肌张力增高、腱反射亢进、病理征阳性。随着病程的发展，肌张力表现为越来越高。肌力的恢复多从肩、胯等大关节开始，而腕、指等小关节则恢复较晚。由于肢体瘫痪后神经失去支配，常表现为患肢水肿，尤其肢体远端明显。病程后期逐渐出现肌肉的废用性萎缩。由于活动减少经常伴发关节病变，如肩关节半脱位、肩周炎等。经过充分治疗和锻炼，部分患者可以康复。

（8）癫痫发作：由于病变部位不同，常分为完全性和局灶性发作。此症常危及生命，需长期抗癫痫治疗，禁忌中途停药。

患脑血管病后为什么会出现失眠

有报道称约95%脑血管病患者发病后出现睡眠障碍。脑血管病后睡眠障碍的发生不仅与患者的脑血管病类型及病情严重程度密切相关，还与脑血管病的部位及病变范围的大小相关：由于丘脑和脑干是睡眠觉醒中枢的所在，所以此处发生病变会引起严重持续性睡眠障碍；而丘脑梗死及脑桥基底及被盖部梗死可引起严重的失眠，这些可能与脑血管病后引起的脑水肿阻断了特异性上行投射系统的传导，使唤醒大脑的刺激中断；或是病变直接损害了下丘脑或第三脑室侧壁的“觉醒中枢”，脑血管病变后相关功能区缺血、缺氧导致睡眠有关的神经递质失调有关。另外也与卒中住院后，日间受到日光照射减少及合并抑郁等因素有关。

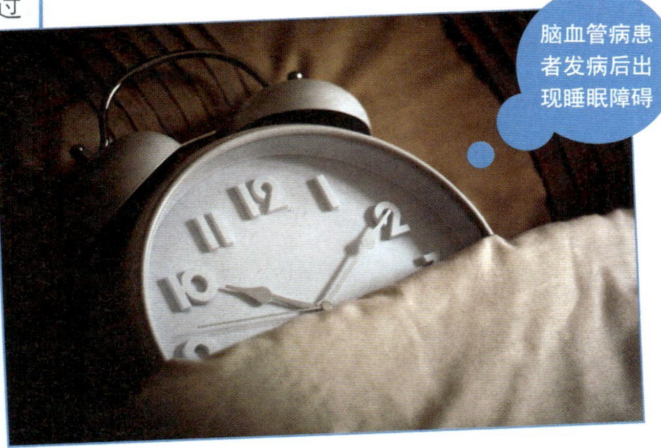

脑血管病与睡眠呼吸暂停综合征之间的关系是什么

有报道称脑血管病与睡眠呼吸暂停综合征密切相关。睡眠呼吸暂停综合征是造成脑血管病的原因之一，而脑血管病又易并发睡眠呼吸暂停综合征。

睡眠呼吸暂停综合征的患者往往红细胞增多、血小板增加、血液黏度增加，使缺血性脑卒中的发生率增高；另外由于血流动力学的变化，交感神经活性增加，血氧饱和度降低，夜间血压升高，昼夜血压波动消失，出血性脑卒中也增加。从另外一个方面来说，呼吸调节受大脑皮层的控制，而且受以脑干为主的神经结构的控制。在许多脑血管病患者中，有呼吸和睡眠结构的变化。脑干作为呼吸与咽喉部肌肉的调节中枢，该部位的血管病变，易造成中枢性的呼吸暂停。脑血管病并发睡眠呼吸暂停，氧饱和度降低，使脑血流量进一步减少，是导致患者症状进一步加重、造成再次脑卒中和神经功能恢复不全的原因。

为什么患脑血管病后要严防焦虑、抑郁

（1）有报道称40%~50%的卒中患者中可能出现抑郁。

（2）卒中后抑郁是脑卒中后最常见的神经精神并发症之一。

（3）卒中后抑郁患者主要表现为情绪低落或显著的不愉快，持续2周或更长时间。

（4）由于重度抑郁，部分患者有自杀倾向，应该及时发现，及时治疗。

脑血管病的患者为什么会出现语言障碍

在主要使用右手的成年人，其语言活动功能由左侧大脑半球管理，即左侧为优势半球。优势半球与语言有关的脑区位于大脑侧裂附近。当脑血管病损害此处的功能时，常可发生语言障碍。

脑血管病后为什么会出现癫痫，会加重疾病吗

大脑皮层的损害是脑梗死后癫痫发作的先决条件，其机理是缺血缺氧引起的异常放电或病灶的机械刺激。脑血管病后癫痫的发生率为10%~14%，多在卒中后2周和6~12月两个时期，卒中2年后几乎不再发生癫痫。卒中后的新癫痫发作与病灶部位有明显相关性。

癫痫发作后过量兴奋氨基酸的释放所造成的神经元继发性缺血缺氧甚至神经元永久性损害是引起神经功能障碍加重的主要原因。有研究证明，脑梗死后癫痫会继发一系列并发症，如脑组织酸中毒、血糖升高、颅内压增高、心肾继发性损害。另外癫痫发作会加重大脑的损伤，因为大脑发生严重的缺血缺氧，脑水肿进一步加重，脑细胞坏死加剧，脑康复减慢。

脑血管病后癫痫治疗应该注意什么

脑血管病后出现癫痫持续状态，可选用地西泮（安定）或苯巴比妥。其他癫痫类型可根据病情选用苯妥英钠、丙戊酸钠、卡马西平、拉莫三嗪等药物。必须注意的是，脑卒中后患者的血脑屏障遭到破坏，用药后脑部摄入的药量可比正常人高2~3倍，故用量要小。老年人对药物的吸收差，必须注意个体化用药。大多数脑缺血卒中后癫痫患者仅用一种药物就可控制发作，不需多药联用。

脑卒中后癫痫的药物治疗需要注意什么

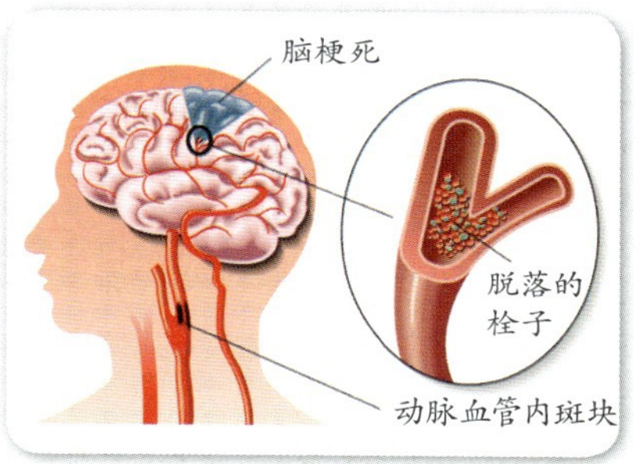

（1）脑卒中后有癫痫的患者必须应用抗癫痫药，治疗用药时间不应短于2年。

（2）脑卒中后服用抗癫痫药预防癫痫发作尚有争论。

（3）一线抗癫痫药对脑卒中后癫痫的治疗有积极作用。

（4）脑卒中后患者的血脑屏障遭到破坏，用药后脑部摄入的药量可比正常人高2~3倍，故用量要小。

（5）老年人对药物的吸收差，必须注意个体化用药。

（6）大多数脑缺血卒中后癫痫患者仅用一种药物就可控制发作，不需多药联用。

（7）监测肝功、血常规，必要时测定抗癫痫药血药浓度。

（8）半年查脑电图1次。

（9）在抗癫痫的同时必须严防二次卒中的发生。

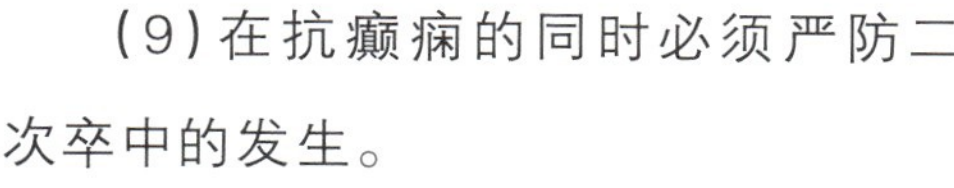

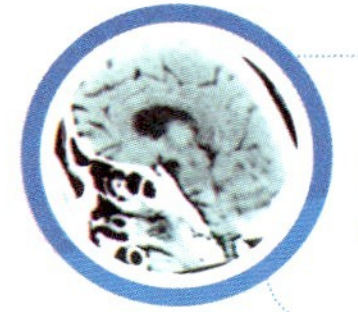

蛛网膜下腔出血

什么是蛛网膜下腔

蛛网膜下腔是指脊髓的蛛网膜和软脊膜之间的一宽大间隙，内含脑脊液。

什么是蛛网膜下腔出血

蛛网膜下腔出血是多种病因所致脑底部或脑及脊髓表面血管破裂的急性出血性脑血管病，血液直接这样流入蛛网膜下腔，又称为原发性蛛网膜下腔出血。此外，临床还可见因脑实质内、脑室出血，硬膜外或硬膜下血管破裂等血液穿破脑组织流入蛛网膜下腔者，称之为继发性蛛网膜下腔出血。

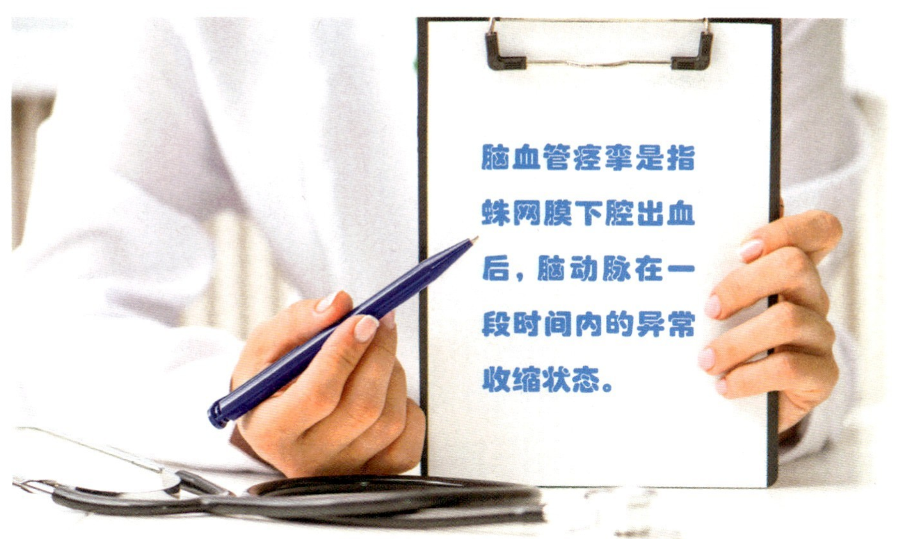

什么是蛛网膜下腔出血后脑血管痉挛

指蛛网膜下腔出血后，脑动脉在一段时间内的异常收缩状态。

有人统计，蛛网膜下腔出血后，脑血管痉挛的发生率为16%~66%，一般多发生于蛛网膜下腔出血后2~3天，7~10天达高峰，以后逐渐缓解。少数发生较晚（2周后），或持续时间较长（达数周至1个月）。个别发生于30分钟或1~2天，即所谓急性脑血管痉挛。

蛛网膜下腔出血后脑血管痉挛有什么临床表现

脑血管痉挛发生后，临床上常出现颅内压增高（头痛、呕吐、眼底水肿出现或加重），意识障碍加重，患者由清醒转为嗜睡或昏迷，或由昏迷（早期脑血管痉挛多在2天内恢复）→清醒→昏迷（再次脑血管痉挛）。这种动态的意识变化是脑血管痉挛的突出特点。同时还常有不同程度的局灶性神经缺损的体征出现或加重，如偏瘫、偏身感觉障碍、失语等。患者体温及周围血象白细胞持续增高。

为什么要特别注意老年人蛛网膜下腔出血，其有何特点

老年人的蛛网膜下腔出血常由高血压和脑动脉硬化引起。与青中年蛛网膜下腔出血患者相比，老年患者的临床表现具有以下的特点。

(1)起病比较缓慢，一般要几天才能达到高峰，诱因不明显，症状不典型。

(2)老年患者由于脑萎缩，颅腔内容量相对较大，颅内压增高不显著，脑膜刺激征常不明显，故症状相对较轻，呕吐者相对较少，常以出血性休克为首发症状，表现颜面苍白、四肢厥冷、口唇发绀、血压下降、心率增快。腰穿为血性脑脊液，脑脊液压力增高并不多见，脑脊液中红细胞消失较慢，70%的患者在3周以后才消失。

(3)老年人蛛网膜下腔可能出血量较少，出血速度较慢或者是疼痛阈较高，对头痛反应迟钝有关，故有半数病例无明显头痛。

(4)老年人普遍存在弥漫性动脉硬化，脑功能减退，脑供血不足，故意识障碍较重，而且年龄越大意识障碍越重。

(5)急性期精神症状多较显著，表现欣快、谵妄、幻听、幻视、定向力障碍及性格改变等，常被认为“精神病”。有的以四肢抽搐起病，被误认为“癫痫”。还有的病例，仅表现“腿疼”等神经根的刺激症状。

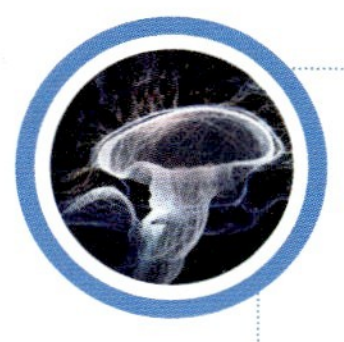

硬脑膜外与硬脑膜下血肿

什么是硬脑膜外血肿

硬脑膜外血肿是指血液积聚于颅骨与硬脑膜之间的血肿。因头部遭受外力直接打击，导致颅骨骨折或颅骨局部变形而造成血管损伤出血所致。典型的临床表现为头伤后发生短暂昏迷，醒后出现颅内压增高症状再次发生昏迷，并有脑疝表现。硬脑膜外血肿是颅脑损伤中极为严重的继发性病变之一，只要早期诊断，及时手术，预后多属良好，否则将导致脑功能不可逆的损害。病死率为10%。

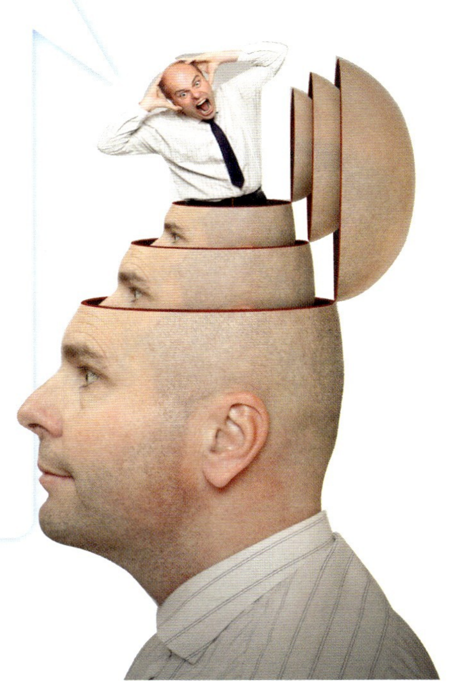

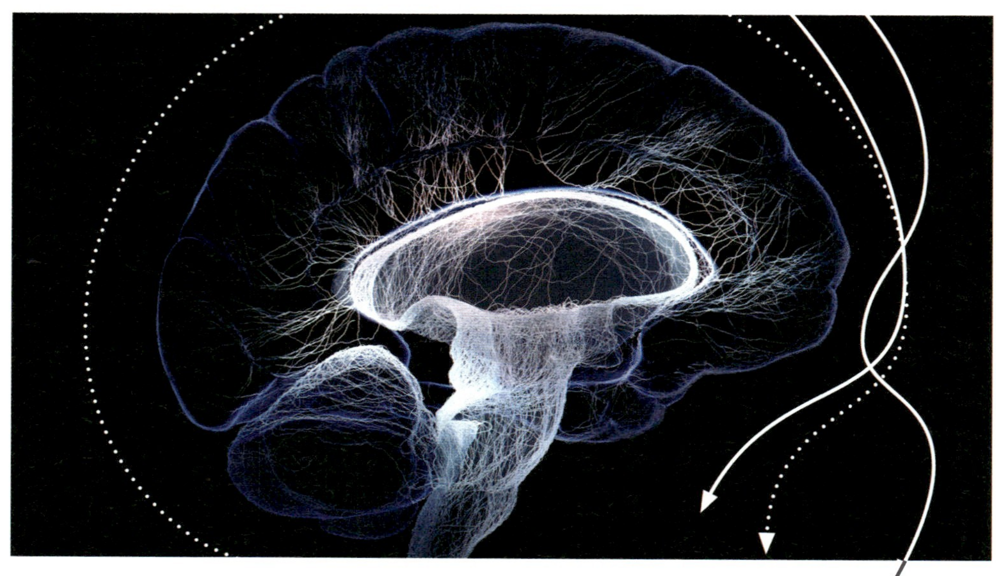

什么是急性和亚急性硬脑膜下血肿

（1）急性硬脑膜下血肿是指头部外伤3天内出现的硬脑膜下血肿，而亚急性的是指头部外伤4~21天发生的硬脑膜下血肿。急性硬脑膜下血肿发生率最高占70%，亚急性占5%。

（2）两者致伤因素与出血来源基本相同，均好发于额颞顶区。病程发展的快慢，则依据脑原发损伤的轻重、出血量及个体代偿能力的不同而异。

什么是慢性硬脑膜下血肿

（1）慢性硬脑膜下血肿指头部外伤后3周以上始出现症状，位于硬脑膜与蛛网膜之间，具有包膜的血肿。好发于小儿及老年人，占硬脑膜下血肿的25%，其中双侧血肿的发生率高达14.8%。

（2）本病头伤轻微，起病隐袭，临床表现无明显特征，容易误诊。从受伤到发病的时间，一般在1~3个月。

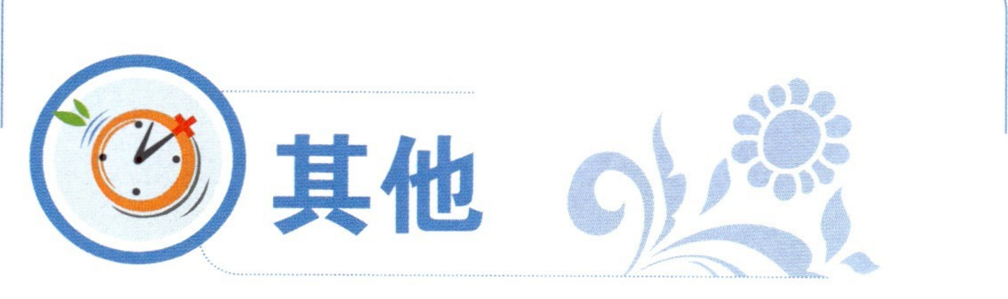

什么是颅内静脉系统血栓形成

颅内静脉系统，俗称就是“脑内的下水道”。颅内静脉系统血栓形成是由于多种原因所致的脑静脉回流受阻的一组血管疾病，包括颅内静脉窦和静脉血栓形成。通俗地说，就是“下水道堵塞”了。本组疾病的特点为病因复杂，发病形式多样，临床表现无特异性，诊断困难，容易漏诊误诊。

什么是烟雾病

烟雾病（Moyamoya disease，MMD）是一组以双侧颈内动脉末端及其大分支血管进行性狭窄或闭塞，且在颅底伴有异常新生血管网形成为特征的闭塞性疾病，病因不明。其他有明确病因导致的上述表现则称为Moyamoya综合征。“烟雾病”名称的来源是在脑血管造影时显示脑底部由于毛细血管异常增生而呈现一片模糊的网状阴影，犹如吸烟所喷出的一股烟雾。其临床表现主要分为出血和梗死两大类，起病年龄常发生在2个年龄段，5岁和40岁左右，儿童患者以脑梗死为主要临床表现，成人患者脑梗死与出血表现基本同概率。

通俗地说，烟雾病就相当于“脑内大路被堵死，在附近出现了许多小路，当然，这些都是泥泞小路，一旦有大雨等大的自然灾害时，就会被堵塞或被冲毁了”。

什么是脑淀粉样血管病

脑淀粉样血管病是一种以大脑皮质及软脑膜的中小血管壁内淀粉样物质沉积为特征的颅内血管病。多为散发，少数为常染色体显性遗传，称为嗜刚果红性血管病。其临床特点是血管破裂而致反复和多灶性颅内出血，是老年人的一种卒中类型。通常发病于60岁以上，也可发生于45岁以上，发病率随年龄增长而增高。与原发性脑出血不同的是，散发型淀粉样脑血管病主要是导致皮质内和放射冠的出血，通常不影响基底节、丘脑和脑干。但是家族性淀粉样脑血管，脑出血同样会影响到脑干、小脑和皮质及皮质下的部位。

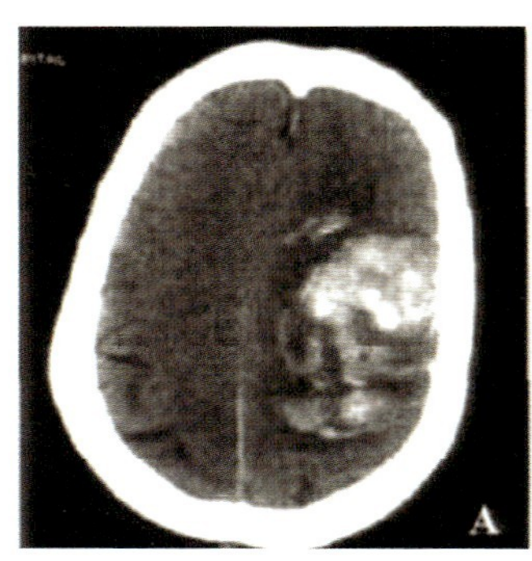

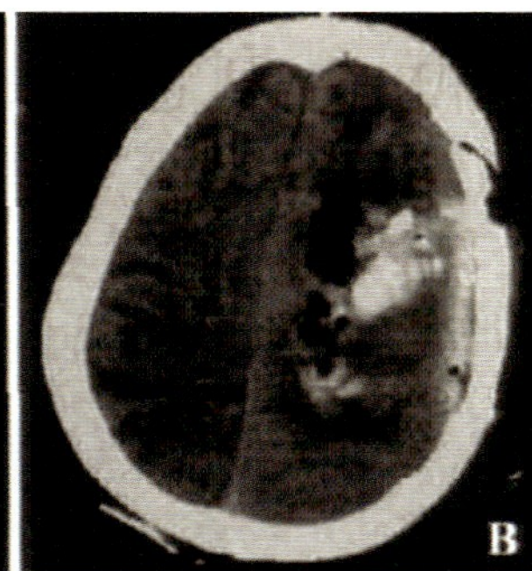

怎么进行脑卒中的现场急救

(1) 呼叫急救中心或及时送到附近医院检查、抢救。

(2) 保持呼吸道通畅：头部略抬高，以避免震动。立即解开领口，颈部垫高，偏向一侧，及时清理口鼻腔内的分泌物及呕吐物，以防流入气管，引起窒息或吸入性肺炎；如果患者发生抽搐，可用筷子垫在上下牙之间，以防咬坏舌头。

(3) 避免不必要的搬动，最好2~3人同时把患者托到床上，使患者绝对卧床，以防出血加重。

(4) 避免盲目服用降压药：脑卒中后是否降压应在专科医生指导下进行，盲目服用降压药可能会减少脑血流灌注，加重症状。

(5)心理安慰：应保持镇静不惊慌、安慰患者，避免患者因过度紧张或恐惧而使病情加重。

什么是脑血管病的黄金治疗时间

脑梗死往往发病急，病情进展快，致残率高，病死率高。保证患者在黄金时间内得到及时正确的救治，是抢救成功的关键。脑缺血发病后最初的4.5小时内是治疗的最佳时机。脑梗死的高危人群及家人应了解脑梗死的症状及正确的应急救治常识，一旦发病要立即呼叫急救电话120或999送医院抢救，切不可擅自做主让患者在家等候，以免延误最佳脑梗死治疗时间。

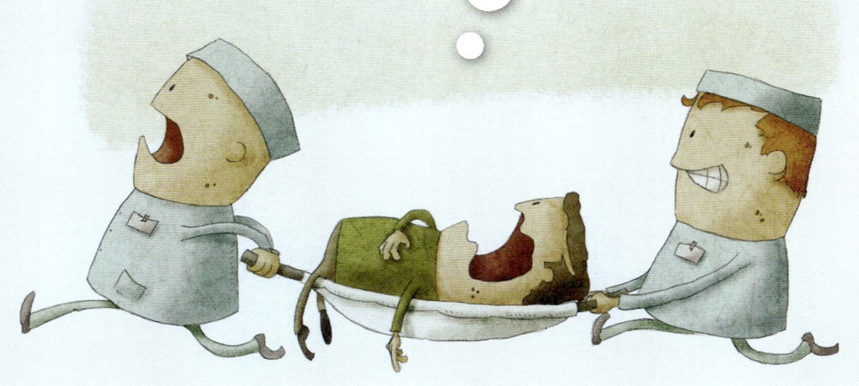

怀疑患有脑血管病应该做什么检查

（1）监测血压，检查血脂、血糖、血清同型半胱氨酸的水平。

（2）多普勒超声：运用多普勒超声原理做无创伤性的脑血流测定。

（3）CT：电子计算机X线断层扫描。

（4）核磁共振（MRI）：利用磁共振现象产生的信号，进行重建图像的成像技术。

（5）脑血管造影：将有机碘造影剂注入脑血管，显示脑血管形态和功能的方法。

（6）心电图及经食道超声：寻找是否存在持续性房颤或阵发性房颤，有无心脏瓣膜病及左心耳血栓。

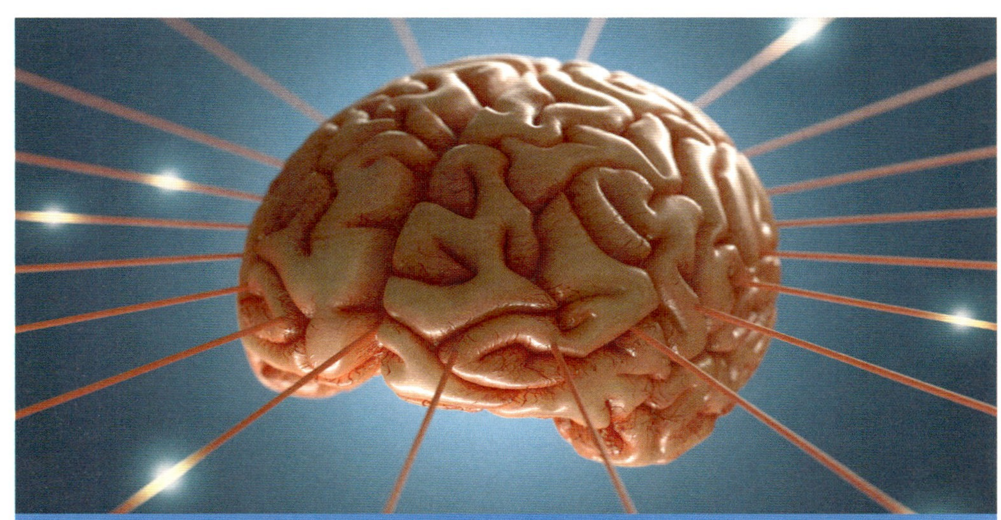

为什么要做头部CT检查

CT扫描是目前普遍用于脑卒中诊断的检查方法。CT检查可排除脑出血，故作为早期脑卒中的常规首选检查方法。

为什么要做头颅MRI检查

MRI作为一种无创的检查方法，能更早期、更准确、更可靠地显示脑梗死。由于脑神经元耗氧量大，对缺血缺氧的耐受性差，故缺血性脑梗死的早期诊断和治疗在很大程度上决定了预后。

为什么要做颈部血管超声检查

颈动脉是脑供血的主要通路，而颈动脉粥样硬化是导致脑血管病的重要危险因素。通过进行颈部血管超声检查可以早期发现颈动脉粥样硬化，了解“颈动脉内中膜”的厚度和动脉粥样斑块的稳定性如何，及早采取干预措施，预防脑血管病的发生。

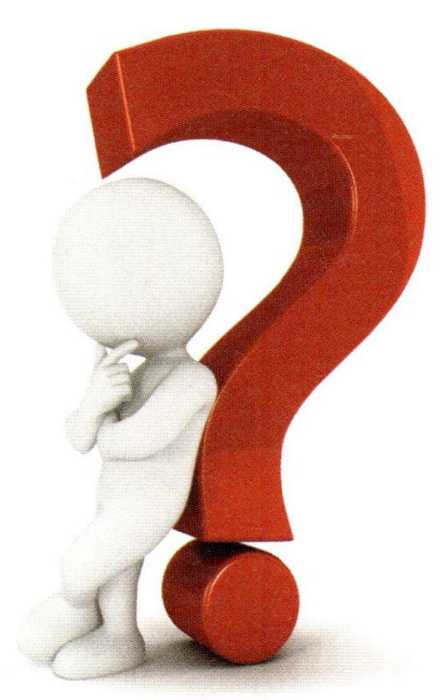

（本章编者：古 媚、王晓辉、张舒凤、李正军）

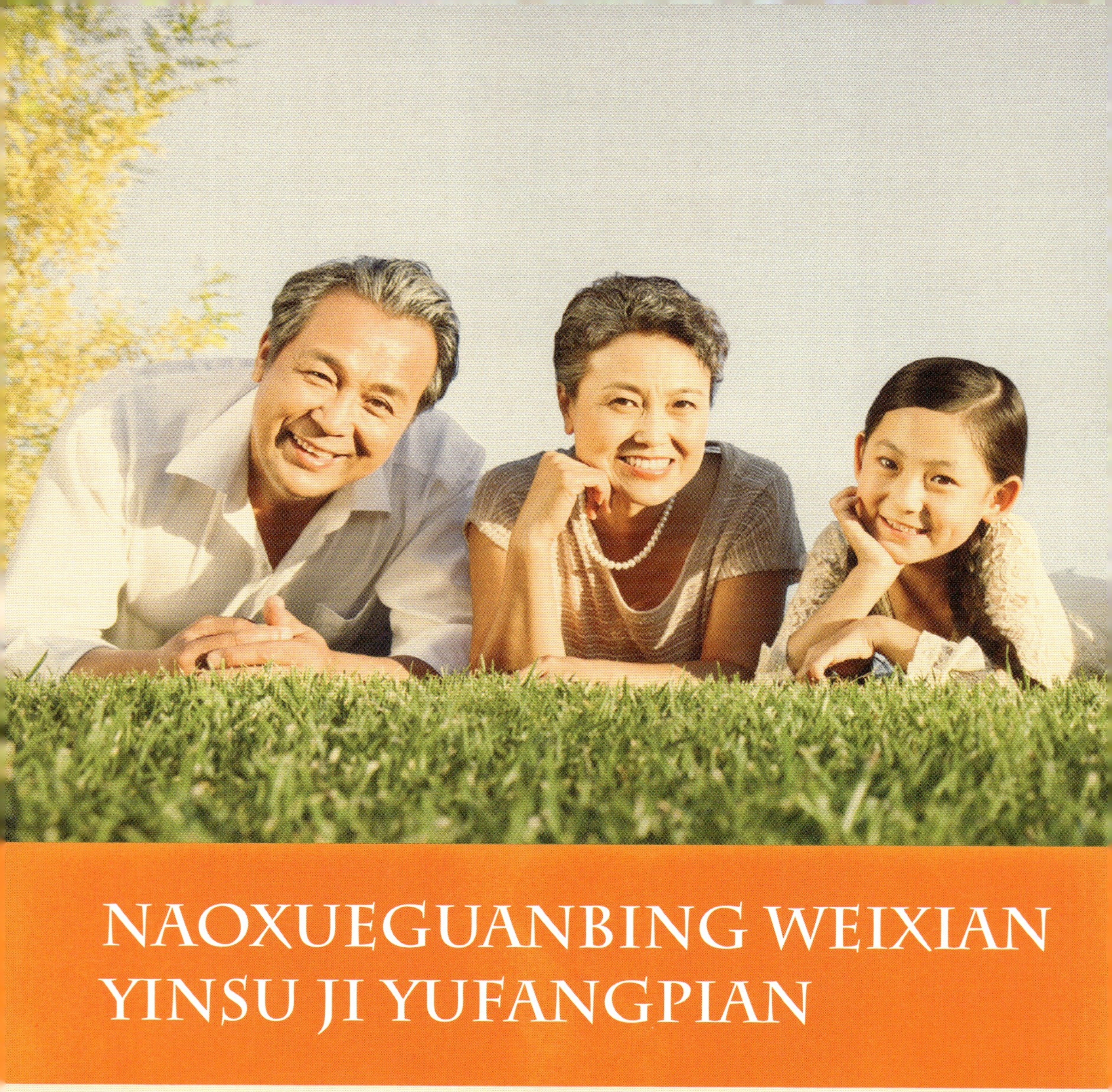

NAOXUEGUANBING WEIXIAN YINSU JI YUFANGPIAN

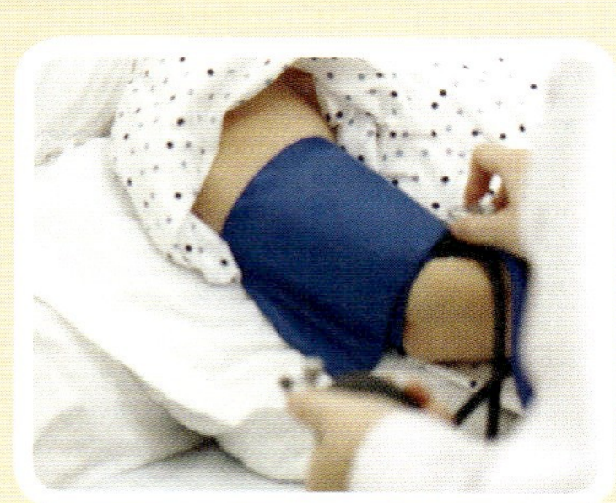

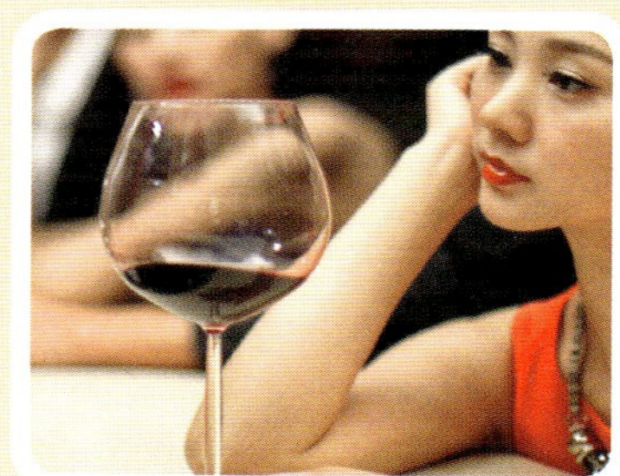

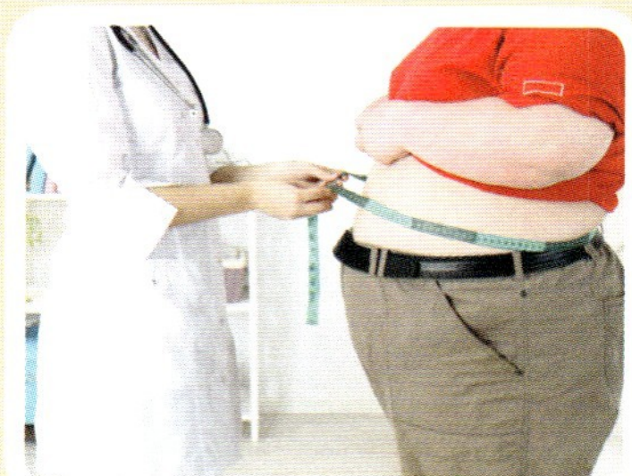

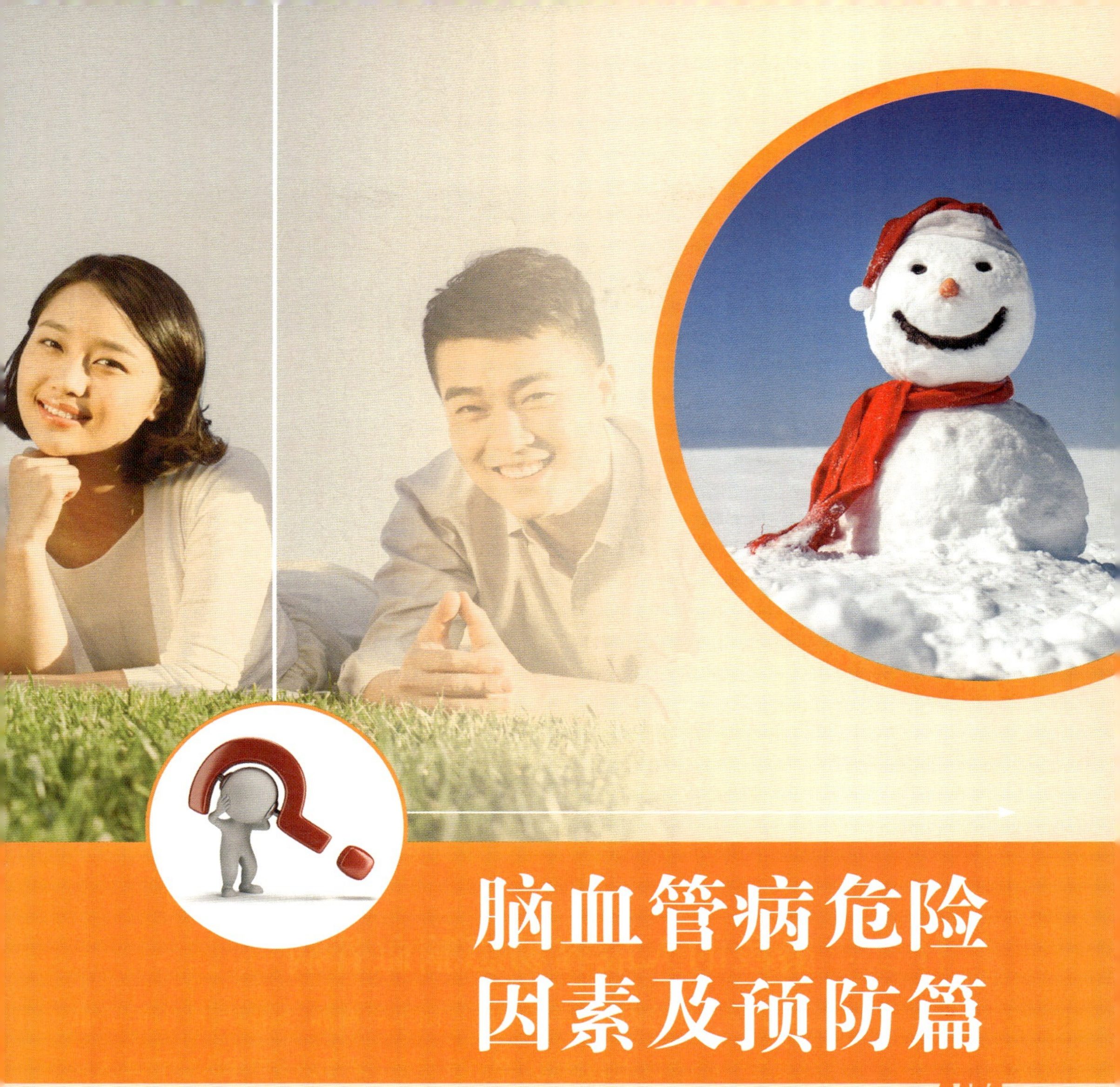

脑血管病危险因素及预防篇

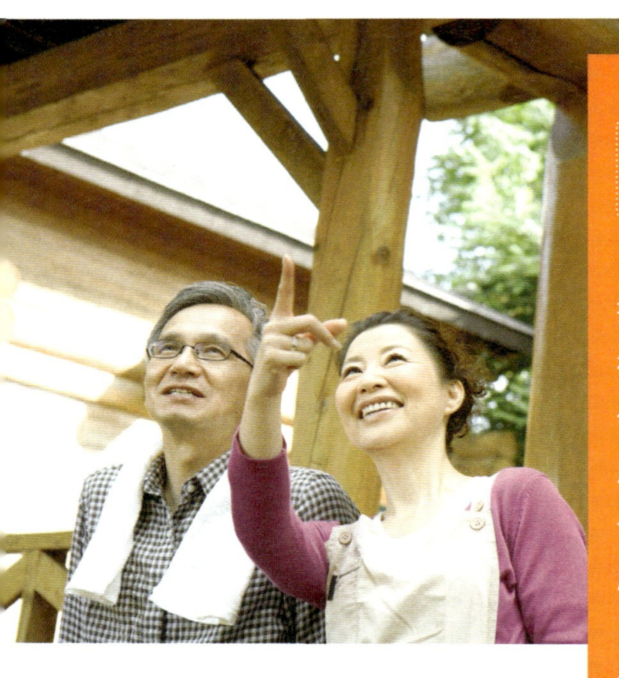

哪些人容易患脑血管疾病

脑血管疾病的危险因素有：年龄、持续的高血压、心脏病、糖尿病、动脉粥样硬化、高胆固醇和高血脂、吸烟、其他（口服避孕药、遗传倾向等）。同时肥胖、高同型半胱氨酸血症、高尿酸血症、代谢综合征、缺乏体育锻炼等因素，均与脑血管病关系密切。

故中老年人，患高血压、高血脂、血糖高，肥胖的人，最容易患脑血管疾病。

什么年龄段的人最容易患脑血管病

年龄是最重要的卒中危险因素。卒中发病率随年龄增加，55岁后每10年增加1倍。卒中大多数发生于65岁以上的患者。卒中发生率：老年人>中年人或青年人>儿童。

年轻人需要预防脑血管病吗

有很多人认为脑卒中是中老年人才得的病，而青年人不会患脑血管病。其实临床上观察到不低于10%的脑血管病的患者是中青年人。

（1）中年人吸烟、饮酒的非常多，而且现在年轻人饮食结构不合理、活动少、肥胖比例大，所以脑卒中的危险性并不比老年人少。

（2）高血压病、糖尿病、血脂异常的患者也有年轻化的趋势。

（3）脑血管病具有发病率高、病死率高、致残率高、复发率高及并发症多的特点，危害极大，故青年人也需要及早预防脑血管病。

为什么说高血压是脑血管病的首要危险因素

（1）国内外研究均证实，高血压是脑出血和脑梗死最重要的危险因素。在我国，有报道80%的脑血管患者与高血压有关，其中86%的脑出血患者和71%的脑梗死患者有高血压病史，而没有症状的高血压，发生脑血管病的机会是正常血压者的4倍，同时，研究中还发现，无论是收缩压还是舒张压升高，对脑血管病的危险性都很大。

（2）有研究认为老年人单纯收缩期高血压（收缩压>21.3千帕或160毫米汞柱，舒张压>12千帕或90毫米汞柱）也是脑卒中的重要危险因素。

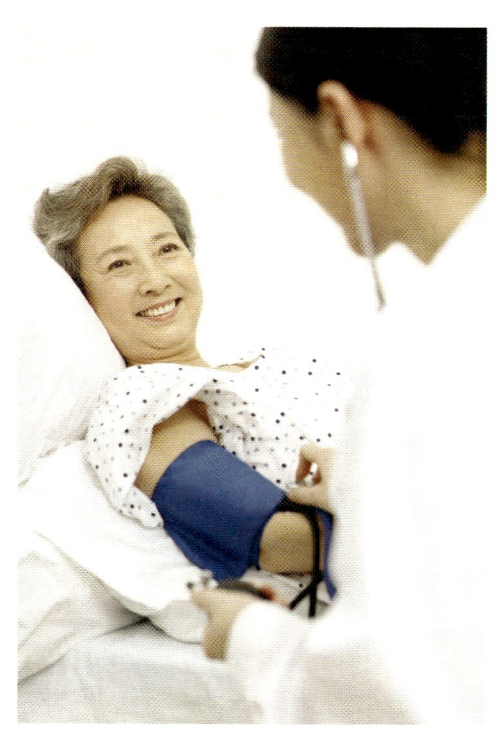

（3）有研究显示在控制了其他危险因素后：收缩压每升高1.33千帕（10毫米汞柱），脑卒中发病的相对危险增加49%，舒张压每增加0.67千帕（5毫米汞柱），脑卒中发病的相对危险增加46%。

（4）一项中国老年收缩期高血压试验结果显示随访4年后，降压治疗组比安慰剂对照组脑卒中的病死率降低58%。因此，高血压是脑血管病的首要危险因素。

血压低为什么也会引起脑血管病

临床研究证明，过高的血压和过低的血压都会给血管带来损害。血压过高，脑血管扩张，血管内压力显著升高，当超过血管所能耐受的程度时，就会破裂出血而发生脑出血。而血压严重过低，血管收缩，血液循环量减少，脑血管痉挛，使脑组织缺血、缺氧、梗死。当然，现在研究表明这种低血压引起的脑梗死发生少见，但是要提防在低血压条件下发生的晕厥。

为什么说心脏病是脑血管病的危险因素

各型心脏病都与脑卒中密切相关。有研究结果表明，无论何种血压水平，心脏病患者发生脑卒中的危险要比无心脏病者高出两倍以上。

心房纤颤（房颤）是脑卒中的一个非常重要的危险因素。据美国的研究称，房颤患者发生卒中的危险性与年龄增高呈正相关：50~59岁发病率为1.5%，80~89岁增加至23.5%。其他类型心脏病包括扩张型心肌病、瓣膜性心脏病，如二尖瓣脱垂、心内膜炎和人工瓣膜、先天性心脏病如卵圆孔未闭、房间隔缺损、房间隔动脉瘤等也对心源性脑栓塞增加一定的危险。据总体估计，缺血性卒中有20%是心源性栓塞。有些研究认为，高达40%的不明原因脑梗死与潜在的心脏栓子来源有关。急性心肌梗死后短时间内发生脑卒中者有0.8%，6年内发生卒中者为10%。

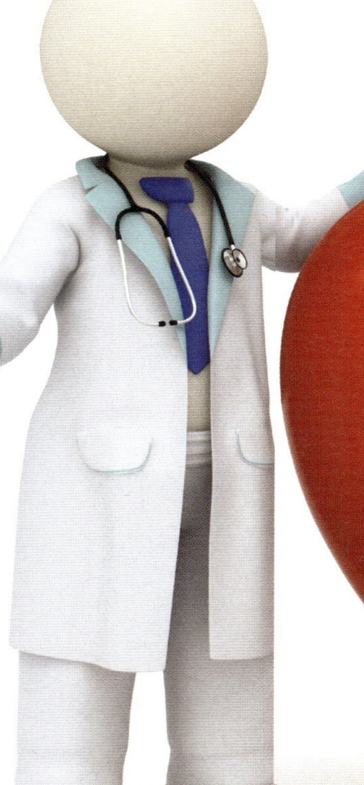

心脏病患者引发脑血管病的原因有哪些

心脏病患者容易并发脑血管病，主要原因为：心脏的赘生物，比如说心脏瓣膜脱落、心室壁及心室腔内的附壁血栓，由于种种原因变成栓子进入血液循环，随着血流来到脑部血管，阻塞了细小的脑部血管造成脑栓塞。

为什么说糖尿病是脑血管病的危险因素

据统计，有10%~30%脑血管病患者患有糖尿病。2型糖尿病患者发生卒中的危险性较成常人增加2倍。脑血管病已成为糖尿病患者死亡的主要原因，病死率高达12%~28%。脑血管病的病情轻重和预后与糖尿病患者的血糖水平以及病情控制程度有关。因此，糖尿病是脑血管病重要的危险因素。

什么是动脉粥样硬化

动脉粥样硬化是血管病中最常见最重要的一种，其特点是受累动脉病变从内膜开始，先后有多种病变合并存在，包括脂质和复合糖类积聚，纤维组织增生及钙质沉着，并有动脉中层的逐渐蜕变和钙化，继发性病变包括出血及血栓形成。由于在动脉内膜积聚的脂质外观呈黄色粥样，因此称为动脉粥样硬化。

什么是软斑块

容易破裂的斑块常为软斑块或者不稳定斑块，其覆盖的纤维帽中平滑肌细胞少，胶原含量少，因而较薄；其脂质池（构成粥样斑块的核心）较大，所含脂质较多，因而较软；其外形不规则向偏心性分布；当血压升高、血流冲击或者血管痉挛时，纤维帽与正常内膜交界处易破裂。超声检查所示的软斑块大多数是指低回声斑块。

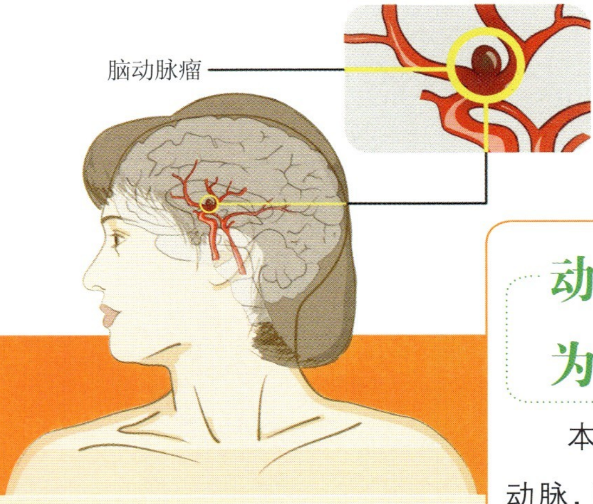

脑动脉瘤

动脉粥样硬化患者为何易发生脑血管病

本病主要累及大型及中型的肌弹力型动脉，以主动脉、冠状动脉及脑动脉为多见。受累的动脉弹性减弱，脆性增加，其管腔逐渐变窄甚至完全闭塞，也可扩张而形成动脉瘤，甚至动脉瘤破裂出血等。长期的脑动脉粥样硬化，引起血管壁病变，血管壁斑块形成，管腔狭窄，闭塞，也可以斑块破裂，产生远端小血管的栓塞。

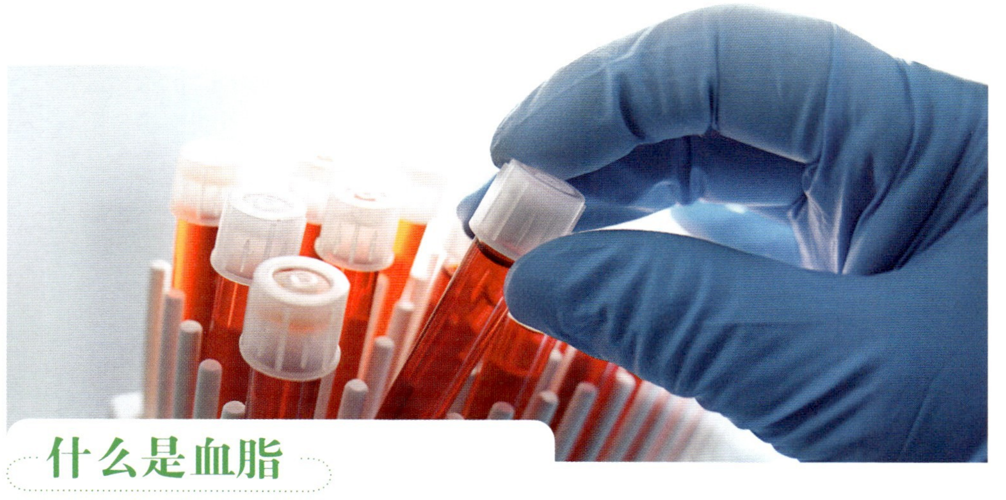

什么是血脂

血脂是血浆中的中性脂肪（甘油三酯和胆固醇）和类脂（磷脂、糖脂、固醇、类固醇）的总称，广泛存在于人体中。它们是生命细胞的基础代谢必需物质。一般说来，血脂中的主要成分是甘油三酯和胆固醇，其中甘油三酯参与人体内能量代谢，而胆固醇则主要用于合成细胞浆膜、类固醇激素和胆汁酸。

如何解读血脂化验单的数据

TC：这是总胆固醇的英文缩写，代表血中所有的胆固醇。

TG：这是甘油三酯的英文缩写，代表血中所有甘油三酯的含量。

LDL-C：这是低密度脂蛋白胆固醇，是血中胆固醇的重要成分之一，是常说的“坏胆固醇”。

HDL-C：这是高密度脂蛋白胆固醇，也是血中的一种胆固醇，是常说的“好胆固醇”。

常用血脂检验项目

项目名称	英文缩写	参考值
甘油三酯	TG	0.56~1.7mmol/L
总胆固醇	TC	≥5.17mmol/L（酶法）
磷脂	PL	1.89~3.64mmol/L
脂蛋白（a）	Lp（a）	0~300mg/L（免疫化学法）
高密度脂蛋白胆固醇	HDL-C	>1.04mmol/L，<0.91mmol/L 为减低（选择性抑制法）
低密度脂蛋白胆固醇	LDL-G	2.07~3.12mmol/L（匀相法）
载脂蛋白	ApoA-I	男性：1.42±0.17 女性：1.45±0.14（免疫化学法）
	ApoB	男性：1.01±0.21 女性：1.07±0.23（免疫化学法）
载脂蛋白比值	ApoA-I/ApoB	1~2
过氧化脂质	LPO	3.46~4.66mmol/L

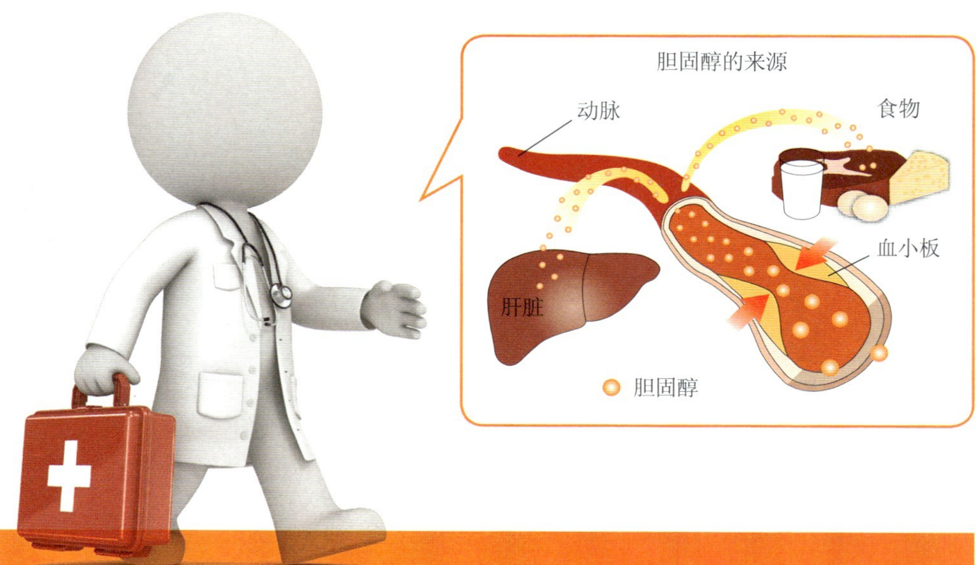

什么样的血脂是正常的

(1)血浆总胆固醇控制标准：理想值<3.38毫摩尔/升(200毫克/分升)；临界值3.38~5.7毫摩尔/升(200~240毫克/分升)；过高值则是指血浆总胆固醇>5.7毫摩尔/升(240毫克/分升)者。

(2)低密度脂蛋白胆固醇控制标准：理想值<1.82毫摩尔/升(130毫克/分升)；临界值1.82~3.64毫摩尔/升(130~160毫克/分升)；过高值则是指低密度脂蛋白胆固醇>3.64毫摩尔/升(160毫克/分升)者。

(3)血浆甘油三酯控制标准：理想值<0.34毫摩尔/升(200毫克/分升)；临界值0.34~1.7毫摩尔/升(200~240毫克/分升)；过高值则是指血浆甘油三酯水平>1.7毫摩尔/升(240毫克/分升)者。

(4)高密度脂蛋白胆固醇控制标准：理想值>1.55毫摩尔/升(50毫克/分升)；临界值0.91~1.55毫摩尔/升(35~50毫克/分升)；危险值为<0.91毫摩尔/升(35毫克/分升)。

什么是高脂血症

高脂血症是指血浆中胆固醇（TC）或/和甘油三酯（TG）水平升高。由于血浆中的TC和TG是疏水分子，不能直接在血液中被转运，必须与血液中的蛋白质和其他类脂，如磷脂一起组合成亲水性的球状巨分子复合物——脂蛋白（lipoprotein）。所以，高脂血症实际上是血浆中某一类或某几类脂蛋白水平升高，严格说来应称为高脂蛋白血症。

近年来的研究发现，血浆中高密度脂蛋白（HDL）降低也可以导致血脂代谢紊乱。故有人建议用血脂异常血症，据称这一名称能更为全面地反映血脂代谢紊乱状态。但是，由于高脂血症使用时间长且简明通俗，目前仍然广泛沿用。

为什么称低密度脂蛋白胆固醇为坏胆固醇，高密度脂蛋白胆固醇为好胆固醇

（1）低密度脂蛋白（LDL）将胆固醇从肝脏转运到周围血管，特别是到心脏上的冠状动脉，可造成过多的胆固醇在血管壁上存积，形成斑块，堵塞血管引起冠心病、脑梗死，或者随着斑块破裂引起心肌梗死、猝死等严重后果。LDL及其所携带的胆固醇（LDL-C）升高是引起冠心病等心脑血管疾病的罪魁祸首，所以我们称LDL-C为坏胆固醇。血里还有一种血脂叫甘油三酯，血中甘油三酯升高可以使“坏”胆固醇LDL-C升高，所以它是“坏”胆固醇的帮凶。

（2）高密度脂蛋白胆固醇（HDL-C）可以将血管壁多余的胆固醇运送回肝脏进行代谢，从而保护血管免受侵害。当你进食过多的脂肪后，随着体内的LDL的增高，过多的胆固醇就会附着在血管壁上，时间长了就会引起动脉粥状硬化。如果HDL升高就可以清除过多的胆固醇，避免血管阻塞，从而防止心脑血管病。故我们认为HDL-C是“好”胆固醇。

吸烟是脑血管病的危险因素吗

有研究证实吸烟是脑卒中的独立危险因素，而且危险性随吸烟量的增加而增加。长期被动吸烟同样可增加脑卒中的发病危险。有研究称，在去除年龄、性别、高血压、心脏病和糖尿病史的影响后，长期被动吸烟者脑卒中的发病危险比不暴露于吸烟环境者的相对危险增加1.82倍。

饮酒与脑血管病有什么关系

（1）人群研究结果提示，随着酒精摄入量的增加，出血性卒中的危险性随之增加。但饮酒与缺血性卒中的相关性目前仍然有争议。

（2）长期大量饮酒和急性酒精中毒是导致青年人脑梗死的危险因素，同时也是老年人缺血性卒中的危险因素。

（3）国外有研究认为饮酒和缺血性卒中之间呈“J”形曲线关系，即与不饮酒者相比，每天摄入酒精30克以下，每周饮酒4天以上时对心脑血管可能有保护作用。也就是说，男性每天喝白酒不超过50毫升（1两，酒精含量<30克），啤酒不超过640毫升，葡萄酒不超过200毫升（女性饮酒需减半）可能会减少心脑血管病的发生。但是每天饮酒大于75克酒精者发生脑梗死的危险性明显增加。

（4）长期大量饮酒对人体各系统都有损害，主要表现为血脂异常，肝脏的损害及中枢神经和周围神经的损害。近来有大量的报道证实，饮酒导致血胆固醇（TC）、甘油三酯（TG）、低密度脂蛋白胆固醇（LDL-C）、载脂蛋白-B（ApoB）明显升高。而长期血脂异常又会导致脑血管病的发生。

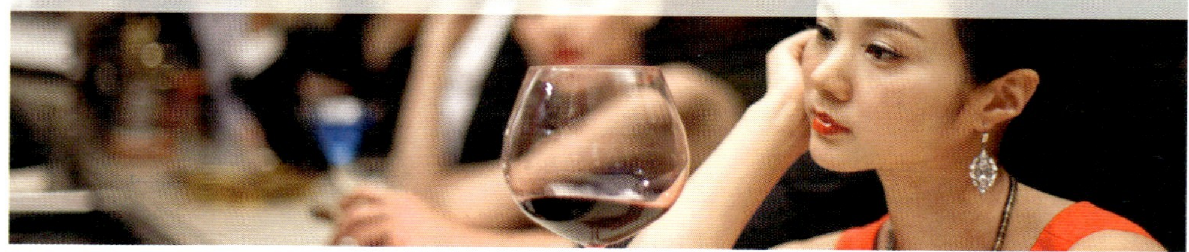

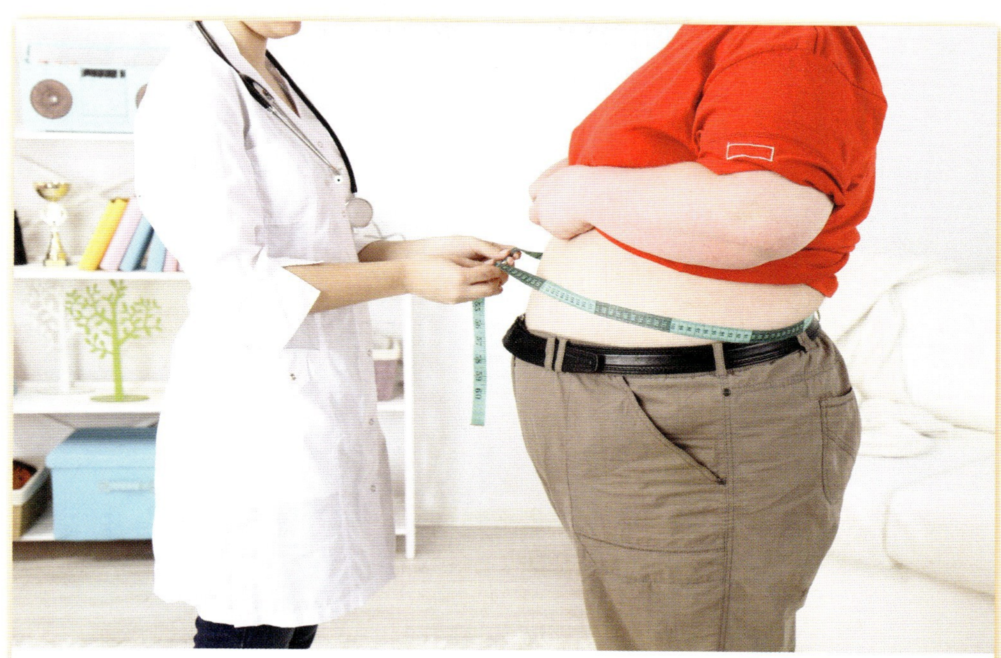

什么是体重指数

全身及局部体脂含量测定及评估方法常用的是体重指数（BMI），用于诊断全身肥胖及腹型肥胖。BMI计算方法：体重（千克）/身高^2（平方米）。

什么是肥胖

目前世界卫生组织的分类标准认为BMI（千克/平方米）在25.0~29.9为超重，而BMI>30为肥胖。因为亚洲人的体重指数明显低于西方人，故一些亚洲国家的专家建议在亚洲人群中以BMI23.0~24.9为超重，而>25为肥胖。但这个定义的依据并未包括中国人的研究数据。我国专家提出的国人的超重和肥胖标准分别为：24.0~27.9，≥28。

肥胖是脑血管病的危险因素吗

不少研究证据支持肥胖人群易患心脑血管病。有研究显示，超过标准体重20%以上的肥胖者患高血压、糖尿病或冠心病的危险性明显增加。国内对10个人群的前瞻性研究表明，肥胖者缺血性卒中发病的相对危险度显著增加。

脑血管病患者为何要检测同型半胱氨酸

近年来，大量临床及实验室资料显示，血中同型半胱氨酸水平的升高已成为脑血管疾病发生的一个重要独立危险因素。这可能因为同型半胱氨酸血症与动脉粥样硬化有关，所以对于所有脑血管病患者均建议检测同型半胱氨酸。注意，高同型半胱氨酸者通常有一定的家族遗传性。

高同型半胱氨酸血症的患者怎么预防脑血管病

叶酸与维生素B_6及维生素B_{12}联合应用，可降低血浆半胱氨酸水平，但是能否减少卒中目前仍有一定的争议。所以建议一般人群应以饮食调节为主，对高同型半胱氨酸血症患者，可考虑应用B族维生素和叶酸。

叶酸　维生素B_6　维生素B_{12}

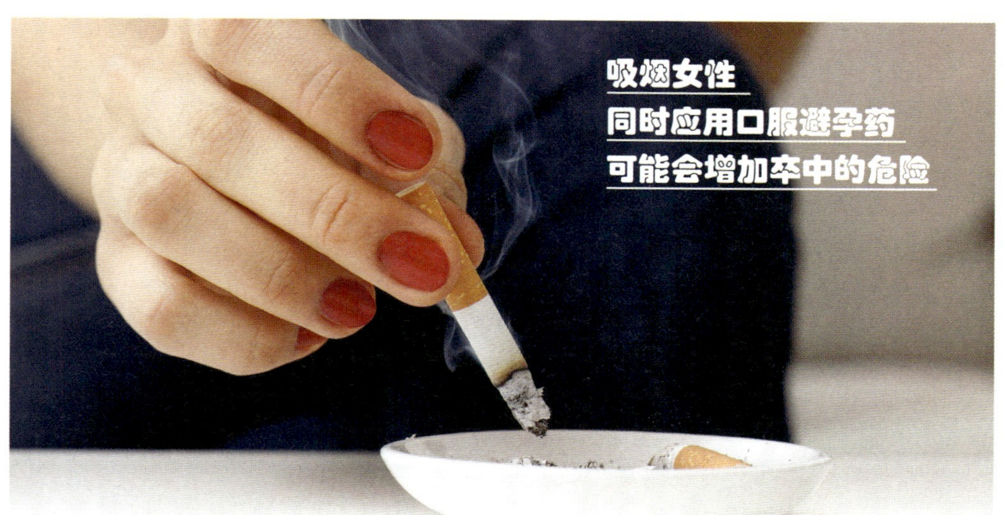

口服避孕药是脑血管病的危险因素吗

（1）关于口服避孕药是否增加卒中的发生率有一定的争议，但通常认为其可以增加患脑血管病的风险，尤其在脑内静脉窦血栓的患者中。

（2）多数已知的卒中与口服避孕药有关的报道是源于早期高剂量的药物制剂研究为基础的，对雌激素含量较低的第二代和第三代口服避孕药多数研究并未发现卒中危险性增加。

（3）但对35岁以上的吸烟女性同时伴有高血压、糖尿病、偏头痛或以前有血栓病事件者，如果应用口服避孕药可能会增加卒中的危险。故建议在伴有上述脑血管病危险因素的女性中，应尽量避免长期应用口服避孕药。

为什么颈动脉狭窄是脑血管病的危险因素

脑部的血流供应主要来自两侧的颈动脉及椎–基地动脉。其中，颈动脉系统主要供应大脑半球前3/5的血液。故各种原因导致的颈动脉狭窄，会引起脑部供血供氧不足，或者颈血管内的斑块、血栓脱落进入大脑，引起脑梗死。有研究发现，狭窄程度为60%~99%的人群中脑血管病的年发病率为3.2%。

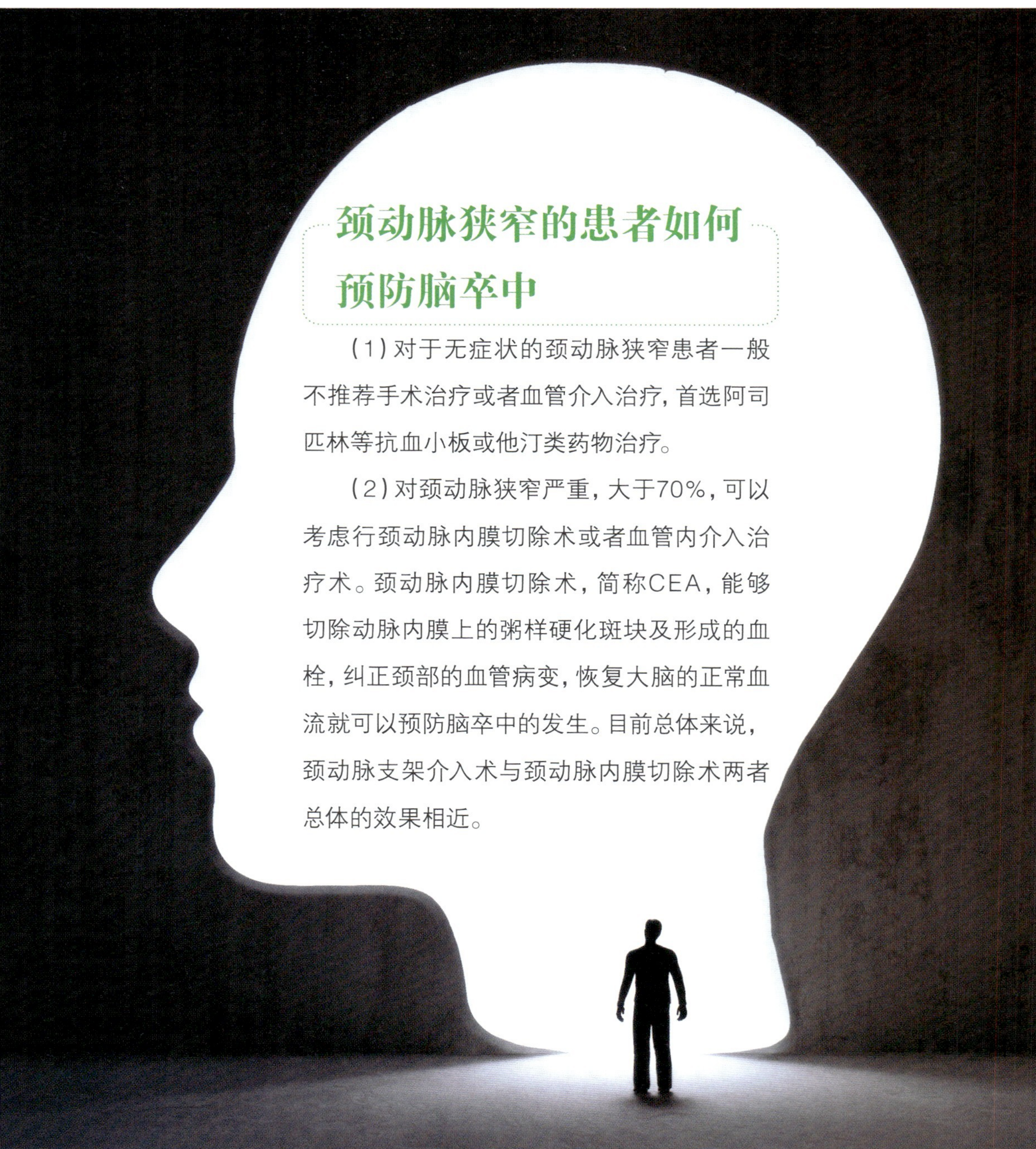

颈动脉狭窄的患者如何预防脑卒中

（1）对于无症状的颈动脉狭窄患者一般不推荐手术治疗或者血管介入治疗，首选阿司匹林等抗血小板或他汀类药物治疗。

（2）对颈动脉狭窄严重，大于70%，可以考虑行颈动脉内膜切除术或者血管内介入治疗术。颈动脉内膜切除术，简称CEA，能够切除动脉内膜上的粥样硬化斑块及形成的血栓，纠正颈部的血管病变，恢复大脑的正常血流就可以预防脑卒中的发生。目前总体来说，颈动脉支架介入术与颈动脉内膜切除术两者总体的效果相近。

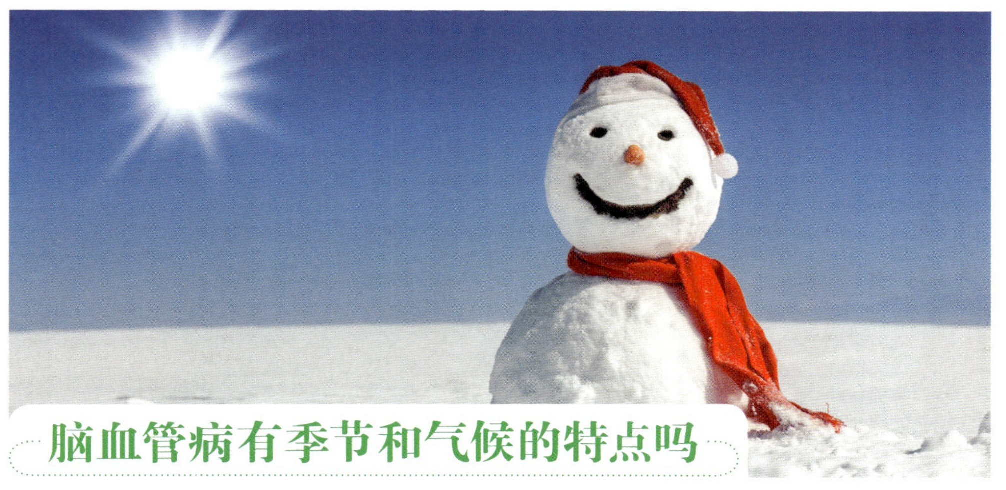

脑血管病有季节和气候的特点吗

（1）研究已经证实，冬季是脑血管疾病的高发季节，特别是已经患有高血压、糖尿病、动脉硬化等病的中老年人，突发脑血管病的危险性更高。

（2）脑血管病的流行病学研究报道，脑出血冬季高发，平均在1月份；脑梗死及蛛网膜下腔出血均于秋季高发，平均在10月份。脑出血多发于低气温、高气压的气象条件，脑梗死多发于高温、高气压、低相对湿度的气象条件。影响月发患者数的气象因素，脑出血是月平均气压、相对湿度和风速，脑梗死是月平均气压和气温。

（3）另有报道称半数以上的脑梗死、脑出血和近半数的蛛网膜下腔出血在清晨及上午发病。

为什么说冬天容易得脑血管病

（1）气温降低和气压升高，可以导致交感和副交感神经的功能失调，人体内为了应激反应，过度分泌较多的肾上腺素，反馈性地引起毛细血管的舒缩反射异常，毛细血管的阻力加大。

（2）天气寒冷亦使血管收缩、血压升高、毛细血管亦可能发生硬化，甚至造成小动脉持续痉挛，突然血压升高，或者血流速度减慢，都会造成脑血管的破裂出血，或者脑梗死。

冬季如何预防脑卒中

保持良好的生活习惯，注意合理饮食和适当运动，注意精神、心理卫生，规范用药，是预防与减少脑卒中发生的最佳措施。

（1）在寒冷的冬季，中老年人应该注重提高抵御寒冷的能力，避免受到寒冷的刺激。室内外温差不宜过大。如果室内外温差过大，人在骤冷骤热的环境下，容易伤风感冒。室内应保持一定的相对湿度，并注意开窗通气。

（2）应参加一些户外锻炼以增强体质和耐寒能力。有报道称，冬季不应太早锻炼，阳光充足、天气暖和的上午10时至下午3时才是冬季户外锻炼的黄金时段。

（3）要多喝水，最好养成定时喝水的习惯。冬季应多食鲜枣、柚子、柿子、柑橘等含维生素C丰富的水果及绿叶蔬菜。英国伦敦的研究人员发现，富含维生素C的饮食有助于防止脑卒中的发生，特别是在冬季。

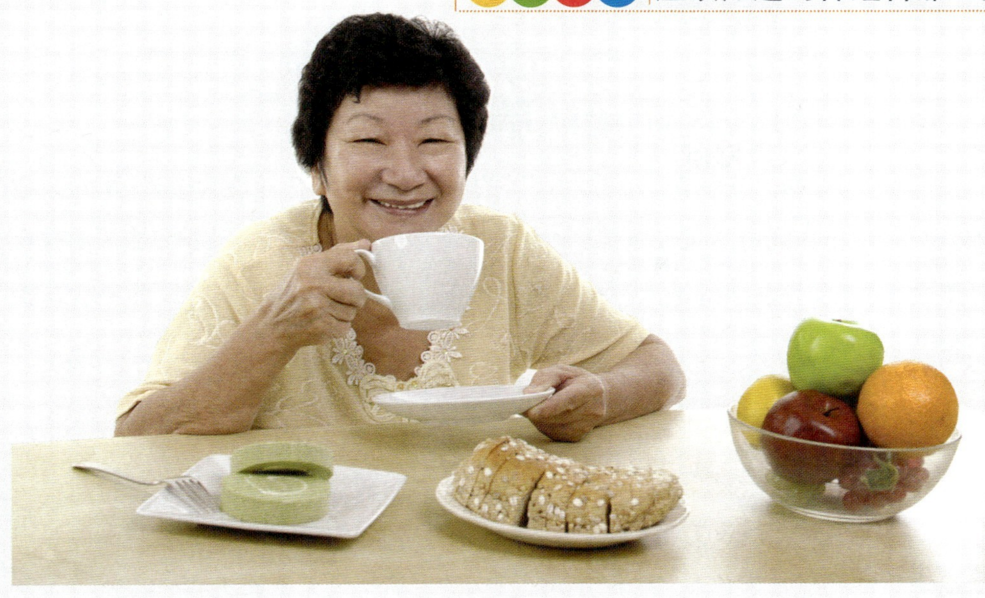

为什么情绪波动时容易患急性脑血管病

近来有研究表明，发现无论是脑出血还是脑梗死，情绪因素对脑血管病的发病有重要的意义。而且消极的情绪是急性脑血管病发病的一个重要诱因。一方面，情绪心理因素可使大脑处于应激状态，而应激时血浆内啡肽含量升高致内分泌改变，脑垂体分泌增加，皮质激素释放因子的释放，血中去甲肾上腺素及肾上腺素浓度增高，使心率加快，血小板凝集性增强，而使已发生病理改变的细小脑部血管血液循环障碍，导致局部组织缺血。另一方面，应激时血压升高，导致因动脉粥样硬化而出现脆性改变的脑血管破裂。

什么饮食生活习惯容易得脑血管病

有流行病学研究显示，食盐、猪肉消耗量、饮酒人数、血压超标人数与脑血管病的患、发病率密切相关。因为脂肪和胆固醇的过多摄入可加速动脉硬化的形成，继而影响心脑血管的正常功能，引发脑卒中。而食盐量过多可升高血压促进动脉硬化的形成。另外，吸烟、饮酒是普遍公认的脑血管病危险因素。

什么样的饮食能预防脑血管病

有报道称，每天吃较多的水果和蔬菜的人卒中的相对危险度为0.69，而每天增加1份（或者增加1盘）水果和蔬菜可以使卒中的危险性降低6%。故建议每天的饮食种类需多样化，使能量的摄入和需要达到平衡，合理摄入各种营养素，限制食盐摄入量（<8克/天）。

脑血管病会遗传吗

近年来大量流行病学调查显示，脑血管病具有遗传倾向。有研究称母亲有卒中史或短暂性脑缺血发作者，其子代脑血管病的发病率是无家族史者的2.3倍。母亲卒中史是中年男性发生脑血管病的独立危险因素。故脑血管病家族史可能是脑血管病的危险因素。如脑卒中的发病有明显的种族差异，黑人脑卒中发病率远高于白人。但是，环境因素中，高血压、高血脂、高血糖、心脏病、吸烟、嗜酒及血液成分异常均是脑血管病的危险因素。这些高危因素均与遗传因素有密切关系。故普遍认为绝大多数的脑血管病的发病是遗传与环境因素共同作用的结果，具有单基因遗传的脑血管病为数甚少。

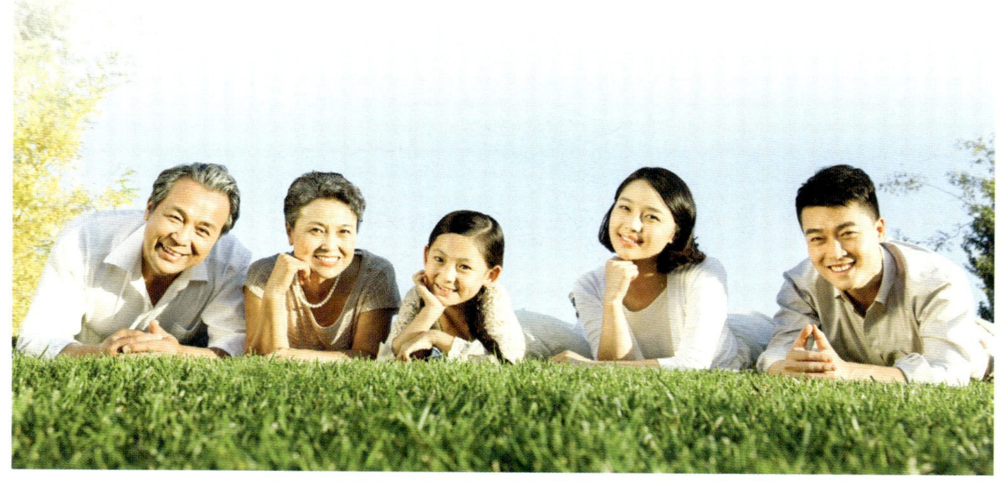

预防脑血管病还需要做什么

(1)了解自己的血压：首先是有高血压病史的人应该经常测量血压，以便了解自己的血压变化、服药或换药后的效果，以及是否需调整药物剂量等。无高血压病史的中年人和小于35岁但有高血压家族史者也应该半年至一年测量血压1次。一旦确诊为高血压后，即应开始非药物治疗或药物治疗，并要持之以恒。

(2)定期体检：40岁以上的人定期体检是非常必要的，一般每年检查1次为宜。

(3)合理的运动：成年人每周至少进行1次适度的体育锻炼活动，每次活动的时间不少于30分钟，如快走、慢跑、骑自行车或其他有氧代谢运动等。更需要强调的是，增加规律、适度的体育运动是健康生活方式的一个重要组成部分，其防病作用是非常明显的。

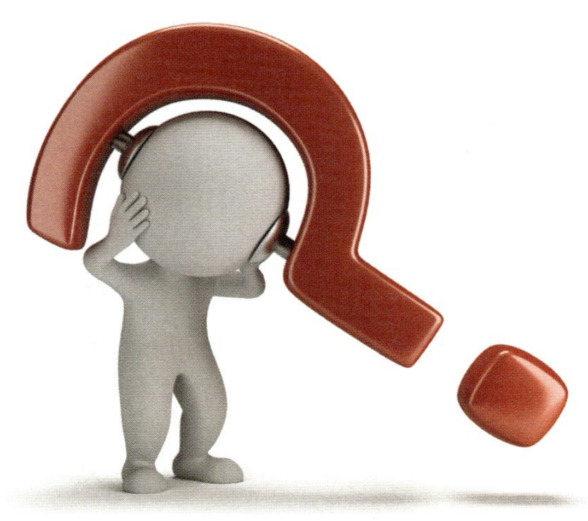

(本章编者：古 媚、张 淑、辛 婧、朱浩静)

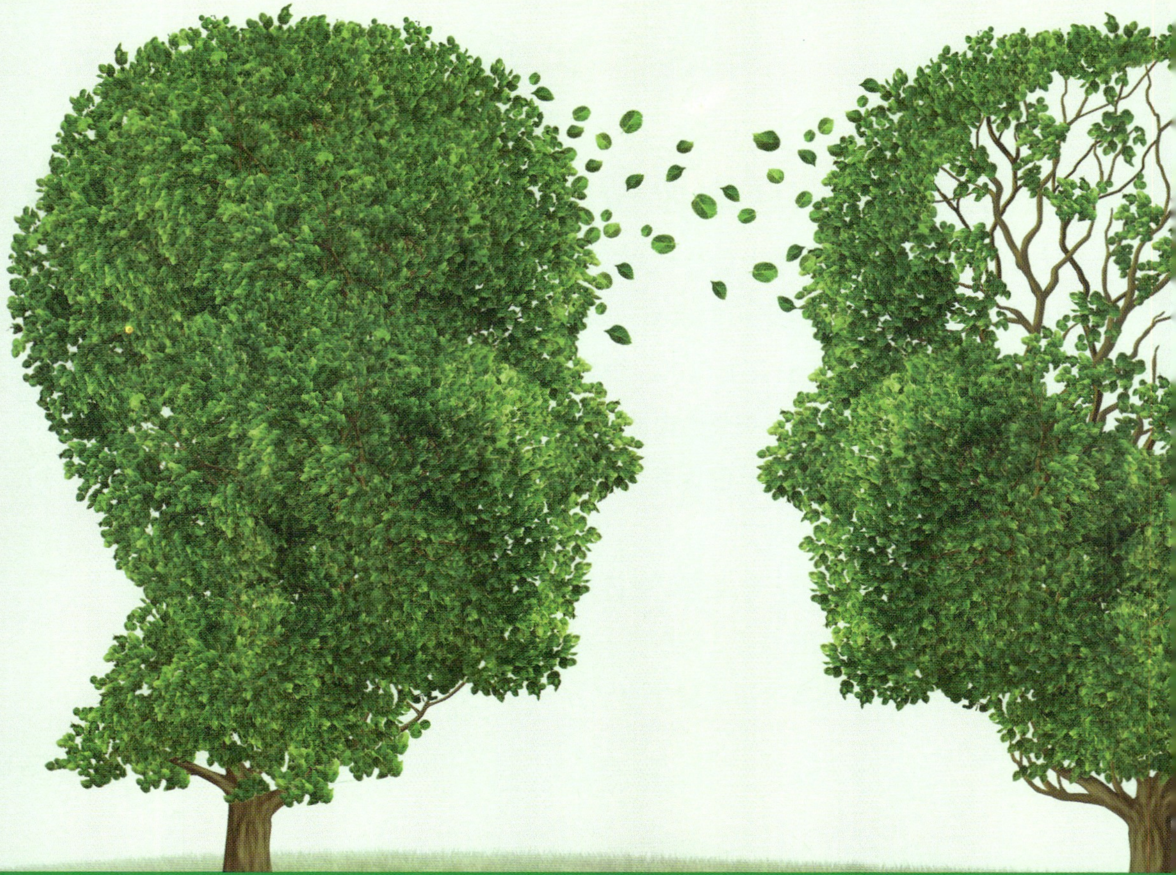

NAOXUEGUANBING ZHILIAOPIAN

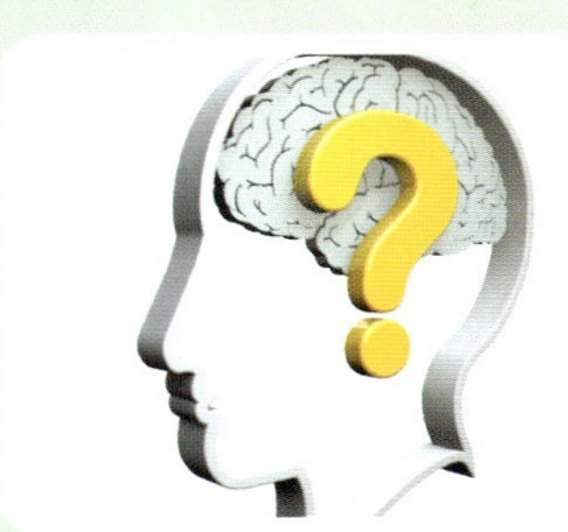

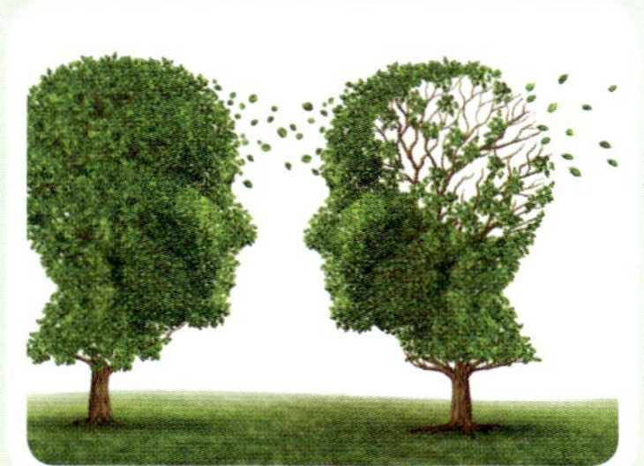

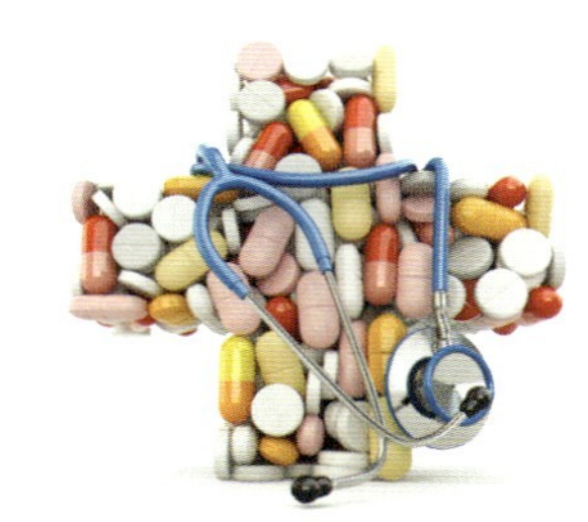

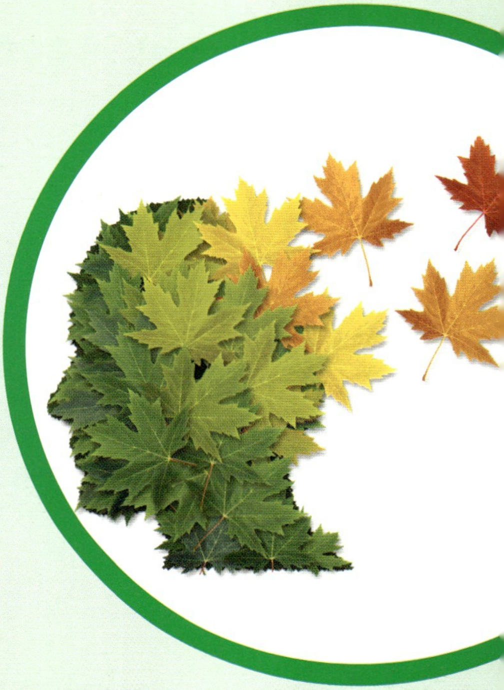

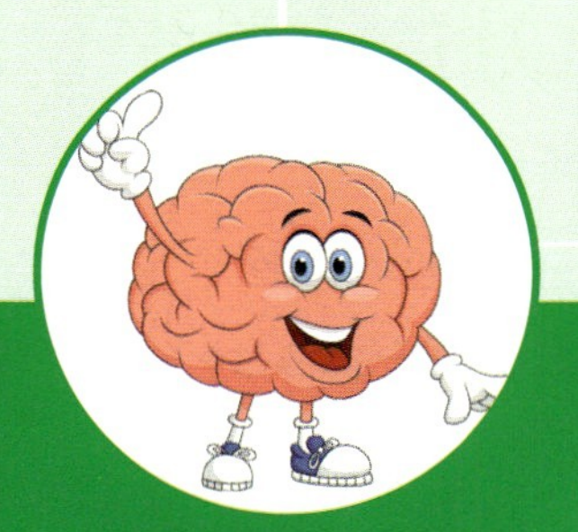

脑血管病治疗篇

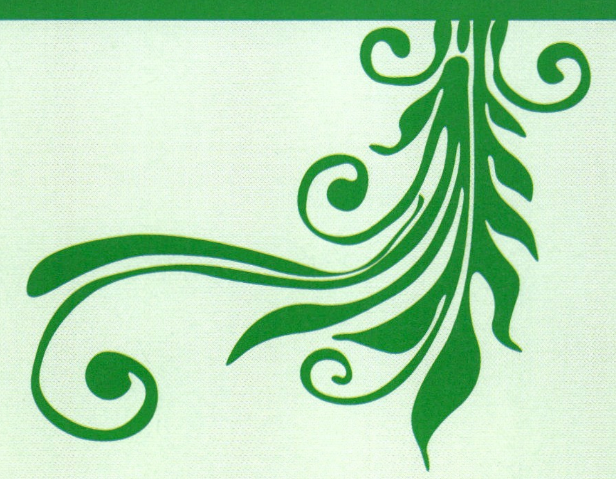

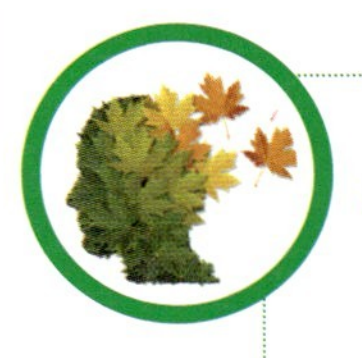

缺血性脑血管病治疗

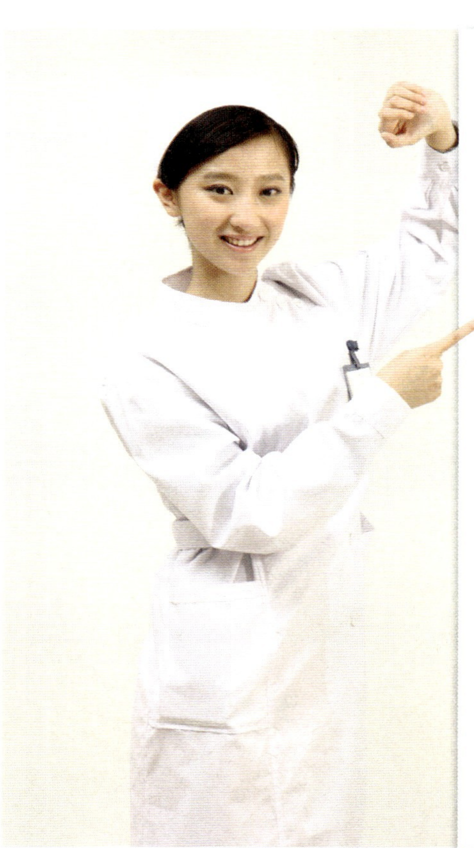

什么是溶栓治疗

我们所讲的“溶栓”有别于大家通常口头所讲的“溶栓”。它是一种针对新鲜血栓的特殊的治疗方法。目前临床常用的药物“尿激酶”及“重组组织型纤溶酶原激活剂”，可以有效地作用于血栓并发生溶解作用，对于一些患者可以产生戏剧性的效果；但同时也存在颅内及其他脏器出血的风险。

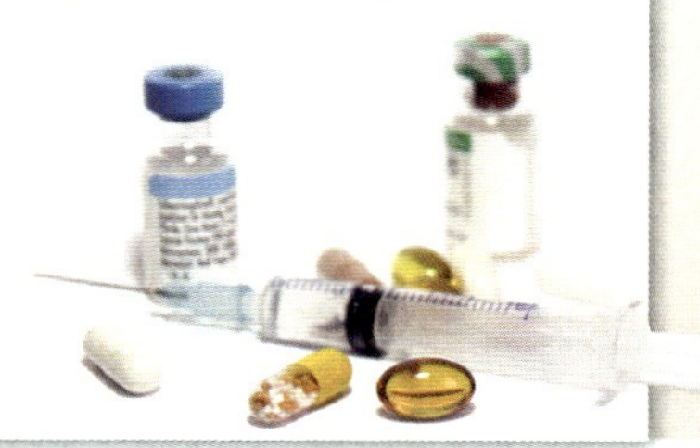

任何患者都适合溶栓吗

不是的。首先，时间窗很重要。“时间窗”指的是从发病到接受治疗的时间。目前公认的时间窗应掌握在4.5小时之内，所以，一旦发病，需立即就医，给医生留出充分的时间做溶栓前的准备。其次，溶栓前需由有经验的专科医生进行充分的评估，如详细询问病史、体格检查、静脉抽血、影像学的检查，以彻底排除溶栓的禁忌证，如胃肠道出血、凝血功能障碍、年岁过大等情况。延长时间窗及盲目放宽适应证则会导致出血风险增加，甚至出现严重并发症，危及生命。

错过溶栓时间窗怎么办

对于很多患者，尤其是夜间睡眠中发病的患者，能在溶栓时间窗内就医相对困难。但即使错过了时间窗，也并不意味着“无药可治”，仍要及时就医，因为早期的抗血小板治疗、血压、血糖、血脂的管理及医生的康复指导，对于卒中的进展及预后仍然有很大影响。

脑卒中后是否要长期服药

答案是肯定的。首先，医生会根据患者的情况选择一种合适的抗血小板药物（比如阿司匹林、波立维），建议长期服用。有些患者担心其不良反应，吃吃停停，是不可取的。关于不良反应，大家无须过分担心，只需要在服用期间注意有无呕（咳）血、黑便、口腔与鼻腔黏膜出血等情况，一旦出现，立即停用，并及时就诊。其次，卒中的治疗是一个综合性的治疗，不仅包括此次发病的治疗，对于卒中复发的预防更为重要，是对高血压、糖尿病、高脂血症、高尿酸血症等卒中相关危险的综合管理，是一个长期的治疗过程。

服用“他汀”类药物要注意什么

对于严重动脉粥样硬化伴有或不伴有高脂血症的患者，医生通常会建议服用“他汀”。有些患者过分担心其不良反应不能坚持服用；也有一些患者会相当放心大胆地服用，从不监测一些指标，也不咨询相关专业的医生。上述两种做法都不妥。“他汀”对于动脉粥样硬化的有效性已经得到全球的公认，因此应用日趋广泛，正确服用“他汀”并做好监测，才可以真正使患者获益。首先，如果服用“他汀”期间，出现肌肉酸痛或无力，要及时就医，进行相应指标的化验。其次，服用期间要进行肝功、磷酸肌酸激酶、尿常规的检测，一开始每2~4周查1次，后期可延长到3~6个月复查。根据化验结果在医生帮助下决定继续服用还是减量或停药。

服用降压药物需注意些什么

首先，建议服用长效降压药物，1天服用1次，既可以避免漏服，也可减少血压的大幅波动。其次，降压药物应在清晨一起床即服用，以利于控制“晨峰血压”。另外，服药期间要注意经常监测血压，通常随着季节的冷热变换，需要调整降压药物的剂量。

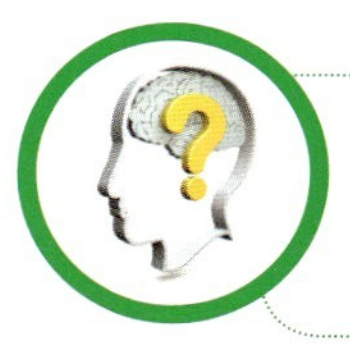

脑卒中的康复

脑卒中后康复训练很重要吗

是的，康复训练是卒中治疗很重要的一部分，对患者神经功能的恢复很有帮助。住院期间，需在康复师指导下进行训练，出院后，可以选择康复机构或家庭自行进行康复。家属需要学习一些正确的康复训练方法，应充分利用3~6个月的黄金康复期，使神经功能恢复到最佳状态。如果错过最佳康复阶段，挛缩畸形的肢体则无法恢复，造成永久性残疾。

什么是康复

“康复”一词相传在我国最早见于公元900年左右的《旧唐书》中，书中有“武则天病后得到康复”的记载，实际上武则天病后并没留下残疾，而是从疾病中完全恢复健康。因此，我国历来把康复作为疾病后完全“恢复”的同义词，这使我国对康复的理解与国际上有相当大的差异。

世界卫生组织医疗康复专家委员会给康复的定义是“康复是一个帮助病员或残疾人在其生理或解剖缺陷的限度内和环境条件许可的范围内，根据其愿望和生活计划，促进其在身体上、心理上、社会生活上、职业上、业余消遣上和教育上的潜能得到最充分发展的过程。”

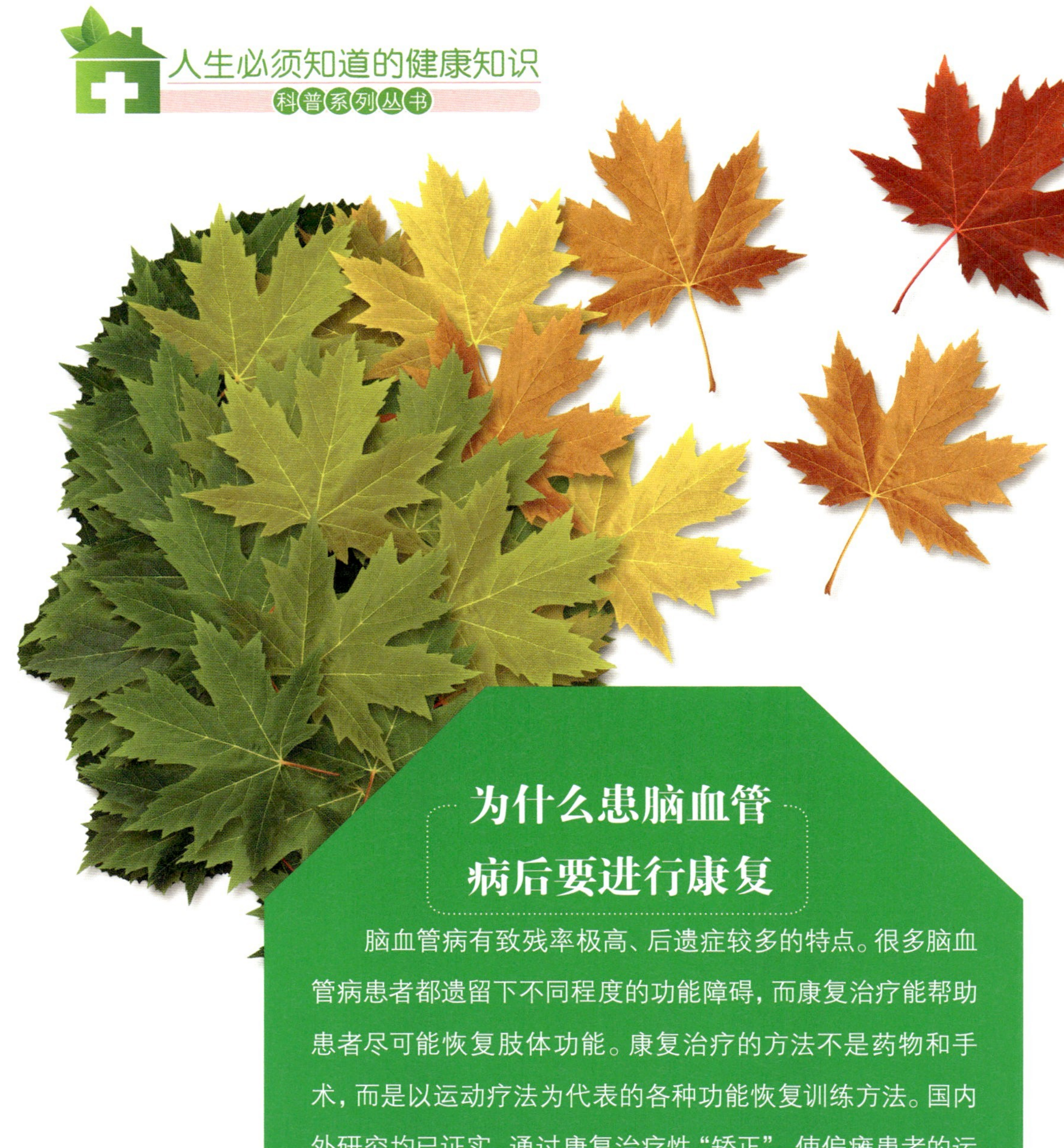

为什么患脑血管病后要进行康复

脑血管病有致残率极高、后遗症较多的特点。很多脑血管病患者都遗留下不同程度的功能障碍，而康复治疗能帮助患者尽可能恢复肢体功能。康复治疗的方法不是药物和手术，而是以运动疗法为代表的各种功能恢复训练方法。国内外研究均已证实，通过康复治疗性“矫正”，使偏瘫患者的运动功能得到一定程度恢复。因此脑卒中偏瘫绝非仅靠药物、休息和营养就能逐渐恢复的疾患，必须尽早康复治疗，才有希望实现最大限度的功能恢复。

脑梗死的康复治疗原则是什么

（1）康复应尽早进行：脑梗死患者只要神智清楚，生命体征平稳，病情不再发展，48小时后即可进行康复锻炼，康复量由小到大，循序渐进。

（2）调动患者积极性：康复实质是"学习、锻炼、再锻炼、再学习"的过程，要求患者理解并积极投入。在急性期，康复运动主要是抑制异常的原始反射活动，重建正常运动模式，其次才是加强肌肉力量的训练。

（3）康复应与治疗并进：脑梗死的特点是"障碍与疾病共存"，故应该采取个体化的方案，药物治疗与康复同时进行，以最大限度恢复患者的功能。除运动康复外，尚应注意言语、认知、心理、职业与社会等的康复。已证实一些药物，如溴隐亭等对肢体运动和言语功能的恢复作用明显，巴氯芬对抑制痉挛状态有效，要由小剂量开始，可选择应用。可乐定、哌唑嗪、苯妥英钠、地西泮、苯巴比妥、氟哌啶醇对急性期的运动产生不利影响，故应少用或不用。

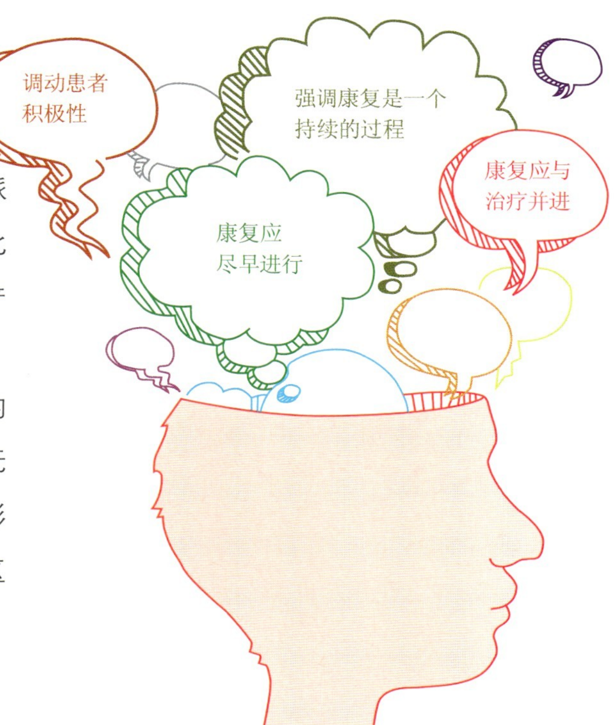

（4）强调康复是一个持续的过程：严密观察脑梗死患者有无抑郁、焦虑，这些症状会严重地影响康复进行和功效。要重视社区及家庭康复的重要性。

什么是康复的最佳时间

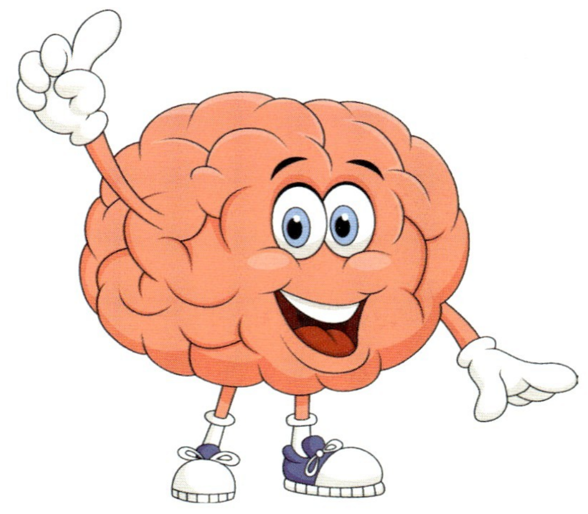

脑卒中偏瘫的康复治疗应尽早，一般在患病后1周左右开始。缺血性患者在发病后2~3天开始，出血性患者在发病后10~14天开始，并发心肌梗死者在发病后21天左右开始。最佳康复期在发病后3个月内。对3个月以上再进行康复治疗的患者（脑卒中后遗症期）也有一定的效果，关键在于方法正确。国外报告，脑损伤的恢复过程没有终点，只是恢复进程逐渐减慢。运动功能的恢复可持续到伤后1年或2年，甚至有研究证实可持续到形成固定损害之后5年以上。

康复治疗有什么内容

（1）运动疗法：用于恢复偏瘫患者的运动功能，主要是一对一（即一个康复治疗师对一个患者）的手法治疗。治疗方法是根据中枢神经发育学原理，通过易化和促

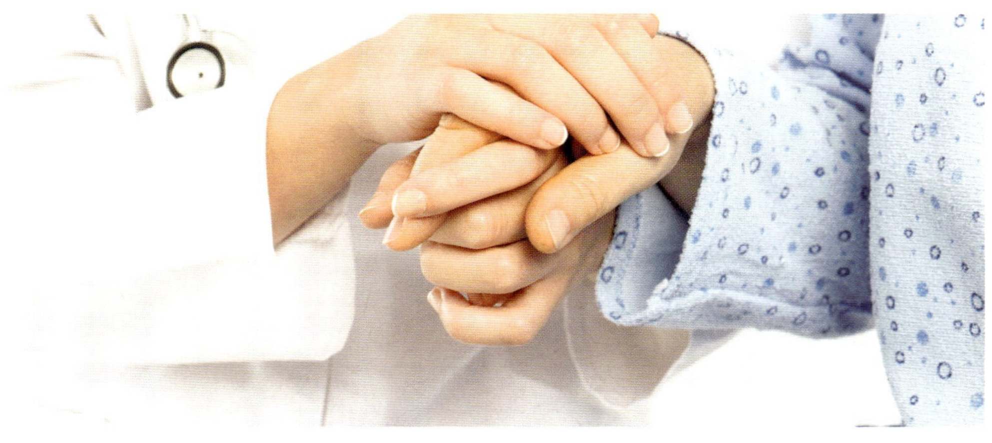

通技术恢复患者的运动和感觉功能，抑制异常运动和反射。也配合使用一些运动器械促进患者的运动能力。

（2）作业疗法：是针对上肢运动能力、协调性和手的精细活动进行的康复治疗，目的是恢复患者的日常生活活动能力。

（3）物理治疗：如功能性电刺激、生物反馈治疗和相应的理疗，改善偏瘫肢体的肌肉和循环问题。

（4）言语治疗：对伴有言语功能障碍的患者进行治疗，以改善患者的言语沟通能力。

（5）心理治疗：脑卒中偏瘫患者常伴有抑郁、焦虑情绪，需要给予适当的心理干预。

（6）康复工程：对于偏瘫肢体可以配置适当的矫形支具，以阻止肢体变形，辅助功能活动。

（7）康复护理：患者发病早期或卧床期的肢体功能位摆放和被动活动，预防呼吸道、泌尿道和胃肠道的并发症等。

（8）按照中医理论，偏瘫属于“筋失所养，经络阻滞”，采用针刺和按摩治疗可以通经络。在脑卒中偏瘫康复治疗中，针灸和按摩确实发挥了重要作用，使康复治疗更具中国特色。

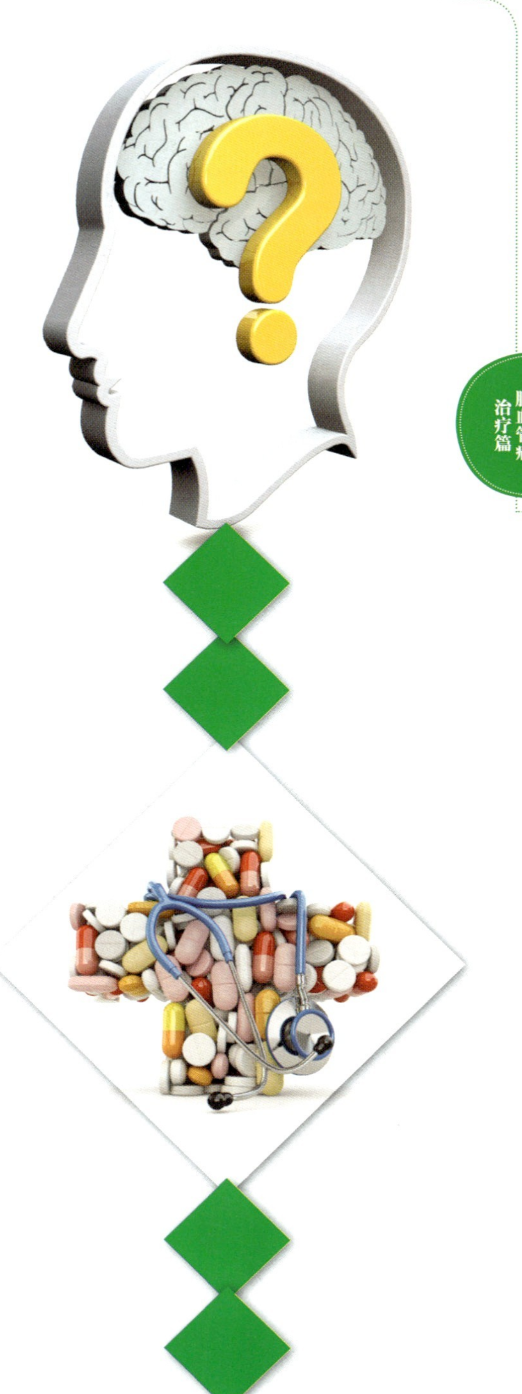

怎么进行脑血管病患者的家庭护理

（1）饮食：以清淡素食为主，多食蔬菜、水果，保持大便通畅。切忌暴食或偏嗜咸辣。严格戒烟酒，限制动物性脂肪、蛋黄和含糖食物，以免过量摄入。

（2）安全：保证患者经常使用的物品在其伸手可及处，浴室及厕所最好装有扶手架。给患者穿轻便、防滑、合脚的软底鞋。患者进行各种训练、外出时，必须有人陪同。

（3）康复：帮助卧床患者保持正确的姿势，使肢体位于最佳功能位置。进行康复训练时要循序渐进，以不出现不良反应为度。

（4）心理：与患者谈话时速度要慢，措辞应简短清晰。

（5）生活：家属照顾患者应有耐心，督促并帮助患者进行日常生活和个人卫生料理，鼓励患者生活自理。

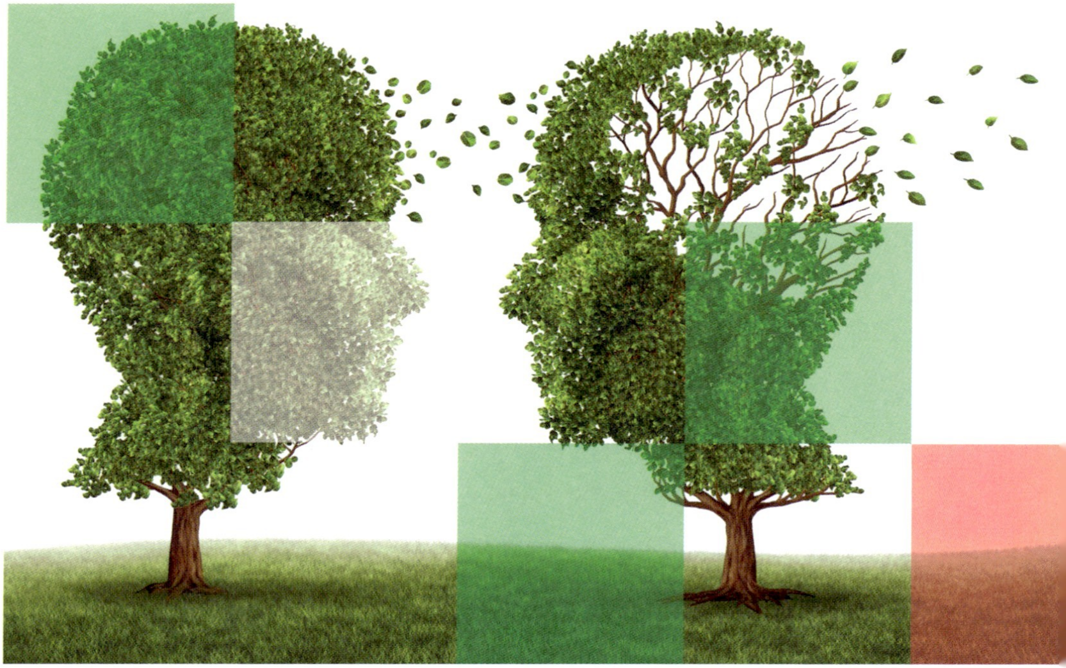

脑血管病患者每年都要输液治疗的观点对吗

很多人认为，从患脑血管病开始，每年都需要输液治疗，以疏通血管，防止再次患脑卒中。其实这种观点是错误的，防止再次患脑卒中的主要方法不是每年输液，而是做好二期预防，包括控制好血压、血糖、血脂等，另外要注意控制饮食，加强功能锻炼，规律生活。当患者再次出现新的不适症状时，要及时就医治疗。

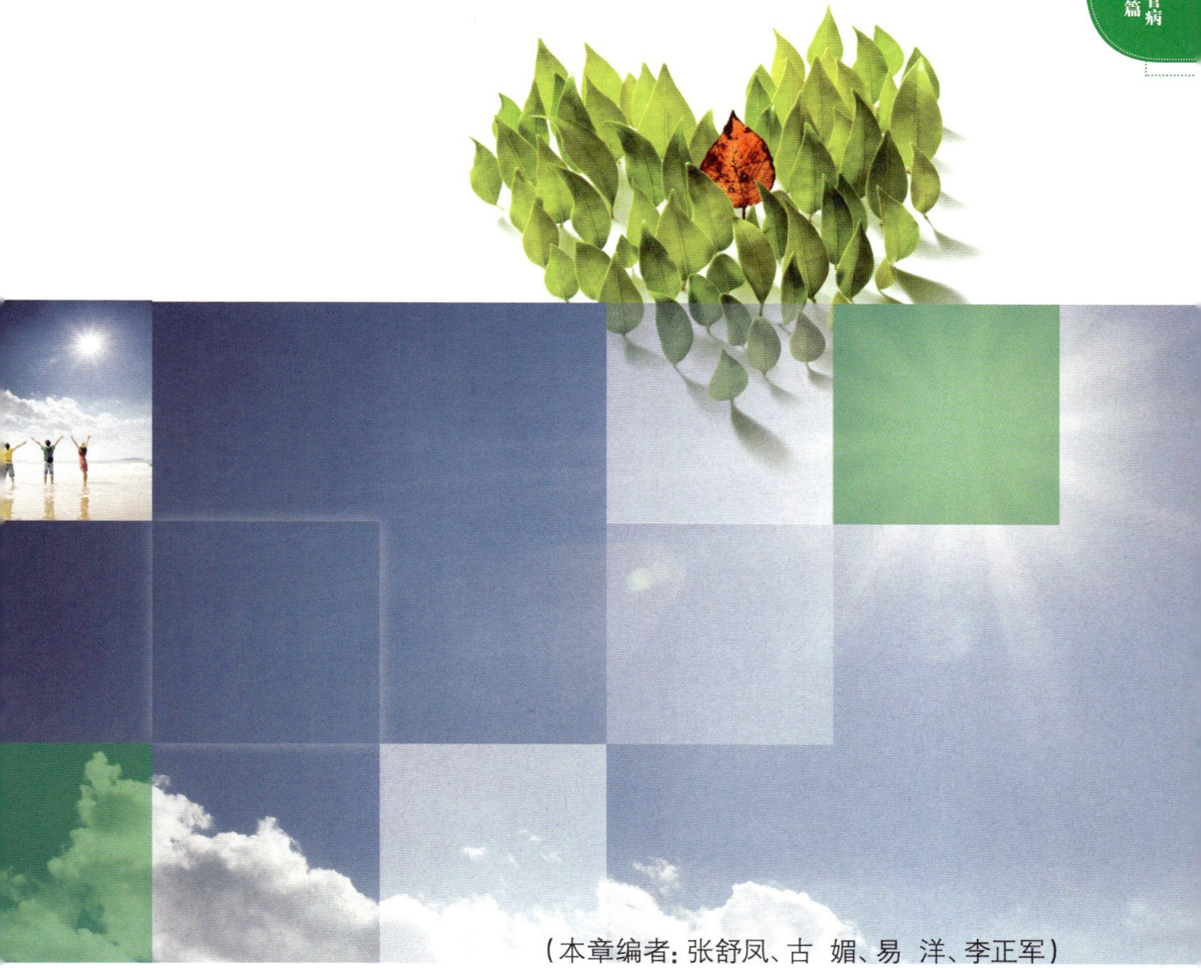

（本章编者：张舒凤、古　媚、易　洋、李正军）

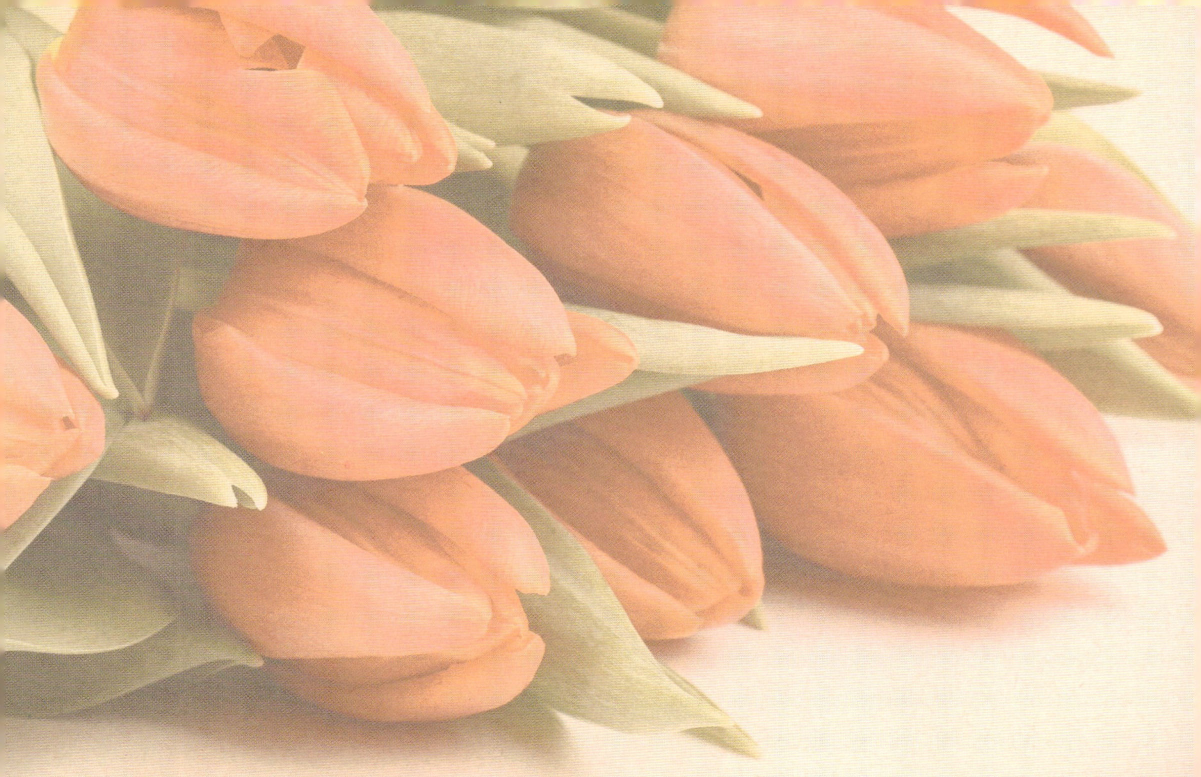

PAJINSENBING JI QITA YUNDONG ZHANGAI JIBING

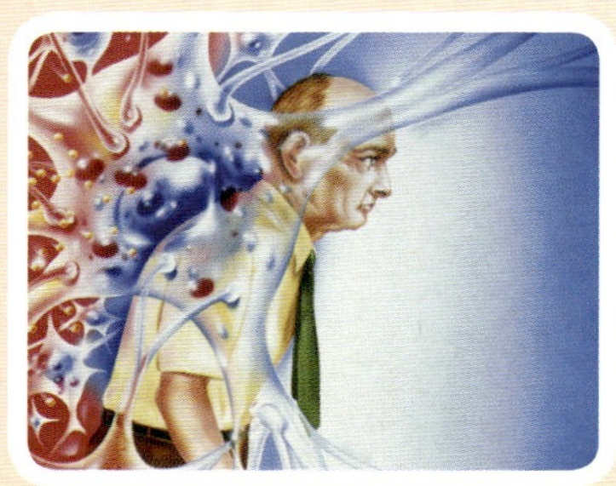
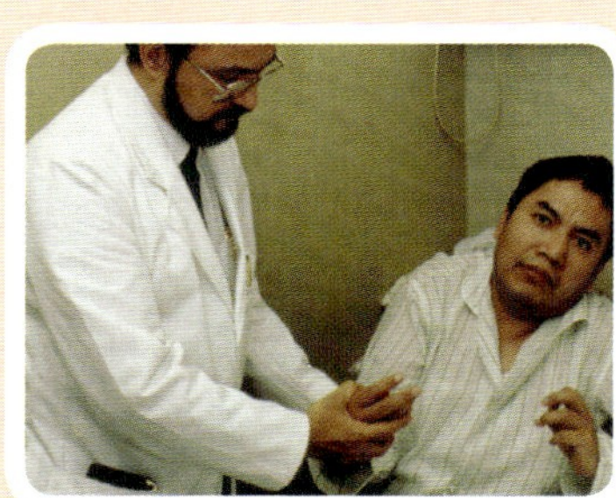
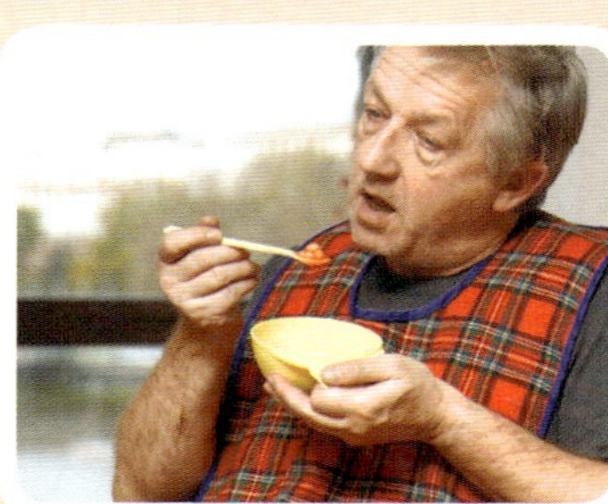

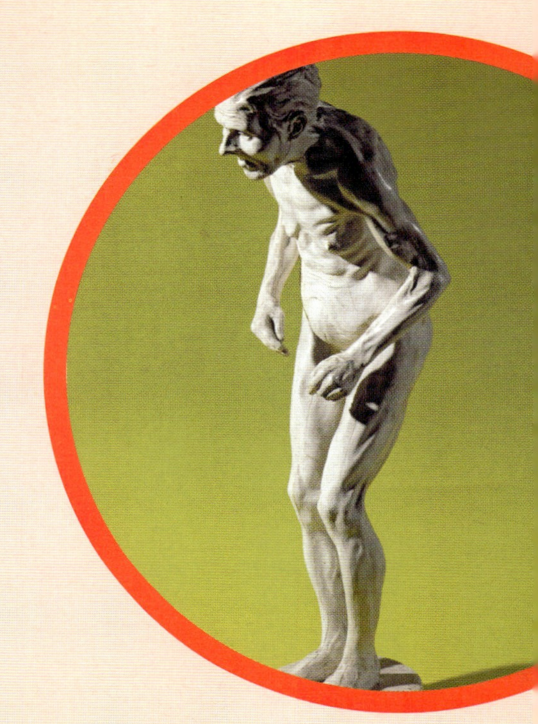

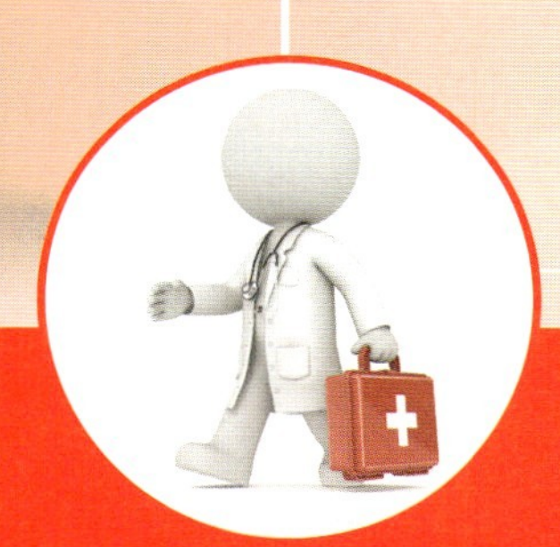

帕金森病及其他运动障碍疾病

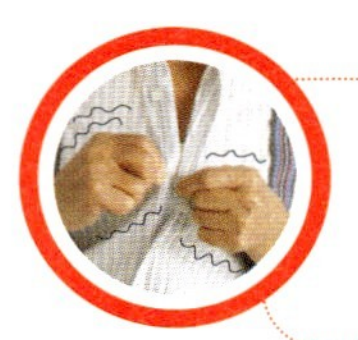

帕金森病的基础知识

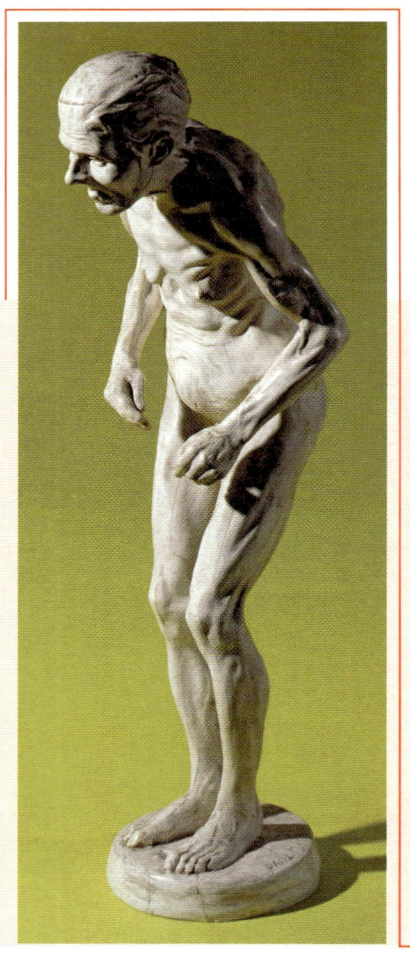

什么是帕金森病

（1）帕金森病（Parkinson disease，PD），旧称震颤麻痹，最早由19世纪英国内科医生詹姆斯·帕金森发现，并最终以他的名字命名。

（2）帕金森病多在55~60岁以后发病，是人中脑的一个叫“黑质”部位的多巴胺能神经元变性死亡所致。

（3）表现为手脚不自主抖动（静止性震颤）、肢体和躯干僵硬（肌强直）、动作迟缓或运动减少（少动）、姿势步态异常为主，不同的帕金森病患者可能以某一个症状为主。有的患者还表现流口水，肢体疼痛，吞咽困难和痴呆等。

（4）患者在疾病中晚期运动能力减弱，生活不能自理，需要他人照顾，严重影响老年人的日常生活质量，对患者、家庭和社会造成极大危害。

帕金森病患者有哪些主要表现

（1）典型的帕金森病患者主要表现为四主征，即静止性震颤、肌强直、运动迟缓、姿势步态异常。

（2）约75%的患者首先出现手脚不自主抖动，即静止性震颤，最先出现于一侧手部，典型的表现是拇指和食指间呈“搓丸样”动作，随着病情的发展，逐渐波及整个肢体，直至对侧，下颌、口唇、舌头及头部有时也会受累。震颤在静止时加重，运动时减轻，睡眠时消失。

（3）帕金森病患者会感觉到关节僵硬和肌肉发紧。面部肌肉僵硬可表现表情淡漠、呆板，脸上好像戴了个面具似的，称为“面具脸”。如果活动患者的胳膊或腿部的关节，你会明显感到他的肢体僵硬，活动其关节很困难，像来回折一根铅管一样，称为“铅管样肌强直”；如果患者合并有震颤，则有断续的停顿感，就像两个咬合的齿轮转动时的感觉，称为“齿轮样肌强直”。

（4）帕金森病患者早期表现为运动迟缓，家人发现其在穿衣、刷牙、洗脸等日常活动时比较笨拙和困难，走路动作缓慢、下肢拖曳。由于手臂部肌肉的强直，使患者上肢不能做精细动作，表现为书写困难，所写的字弯弯曲曲、越写越小，尤其在行末时写得特别小，呈现“写字过小征”。随着病情的发展，患者完成一些连续性动作时出现困难，常呈现出一些姿势步态异常，行走时起步困难，身体前倾，膝关节微曲，双上肢不能摆动，不能迈步，而一旦迈步，即以极小的碎步前冲，越走越快，不能及时停步或转身困难，称为“慌张步态”。

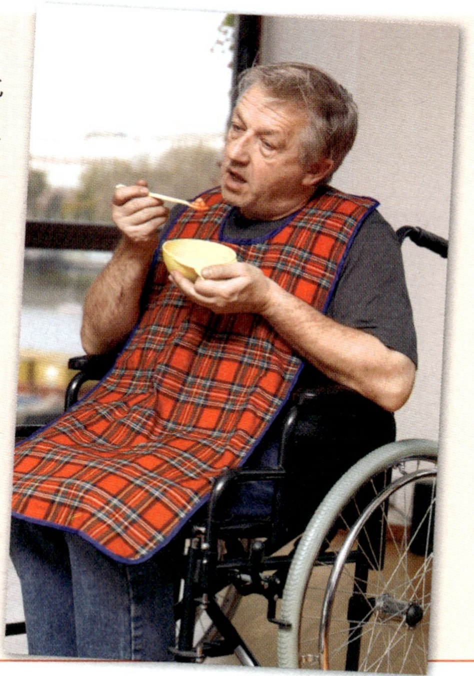

什么是“路标现象”

“路标现象”是帕金森病患者具有早期诊断价值的一种体征，即当患者将双肘关节垂直立于桌面上，双臂及腕部肌肉放松时，正常人腕关节和前臂呈90°角，而帕金森病患者由于腕部肌肉强直而使腕关节呈伸直位置，很像铁路上竖立的路标。

什么时候要怀疑自己或家人患上了帕金森病

（1）50岁后慢慢出现不明原因的手臂、腿脚颤抖，并且往往在身体静止时抖动明显，而活动时减轻。

（2）上下肢动作逐渐变得不灵活和僵硬，如写字越写越小，扣扣子很慢，走路时手臂不摆动等。

（3）面部表情不丰富，说话慢或口齿不清楚，口水多。

（4）起立或在床上翻身时动作慢，起步困难，经常觉得脚贴在地上迈不开步子。

嗅觉减退也是帕金森病的早期预警信号吗

（1）典型的帕金森病表现已被公众识别并重视，然而，上述症状表现出来时，中脑内的多巴胺神经元已经有50%~80%死亡，此时，留给医生干预（阻断或者延缓）这种病理改变的最好时机可能已经丧失。

（2）嗅觉减退是帕金森病的常见症状，在70%~90%的帕金森病患者中存在。更重要的是，嗅觉减退往往在震颤、动作迟缓等运动症状出现前3~7年即已表现出来，是目前最具应用前景的帕金森病早期预警信号。

（3）中老年人如果新近出现了嗅觉减退，并且经过嗅觉检测证实，但无法以其他原因（鼻炎、老年痴呆等）来解释，则需要考虑非常早期的帕金森病可能，建议去正规医院神经专科做进一步检查、诊断。部分患者有可能需要行脑多巴胺转运体PET功能显像帮助诊断。

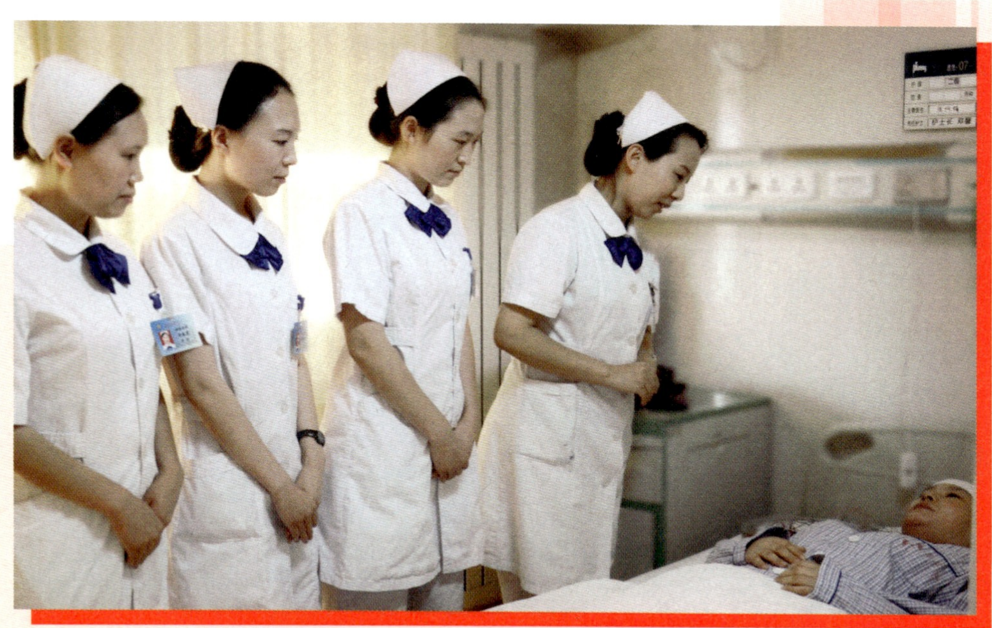

如何预防帕金森病

(1)防治脑动脉硬化是预防帕金森病的根本措施，临床上要认真治疗高血压、糖尿病、高脂血症。

(2)避免或减少接触对人体神经系统有毒的物质，如一氧化碳、锰、汞等。

(3)避免或减少应用奋乃静、利血平、氯丙嗪、氟桂利嗪等诱发震颤麻痹的药物。

(4)加强体育运动及脑力活动，延缓脑神经组织衰老。

(5)发现老年人有肢体抖动、动作迟缓等帕金森病先期征兆时，应及时到医院就诊，争取早诊断、早治疗。

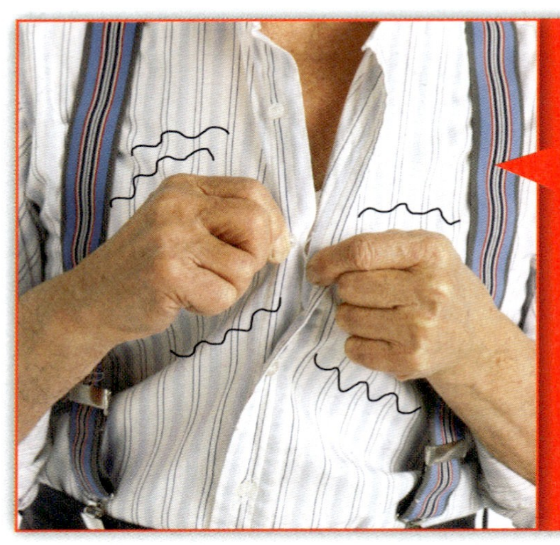

帕金森病患者肢体震颤，生活中自理能力差，多有不便

有肢体震颤一定是帕金森病吗

（1）有肢体震颤不一定是帕金森病。有一种叫原发性震颤的疾病也是以肢体震颤为主要症状，患者在用筷子夹菜或端杯子喝水时肢体会出现震颤，为姿势性或动作性震颤。约1/3的患者有家族史，起病年龄轻，无肌强直和少动，饮高度酒后震颤减轻，服用普萘洛尔或阿罗洛尔有效，服用左旋多巴治疗无效。

（2）甲状腺功能亢进的患者也会出现双侧肢体的细微震颤，但同时伴有多食、多汗、心率快、消瘦、疲乏无力等症状，可行甲状腺功能化验与帕金森病鉴别。

（3）劳动、发脾气后以及低血糖等情况也会出现肢体震颤，但属生理性震颤。

没有肢体抖动，也可以诊断帕金森病吗

帕金森病呈隐袭性缓慢起病，病情逐渐加重，四主征可在先后不同时期出现，通常在发病4~5年才逐渐在一个患者身上同时表现出来。以动作缓慢及肢体僵硬为早期症状的患者，可能在疾病发展的整个过程中并不出现肢体抖动，而且这种情况也很多见。

帕金森病由哪些因素引起

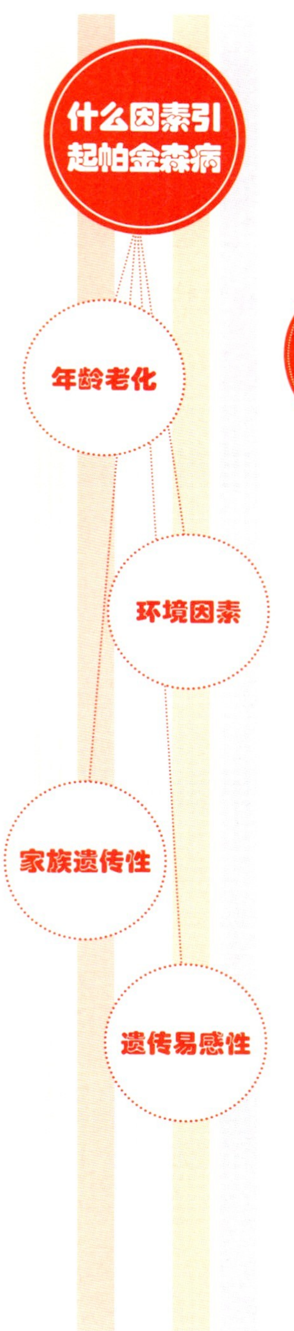

(1) 年龄老化：正常人30岁以后脑内多巴胺神经元即开始减少。在正常老年人中，多巴胺神经元死亡少于60%，由于代偿而无症状出现。但如果多巴胺神经元死亡超过60%，则会出现帕金森病的症状。

(2) 环境因素：帕金森病可能是自然界中的某些有毒的物质或环境中的污染造成的，一种叫MPTP的化学物质与帕金森病的发病有很大的相关性，故推断帕金森病的发病与环境毒素有关。

(3) 家族遗传性：少数帕金森病患者有家族聚集的倾向，在帕金森病患者家族中往往可以找到一个或一个以上的亲属也患有帕金森病。

(4) 遗传易感性：目前研究表明一个人是否患帕金森病可能由两个主要因素决定：一是要接触到环境中神经毒素，二是个体对毒素的解毒功能差。而解毒功能是受遗传控制的。即帕金森病可能是遗传易感性与环境毒素共同作用的结果。

哪些人容易得帕金森病

(1) 帕金森病是全球性疾病，其发生在种族和地区上存在差异，白种人发病率最高，黄种人次之，黑种人最低。男性的发病率和患病率均高于女性，男、女比例为3∶2。

(2) 本病主要发生于50岁以上的中老年人，40岁以前极少发病，60岁以上发病明显增多，这是因为随着年龄增长，黑质多巴胺能神经元呈现退行性变，约在35岁以后每10年有6.9%的黑质多巴胺能神经元死亡。

（3）环境因素也是影响帕金森病的高危因素，频繁接触除草剂和杀虫剂的人比不接触的人发病危险性高3倍。

（4）研究发现绝经妇女或卵巢切除的妇女易患帕金森病，提示雌激素水平减低会增加患帕金森病的危险性。

（5）研究发现叶酸水平低也会增加患帕金森病的风险。

青年人也可以发生帕金森病吗

青年人可以发生帕金森病，但极为少见，主要为继发性帕金森综合征。其特点如下。

（1）年龄小，常有家族性发病倾向。

（2）多数患者有脑炎、脑外伤、一氧化碳中毒或服用药物史。

（3）病程短，进展快，伴有智力障碍。

（4）以肌张力高，动作迟缓多见，常伴有锥体束征和其他神经系统损害。

（5）容易发生动眼危象，为一种以双眼球发作性向上窜动为特征的眼肌不自主运动。

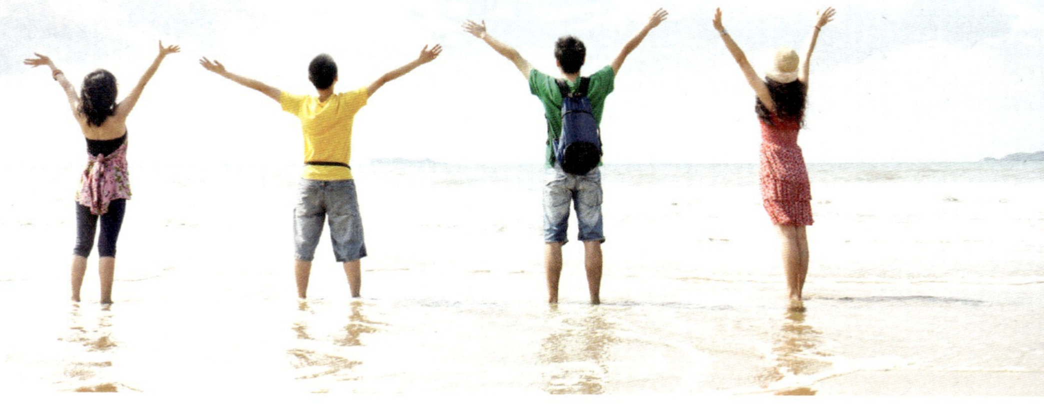

（6）脑电图、脑CT或MRI常有阳性所见。

（7）抗帕金森病药物效果差。

什么是帕金森病的非运动性症状

（1）临床医生习惯将影响帕金森病患者运动功能的四主征称为运动性症状，除此之外，几乎绝大多数帕金森病患者常常会出现包括精神障碍、睡眠失常、自主神经功能失常和疼痛等在内的一组症状群，即非运动性症状。

（2）精神障碍发生率约27%，最常见为抑郁症，尚可有无欲、思维迟钝和视幻觉等，晚期可出现智力衰退现象。

（3）自主神经功能失常可使患者皮脂腺分泌增多导致“油脂脸”，引起消化道蠕动障碍发生顽固性便秘，膀胱功能障碍引起的尿急、尿频、夜尿，汗腺分泌过多导致多汗以及直立性低血压及其引起的跌倒等。

帕金森病患者会瘫痪吗

帕金森病不影响肌肉的力量，不会导致瘫痪。但到晚期可发生肢体运动障碍，僵直或运动不能，但与瘫痪的本质是不同的。

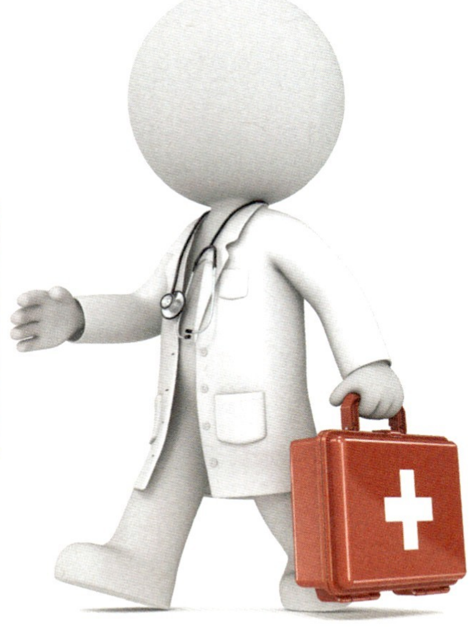

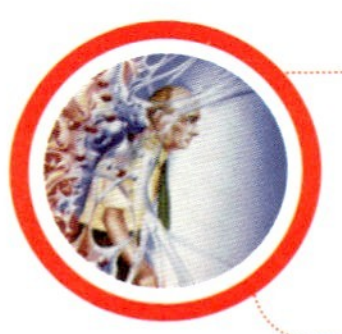

帕金森病的药物治疗

帕金森病药物治疗的作用是什么

人脑中存在着两种主要的神经递质：一种是多巴胺，具有抑制作用；另一种是乙酰胆碱，具有兴奋作用。正常情况下两者处于平衡状态，维持着正常的运动能力。帕金森病患者脑内的两种递质之间的平衡被打破，出现了帕金森病症状。目前抗帕金森病药物治疗就是恢复两种递质的平衡：一方面通过人工合成补充脑内多巴胺的含量，这是一种替代疗法，起到改善症状的作用，但不是根治的方法；另一方面可以给予抗胆碱能药物，起到辅助治疗作用。

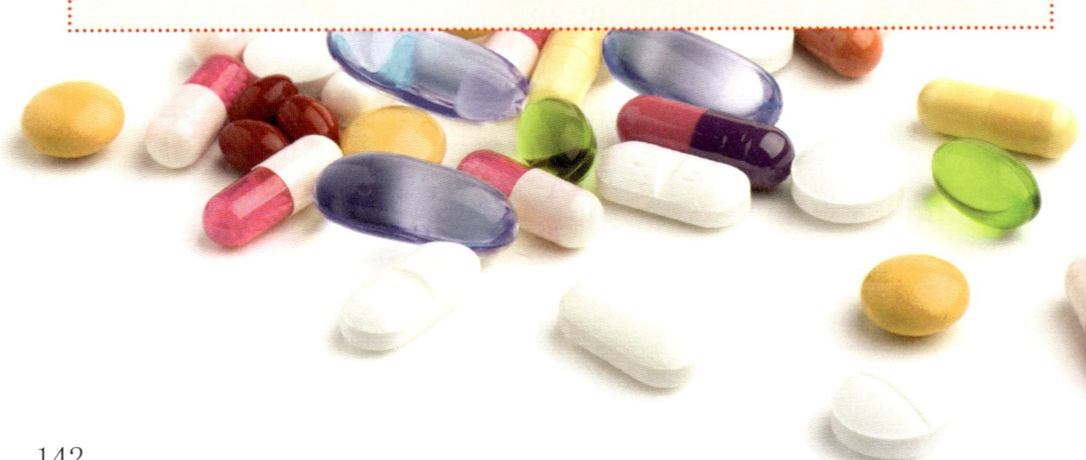

帕金森病的治疗应遵循哪些原则

（1）掌握好用药时机，即疾病早期无须特殊治疗，应鼓励患者进行适度的活动如体育锻炼，若疾病影响患者的日常生活和工作能力时可进行药物治疗。

（2）坚持“细水长流，不求全效”的用药原则。

（3）“低”和“慢”的原则，即尽可能的维持低剂量，增加剂量应缓慢。

（4）强调治疗个体化。

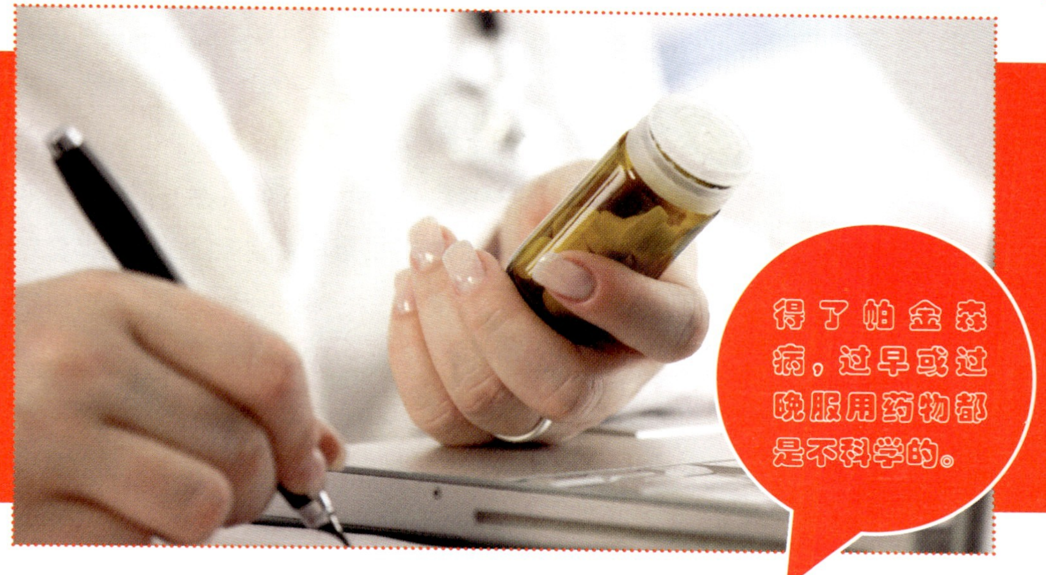

得了帕金森病什么时候用药最佳

疾病早期如果病情未对患者造成心理或生活、工作的影响，应鼓励患者坚持工作、参与社会活动和加强功能锻炼，可适当暂缓用药。如果早期就给予大剂量的抗帕金森病药物，虽然可以取得较满意的治疗效果，但是药物不良反应会提早出现。如果疾病症状明显，影响患者的日常生活和工作能力，则应开始正确规范服用药物，以控制症状。否则会加快帕金森病的进展。因此，过早或过晚服用药物都是不科学的。

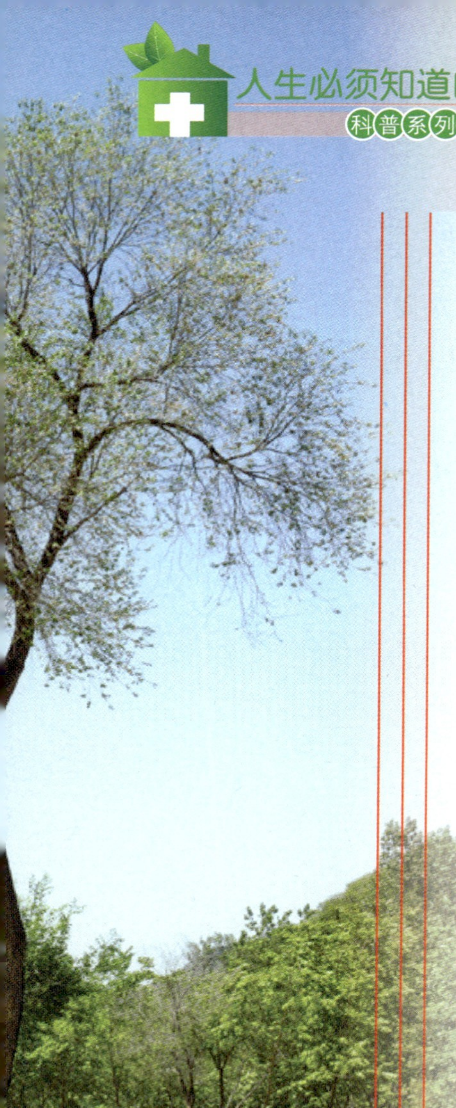

治疗帕金森病有哪些药物

(1) 多巴胺替代药物：即左旋多巴制剂(商品名为美多巴或息宁)，自20世纪60年代开始一直应用于临床治疗。左旋多巴并不能阻止和根治帕金森病，仅仅是使脑内的多巴胺的"供应"不出现短缺，是一种典型的对症治疗。

1) 美多巴 (Madopar)：是左旋多巴和苄丝肼按4∶1配方的混合剂。对病变早期的患者，应从小剂量递增，日服3次。如效果不满意，可每隔7天增量1次，服药次数可逐渐增至每日4~5次。

2) 息宁控释片(Sinemet-CR)：是左旋多巴和卡比多巴复合物的控释片，可使左旋多巴血药浓度稳定达4~6小时以上，有利于减少不良反应。每日2次，可根据病情逐渐加量。

(2) 抗胆碱药物：对震颤和肌强直有效，对运动迟缓疗效较差，可减轻流涎，价格便宜。适用于震颤突出且年龄较轻的患者，老年人可致认知障碍。常用药物为苯海索(安坦)，口服1~2毫克，每日3次。有青光眼或前列腺肥大者禁用。

(3) 金刚烷胺：能促进多巴胺的释放，并有轻度的激动多巴胺受体的作用。常用剂量为100毫克，日服2次。对轻症效果较好，本药不良反应小。

(4) 多巴胺受体激动剂：非麦角类受体激动剂包

括：①泰舒达（吡贝地尔缓释片）：多巴胺D_2受体的激动剂，改善患者智能和情感障碍。②森福罗（普拉克索）是新一代非麦角类多巴胺受体激动剂，可减少左旋多巴的剂量，在控制震颤等运动相关症状的同时可缓解精神心理症状。

（5）单胺氧化酶-B抑制剂：可延长多巴胺在脑内的停留时间，增强疗效，减少左旋多巴的用量及其不良反应，间接起到保护神经元的作用。常用的药物：咪多吡（司来吉兰）、思吉宁。

（6）儿茶酚-氧位-甲基转移酶抑制剂（COMTI）：该药物单独使用无效，需与美多巴或息宁等合用方可增强疗效，减少症状波动反应。如恩托卡朋，常用剂量为200毫克，日服5次。

（7）神经营养剂。

得了帕金森病就要马上使用左旋多巴治疗吗

并不是每位诊断帕金森病的患者都需要马上开始使用左旋多巴治疗。在选择治疗药物前，需对患者的病情进行评估，主要包括医生的查体和专用量表的评分。左旋多巴有增加出现运动并发症的危险，而多巴胺受体激动剂可能有神经保护作用，因此目前提倡在条件许可的情况下，先使用多巴胺受体激动剂治疗，在疗效减退时再加用左旋多巴治疗。如患者年龄已达65岁以上，也可考虑一开始即使用左旋多巴治疗。

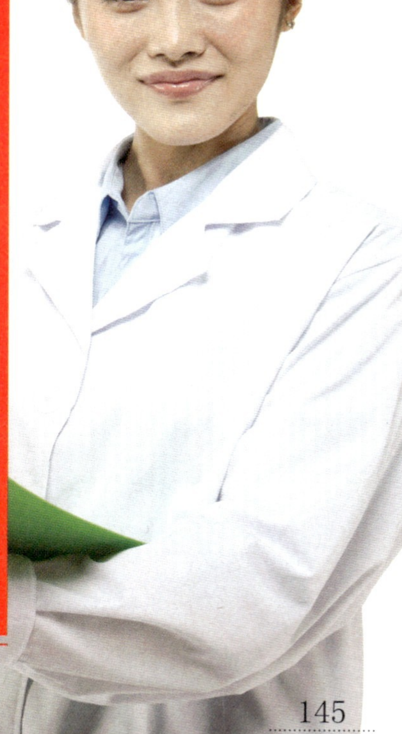

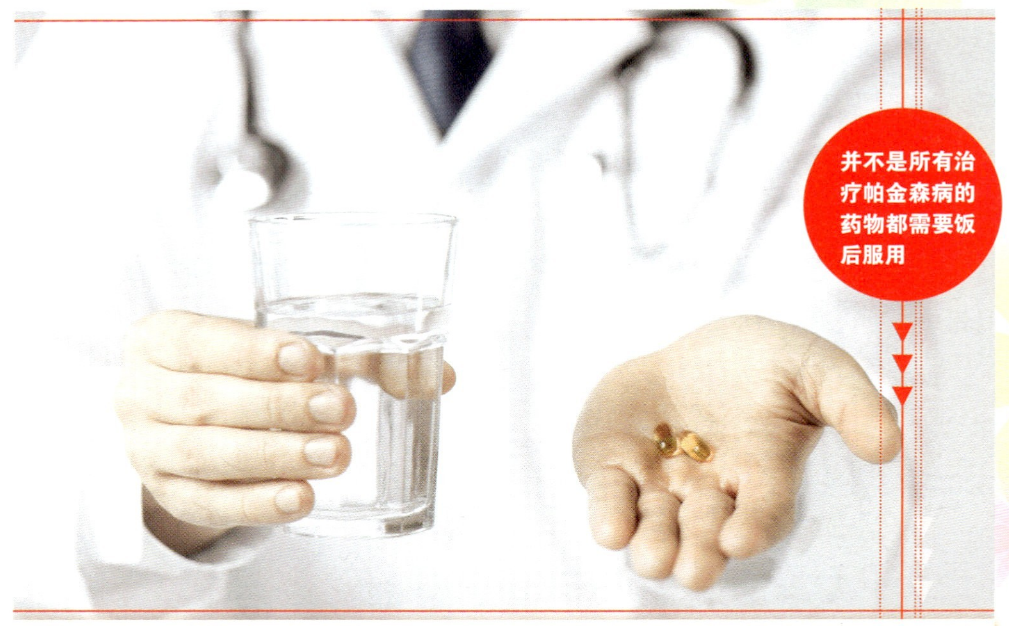

治疗帕金森病的药物都需要饭后服用吗

几乎所有治疗帕金森病的药物都存在不同程度的不良反应，因此选择合理的服药时间和方式，可以最大限度地吸收有效成分同时尽量减少药物的不良反应。所以并不是所有治疗帕金森病的药物都需要饭后服用。

（1）安坦类抗胆碱能药物对肠道运动有抑制作用，最好在餐后或随餐服用。

（2）金刚烷胺、司来吉兰对睡眠有影响，不宜在晚间服用，以早、中服用为佳。

（3）左旋多巴制剂对胃肠道有刺激性容易出现恶心、呕吐等，宜采用少量多次服用；同时由于食物可影响左旋多巴的体内吸收，以空腹餐前1小时或餐后2小时服用为宜。

（4）多巴胺受体激动剂对胃肠道有刺激性，应与食物同服。

左旋多巴的常见不良反应有哪些

(1)近期不良反应。

1)胃肠道反应：主要表现为恶心、呕吐、厌食及便秘，剂量越大，不良反应越明显。这就要求服用左旋多巴时应从小剂量开始，逐渐加量，或增加服用的次数。

2)心血管反应：治疗初期，约30%患者可出现直立性低血压，多在数周或数月后消失。少数患者可出现心慌、心动过速，严重者应停药。

3)睡眠障碍和精神症状：部分患者会出现失眠或睡眠增多，少数患者可出现严重精神症状，如焦虑不安、妄想、幻觉等。这种现象多发生在黄昏后，减量或停药后可减轻和消失。

(2)远期不良反应：多在服药后5~12年发生。

1)异动症：即患者出现不由自主的异常动作，如服用剂量大可在服药不久后出现。主要有三种形式：①剂峰异动症：主要出现在每次服药后症状改善最明显时。可通过减少每次服药量或改用长效的缓释或控释剂型。②双向异动症：即剂峰和剂末均可出现。需要加大药量或行外科治疗。③肌张力障碍：表现为足或小腿痛性肌痉挛，多发生在清晨服药前，可在睡前服用复方左旋多巴控释剂或长效多巴胺受体激动剂，或在起床前服药。

2)运动波动：一是剂末现象，表现为每次服药后有效时间缩短，在下一次服药前一阶段症状加重，此现象可以预知。另一个是开-关现象，是不可预计的“开”，即症状缓解；“关”即症状加重，与服药时间无关。

3)晨僵：表现为早晨起床时症状加重，活动困难。

4)起效延迟：表现为服药后出现药效的时间较前延长，常与胃排空障碍以及饮食的影响有关。

什么是“异动症”

异动症是左旋多巴的远期不良反应之一，表现为一种舞蹈样、手足徐动样或简单重复的不自主动作，常见于面部肌肉，颈、背和肢体亦可出现。因为这种不自主动作幅度可以很大，可持续整个左旋多巴的起效期，严重影响患者的生活。

如何处理“异动症”

(1) 当出现异动症时，往往是药物剂量偏大的信号。如果只是轻度的不自主运动，减少药物后又使病情加重，则可以维持原治疗不变。如果异动症很明显，可以适当减少多巴胺类药物的量和应用多巴胺受体激动剂，必要时可用多巴胺受体阻滞剂如盐酸硫必利片或氟哌啶醇。

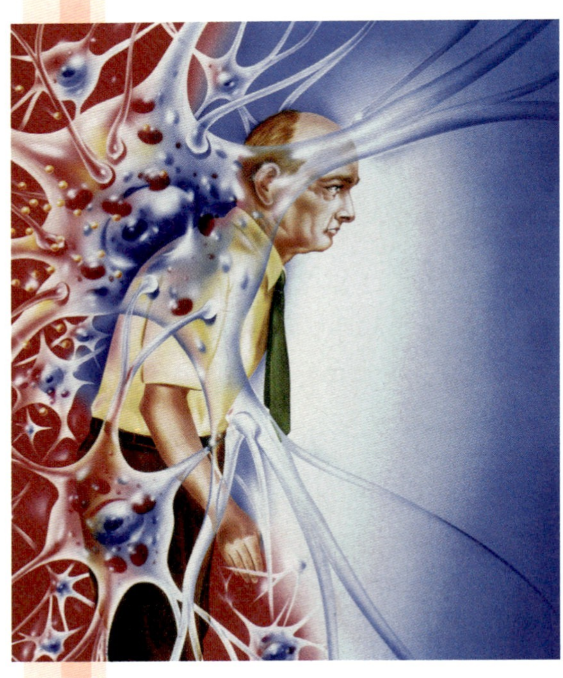

(2) 如果异动症是严重的，经过药物的调整也不能解决，可以考虑行外科手术治疗。需注意的是手术治疗往往是最后无奈的选择，要慎重对待，尤其是对比较年轻的患者。

什么是“开–关现象”

开–关现象也是左旋多巴的远期不良反应之一，表现为帕金森病患者日常活动接近正常，在未改变用药的情况下，在几分钟内突然重现严重的运动障碍，数分钟至数小时后自然缓解，一日中，可反复迅速交替出现多次。病情的变化就像电源的开与关一样，其控制机理还不十分清楚，使用多巴胺受体激动剂、司来吉兰（丙炔苯丙胺）可改善症状。

什么是“剂末现象”

剂末现象是指在两次服用左旋多巴制剂之间（多在前一次服药后3.5小时），帕金森病症状的重现，这种重现是可以预知的，往往与左旋多巴剂量不足有关。由于左旋多巴的半衰期短，约1小时，预防的方法是增加每日总剂量，分成多次服用，或使用息宁控释片。如仍不能改善可加用多巴胺受体激动剂、单胺氧化酶抑制剂（思吉宁）等。

什么是“晨僵”

晨僵亦称为清晨运动不能，表现为早晨起床时症状加重，活动困难，要在服药后一段时间才能症状消失。是“剂末现象”的一种，主要是夜间的时间长，中枢神经系统内药物储存不足所致。可将每天最晚服用的一次左旋多巴改用息宁控释片。效果不佳的患者，可以加用半衰期长的多巴胺受体激动剂。对于夜间用药多影响睡眠的患者，可以考虑在起床前半小时即服药，待药效发挥后再起床。

如何克服左旋多巴制剂的不良反应

为了克服其不良反应，临床上往往通过减少每次服用药物的剂量，增加服药的次数，或者添加辅助性药物进行药物调整，但这种药物调整往往收效不大。手术治疗恰好可以延长“开”的时间，缩短“关”的时间，缓和“开–关”的剧烈波动，消除不自主运动和“剂末”恶化效应。故外科手术和药物治疗结合起来可以达到更好的治疗效果，提高患者的生活质量。

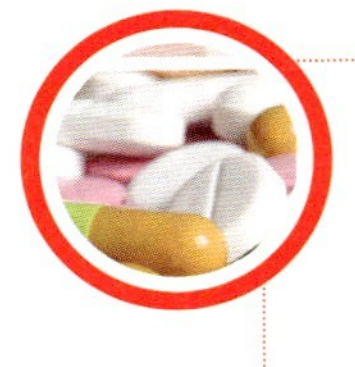

帕金森病常见非运动病状的处理

帕金森病患者便秘怎么办

（1）定时排便。

（2）高纤维饮食，多食蔬菜、水果，多饮水。

（3）加强营养和户外活动。

（4）以上办法无效时，使用轻泻剂：蜂蜜，麻仁丸，番泻叶，液状石蜡等。

帕金森病患者流口水怎么办

（1）帕金森病患者吞咽反射困难，自动吞咽动作的减少使唾液在口腔内淤积，淤积的量大了唾液就会自动流出。患者要经常有意识地将唾液吞咽下去，可以减少流口水。

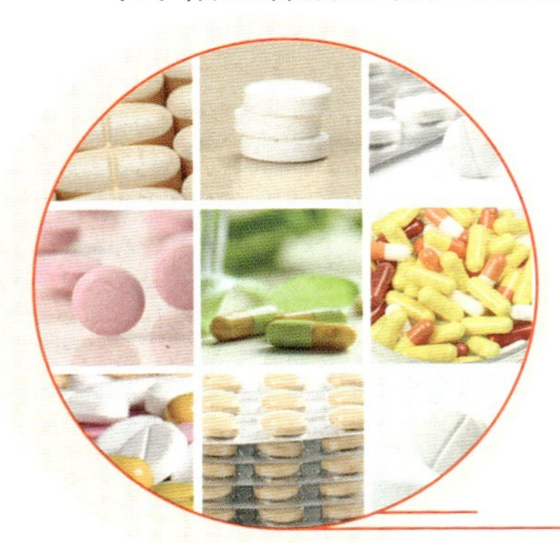

（2）对年轻的患者，应用抗胆碱药物如苯海索可抑制唾液的分泌，但对70岁以上患者不主张用。对严重的患者在其唾液腺的局部注射少量肉毒素，对减轻流口水有帮助。

帕金森病患者吞咽困难该如何处理

(1)帕金森病的晚期，患者会出现吞咽困难。吞咽动作是一个比较复杂的过程，帕金森病患者在吃东西的整个过程都变得缓慢不协调，而且容易呛咳。患者在这个时候应该有耐心，要一口一口地慢慢吃。

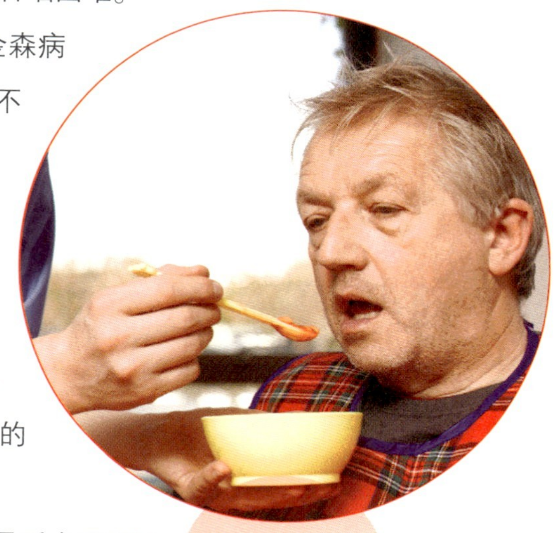

(2)有一些“细胞刀”毁损脑组织手术造成吞咽障碍的病例，抗帕金森病药物治疗对它是无效的。因为这些手术造成的吞咽麻痹是一种器质性的损害，很难恢复。

(3)建议晚期帕金森病患者，尤其是手术后导致吞咽麻痹的患者，可从鼻腔插入一根胃管，用注射器注入流质或半流质的食物。为保证营养的摄入，需要专业的营养师制订食谱。胃管需定期更换，同时要对护理人员进行培训，以确保每次注入食物前，胃管都在胃中，以免发生胃管脱落到气管引起窒息的意外。

帕金森病患者出现抑郁焦虑如何处理

我们经常看到帕金森病患者情绪低落，不太容易控制自己的情绪，容易流眼泪。这在那些以僵直、运动迟缓为主的患者中更常见，而震颤明显的患者较少。患者和家人可能很少意识到患者其实是处在一种抑郁状态，严重者是并发了抑郁症!

有25%~61%的帕金森病患者伴有抑郁症状。一是心因性的，患者因为过分担心自己的病而造成的情绪低落。这种情况往往随着治疗后症状改善，抑郁的情绪也会随之减轻或消失。另外一种是躯体性的，即使症状明显改善，患者的情绪也不见好转甚至恶化，这就需要抗抑郁治疗。目前在临床上多用抗抑郁药来治疗帕金森病患者的抑郁症，效果较好，同时对缓解患者少动的症状也有一定的帮助。当然，是否需要用药，患者要征询医生的意见。

帕金森病患者失眠如何处理

（1）失眠并不是帕金森病的特有症状，但与其相关的失眠有两种情况需要注意。一种是由于抗帕金森病药物不够量，如震颤控制不好，常导致入睡困难。而在睡眠中，由于肌肉僵直，导致自主翻身困难或肢体痉挛，常常造成患者早醒。需增加药量或者种类，控制好帕金森病的症状。另一种情况是药物过量造成的精神症状，如左旋多巴、多巴胺受体激动剂或金刚烷胺等药物都有可能造成失眠。可以减少夜晚的药量。但这必须征得医师的同意，减药的原则是后加的药先减。

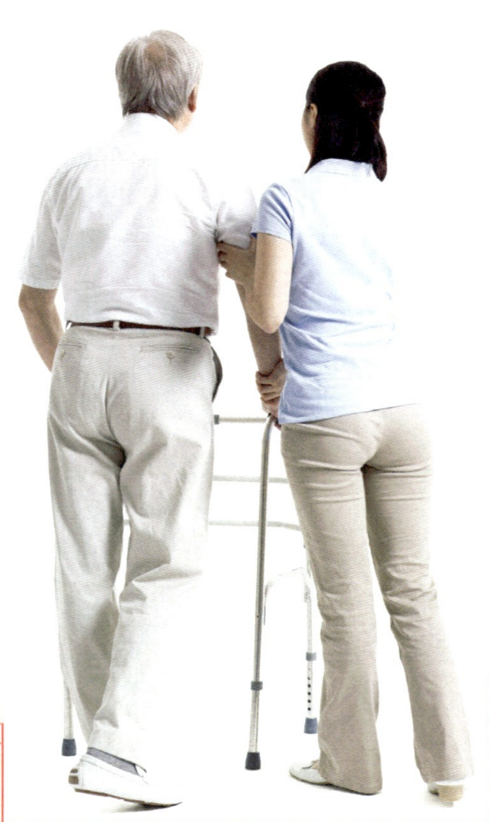

（2）如果经过上述处理效果都不好，可以在医生的指导下适当用一些安眠药帮助睡眠。如对入睡困难者可用三环类药物、苯二卓氮类药物和水合氯醛；对中途早醒者，可用三环类药物或者氯硝西泮。

帕金森病患者出现动作性震颤如何处理

帕金森病患者的震颤，一般都是静止性的。但有少部分患者合并有动作性震颤，即肢体运动时或者在一定的姿势情况下，出现震颤。如果症状严重，可以考虑加用β-受体阻滞剂——普萘洛尔或者阿罗洛尔。在应用过程中要注意自己的血压和脉搏，需血压不能低于12.0/8.0千帕（90/60毫米汞柱），脉搏不能小于60次/分。

帕金森病患者出现痴呆如何处理

（1）有部分帕金森病患者晚期可能合并痴呆，早期可表现为丢三落四，忘记自己生日或者亲人的名字，如出现出门后不知道回家的路线，应该带患者到医院检查，进行智力评估，看是否符合痴呆的标准。同时也要检查一下原因。

（2）如患者在服用苯海索，应该立即停止使用。

（3）如果患者有脑供血不足的表现，应该用一些增加脑血流的药物，如尼莫同。

（4）除了药物治疗外，心理康复与记忆力锻炼非常重要。亲属要尊重、关心爱护患者，鼓励其参加力所能及的社会、家庭活动；并可根据患者兴趣爱好，播放一些他们爱听的乐曲。平时在家里可以对患者进行一些简单的智力训练，如教他们记一些电话号码，或者把一些事情编成顺口溜，让他记忆背诵；经常和他们聊家常或讲述有趣的小故事；也可以和患者玩扑克、麻将、练习书法等，帮助患者训练思维和增强记忆。

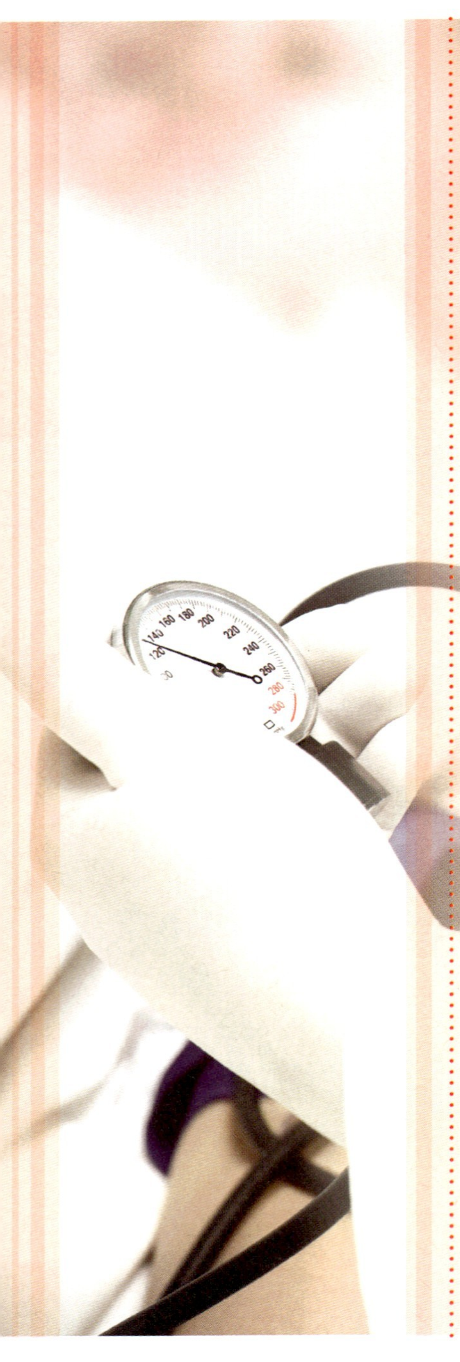

帕金森病患者血压异常如何处理

(1)帕金森病患者如果合并有高血压，不能选用含有利血平的降压药，如复方利血平、复方降压素还有北京降压0号等药物。因为利血平会加重帕金森病的症状。

(2)还有一些不常见降血压药不能和抗帕金森病药物左旋多巴合用，因此在服药前要告诉医师，您目前正在服用左旋多巴。

(3)临床上常用的钙拮抗剂，可以放心使用。如洛活喜和拜新同等。其他的降压药物如β-受体阻滞剂、血管紧张素转化酶抑制剂或利尿剂也可以考虑选用。

(4)帕金森病患者也可以合并低血压，尤其是在经过左旋多巴制剂治疗之后。表现为头晕或短时的视物模糊或黑矇，在体位变换时明显，如突然从卧位改为坐位，下蹲后突然站立等。如果患者有明显的体位性低血压，要考虑患者的诊断是否正确，可能是帕金森叠加综合征中的夏伊-德雷格综合征(Shy-Drager Syndrome)。

(5)出现低血压时，应停用任何可降低血压的药物。提高血容量，鼓励患者多饮水。穿弹力长袜或使用弹力绷带，帮助血液回流，提高血容量。对严重者可使用弹力腰带或弹力紧身衣。必要时在医生指导下给予药物处理。

帕金森病患者尿路症状如何处理

(1)部分帕金森病患者还有一种难言之隐，就是一天中要去厕所数次，由于患者本身行动缓慢，很容易导致尿湿裤子。因为晚上夜尿的次数多，容易导致失眠。女性患者，由于尿道短的缘故，往往咳嗽时都会有少量尿液排出。

(2)正常人的膀胱在尿液充盈时会导致排尿反射来排空尿液。对帕金森病患者来说，当膀胱还是部分充盈的时候，这种反射就被激活，患者会有尿急感。同时患者膀胱壁肌肉的活动功能下降，排空尿液的过程减慢并出现排空困难，膀胱会过度充盈，然后突然出现排尿的急迫感，患者很短时间内就得去小便。

(3)出现上述现象，往往与帕金森病的症状控制不好有关，抗帕金森病的治疗在减轻帕金森病症状的同时，膀胱的症状也会随之得到改善。

(4)多巴胺受体激动剂培高利特(协良行)对改善帕金森病患者的膀胱症状有较好的作用。

(5)如果通过抗帕金森病的治疗，症状不见好转，则应考虑是否合并有其他疾病，如是否有泌尿系的炎症、男性患者是否有前列腺肥大等，可以让泌尿科的医生检查一下，采取对症治疗。

(6)有膀胱症状的患者应勤换裤子，避免尿液渗湿后造成难闻的气味影响自己的形象和人际交往。

帕金森病患者全身痛怎么办

轻度疼痛可用一般止痛药，如：乙酰氨基酚，阿司匹林，盐酸硫必利片等；与肌张力障碍有关的严重疼痛，可用巴氯芬或环苯扎林及氯硝西泮等；少数顽固性疼痛患者可应用右丙氧芬有效。

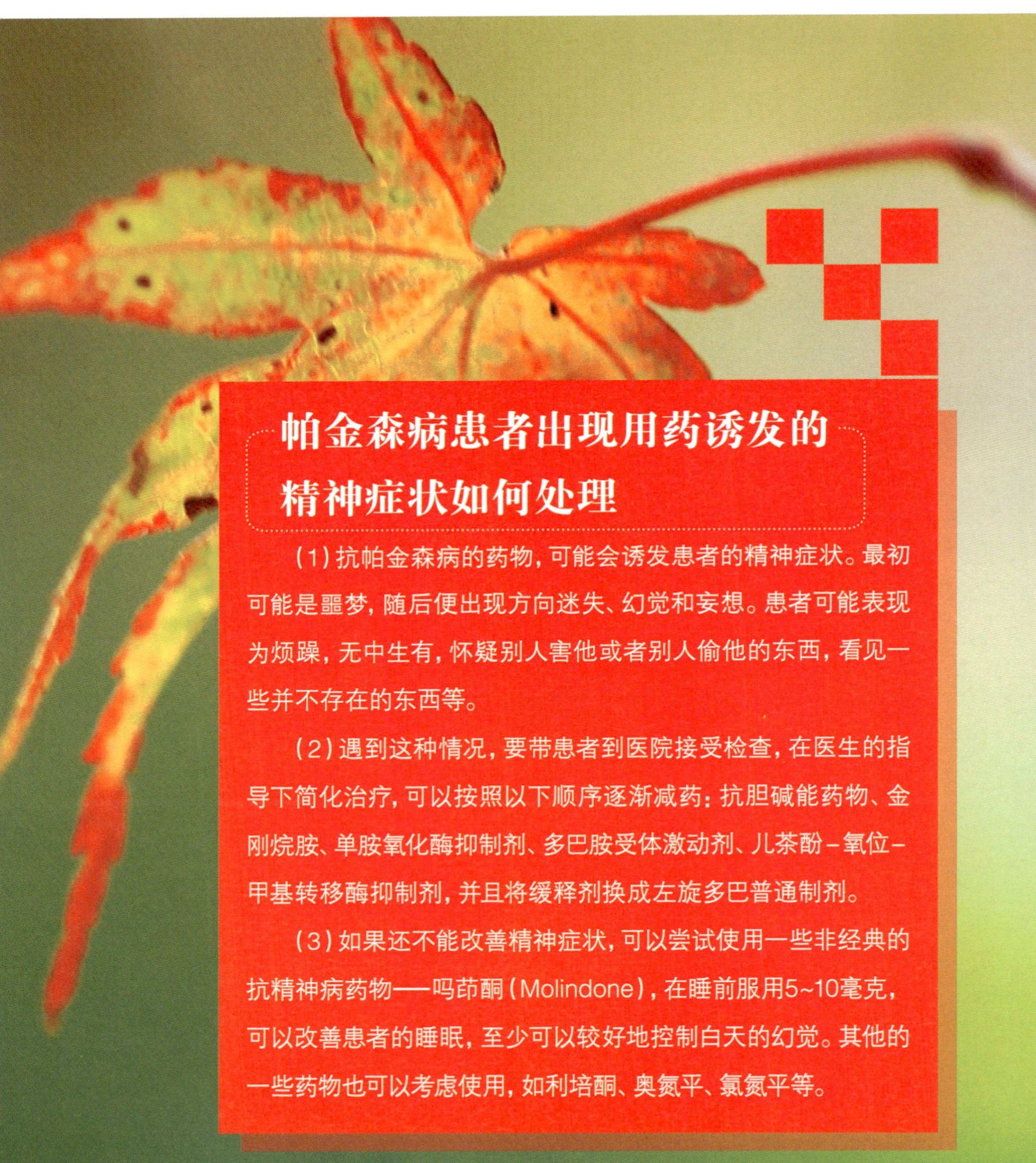

帕金森病患者出现用药诱发的精神症状如何处理

（1）抗帕金森病的药物，可能会诱发患者的精神症状。最初可能是噩梦，随后便出现方向迷失、幻觉和妄想。患者可能表现为烦躁，无中生有，怀疑别人害他或者别人偷他的东西，看见一些并不存在的东西等。

（2）遇到这种情况，要带患者到医院接受检查，在医生的指导下简化治疗，可以按照以下顺序逐渐减药：抗胆碱能药物、金刚烷胺、单胺氧化酶抑制剂、多巴胺受体激动剂、儿茶酚－氧位－甲基转移酶抑制剂，并且将缓释剂换成左旋多巴普通制剂。

（3）如果还不能改善精神症状，可以尝试使用一些非经典的抗精神病药物——吗茚酮（Molindone），在睡前服用5~10毫克，可以改善患者的睡眠，至少可以较好地控制白天的幻觉。其他的一些药物也可以考虑使用，如利培酮、奥氮平、氯氮平等。

护理严重帕金森病患者时需要注意什么

（1）严重帕金森病患者运动功能发生障碍，生活自理能力降低，需防止跌伤等意外事故发生。

（2）多做被动肢体活动和肌肉关节按摩，促进肢体血液循环，防止关节固定。

（3）按时翻身，作好皮肤护理，防止发生褥疮。

（4）多叩背，多咳嗽，防止吸入性肺炎和坠积性肺炎。

（5）晚期患者应观察有无消化道功能障碍，营养不良，水、电解质紊乱。

（6）多吃水果、蔬菜，适量蜂蜜，避免刺激性食物、烟、酒，预防便秘发生。

（7）出现严重吞咽困难、呛咳患者，需鼻饲供应饮食和药物。

帕金森病患者是否要运动锻炼

帕金森病患者晚期常见肢体挛缩、畸形、关节僵硬，故早、中期患者应鼓励多运动，特别是户外活动，晚期患者多做被动活动，以延缓肢体并发症的发生。目前已有研究表明，太极等运动可以增加帕金森病患者保持平衡的能力，减少摔倒的发生。

如何进行帕金森病的康复训练

（1）放松和呼吸锻炼：时常进行深而缓慢地呼吸。腹部在吸气时鼓起，在呼气时腹部放松，并想象放松全身肌肉。如此反复练习5~15分钟。

（2）面部动作锻炼：如皱眉动作、鼓腮锻炼、露齿和吹哨动作。并经常让面部表现出微笑、大笑、露齿而笑、噘嘴、吹口哨、鼓腮等动作。

（3）头颈部的锻炼：帕金森病患者的颈部往往呈前倾姿势，非常僵硬。因此，应经常进行锻炼：①头向后仰，双眼注视天花板约5秒钟，上下运动；然后头向下，下颌尽量触及胸部。②左右转动：头面部向右转并向右后看大约5秒钟，然后同样的动作向左转。面部反复缓慢地向左右肩部侧转，并试着用下颌触及肩部。③左右摆动：头部缓慢地向左右肩部侧靠，尽量用耳朵去触到肩膀。④前后运动：下颌前伸保持5秒钟，然后内收5秒钟。

（4）躯干的锻炼：应经常进行侧弯、转体运动。并注意腹肌及腰背肌的锻炼。

（5）上肢及肩部的锻炼：两肩尽量向耳朵方向耸起，然后尽量使两肩下垂。伸直手臂，高举过头并向后保持10秒钟。双手向下在背后扣住，往后拉5秒钟。反复多次。手臂置于头顶上，肘关节弯曲，用双手分别抓住对侧的肘部，身体轮换向两侧弯曲。

（6）手部的锻炼：手部关节多，容易受肌肉僵直的影响。针对这种情况，患者应该经常伸直掌指关节，展平手掌，可以用一只手抓住另一只手的手指向手背方向扳压，防止掌指关节畸形。还可以反复练习手指分开和合并的动作。为防止手指关节的畸形，可反复练习握拳和伸指的动作。

（7）下肢的锻炼：双腿稍分开站立，双膝微屈，向下弯腰，双手尽量触地。左手扶墙，右手抓住右脚向后拉维持数秒钟，然后换对侧下肢重复。

（8）步态锻炼：大多数帕金森病患者都有步态障碍。步态锻炼时要求患者双眼直视前方，身体直立，起步时足尖要尽量抬高，先足跟着地再足尖着地，跨步要尽量慢而大，两上肢尽量在行走时做前后摆动。锻炼时最好有其他人在场，可以随时提醒和改正异常的姿势。

（9）平衡运动的锻炼：帕金森病患者表现出姿势反射的障碍，通过平衡锻炼能改善症状。双足分开25~30厘米，向左右、前后移动重心，并保持平衡。躯干和骨盆左右旋转，并使上肢随之进行大的摆动，对平衡姿势、缓解肌张力有良好的作用。

（10）语言障碍的训练：患者常常因为语言障碍而变得越来越不愿意说话，而越不说话，越会导致语言功能更加退化。因此，患者必须经常进行语言的功能训练。要保持舌运动的锻炼，坚持练习舌头重复地伸出和缩回、左右移动。对于唇和上下颌的锻炼及朗读锻炼也不要忽视。唱歌可以锻炼肺活量，有利于改善说话底气不足的感觉，还能预防肺炎的发生。

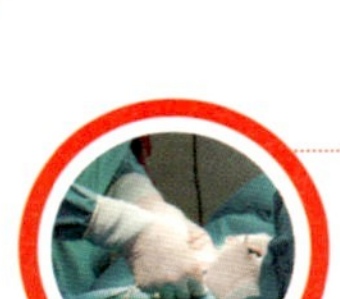

帕金森病与手术治疗

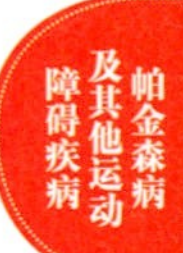

帕金森病患者都需要手术治疗吗

并不是所有的帕金森病患者都需要手术治疗。立体定向手术对震颤和僵直效果较好，对运动缓慢效果较差。手术治疗虽然可以改善症状，但术后仍需继续服药，故不能作为首选治疗方法。一般认为，手术适应证是：年龄在70岁以下；长期服药无效或不良反应明显；工作和生活能力受到较大限制；无明显手术禁忌者，即无严重高血压，心、肝、肾、肺疾病，糖尿病等患者。

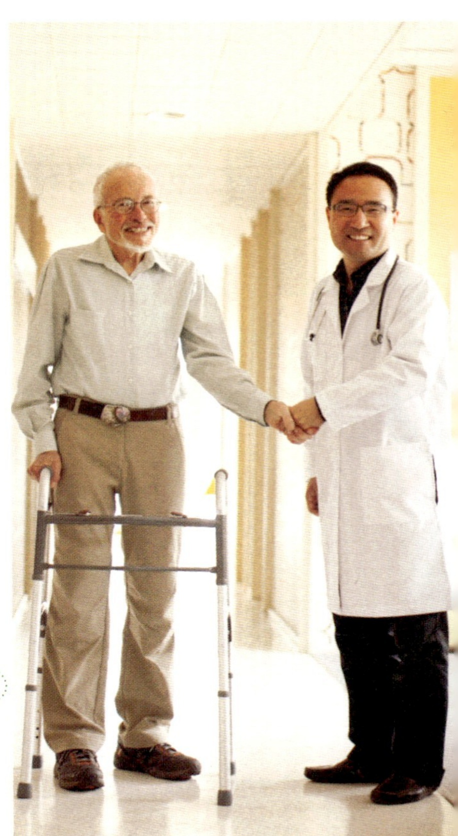

外科治疗帕金森病有哪些方法

目前，外科治疗帕金森病主要有3种方法：一是立体定向毁损术，即丘脑毁损术及苍白球毁损术，以前这类手术在我国比较流行；二是脑深部电刺激术，即脑起搏器治疗，由于其安全性及长期疗效可靠性，在欧美国家已完全取代传统的毁损手术，但价格昂贵，近年来也已在我国大量开展；三是神经营养因子的神经核团局部注射及干细胞移植、基因治疗等，但上述技术仍处于基础研究阶段。

“细胞刀”是怎么一回事

所谓“细胞刀”是微电极记录引导的丘脑或苍白球毁损术的俗称，是一种不科学的说法。微电极本身并没有治疗作用，真正的治疗是用射频电极毁损，一个毁损灶在180立方毫米。微电极记录只是在手术过程中通过头颅上的钻孔，把微电极插入脑组织中，记录神经细胞的放电，对磁共振定位的神经核团再次验证。

什么是脑起搏器

脑起搏器（deep brain stimulation，简称DBS），是采用高频电流对某些神经核团长期慢性刺激来达到控制症状的目的。手术分为刺激电极的植入和刺激发生器的植入。此方法对脑损伤小，不良反应少，具有可恢复性、可调节性及可行双侧手术等优点。但DBS也只是改善症状，并不能治愈帕金森病。

植入脑起搏器后需要注意什么

脑起搏器植入后需要注意避免胸口植入刺激器的部位直接接触磁性物体，远离磁场，因为直接接触可能导致其自动关机，但不会导致严重后果。同时避免对植入刺激器的部位直接碰撞、超声检查、红外理疗及推拿按摩等。可以接受X线及CT检查，但做磁共振、心电图、脑电图检查时应暂时关掉刺激器，在接受其他手术时也建议暂时关掉刺激器。每年需要随访或到医院复诊1~3次。

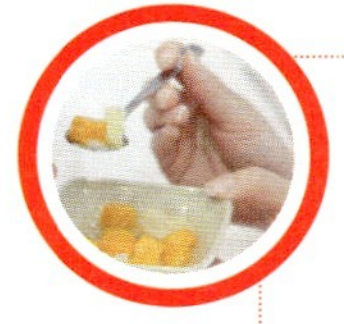

帕金森病患者的生活照料

如何照顾帕金森病患者穿衣服及鞋子

帕金森病患者应尽量穿着一些比较宽松的衣服，袖口也要较宽松。最好选择开胸使用大纽扣的衣服，避免套头衫及用细小的纽扣，应改用拉链或魔术贴。因为站着穿裤子不稳，应该先让患者坐着穿好两条裤腿，然后慢慢站起来，站稳后再将裤子拉起来。不要选择要绑鞋带的鞋子，最好用魔术贴。穿鞋时，可以借助长柄鞋拔。不要穿橡胶或生胶底的鞋子，因为这种鞋子抓地效果差，可能会使患者向前倾倒。

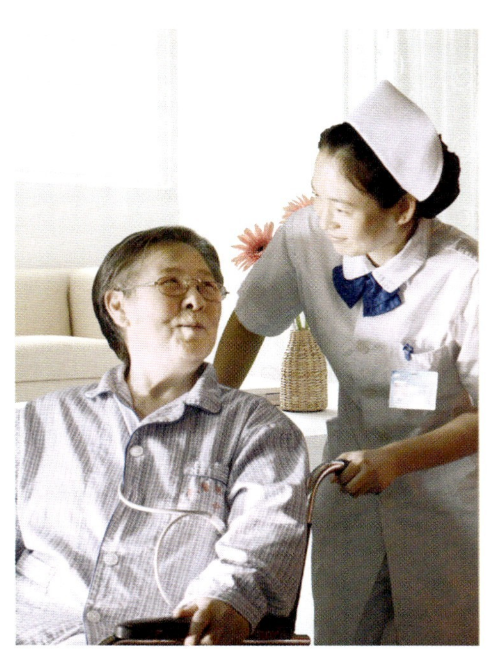

如何照顾帕金森病患者洗浴及如厕

由于帕金森病患者手脚不灵活，平

衡也较差，洗澡时应让其坐在一张小凳子上，也可以改善浴室的布置，如添加扶手，或将浴缸改为立式冲凉房，就可以降低危险性。另外浴室一定要保持干爽，以免患者跌倒。也可以在浴室里、浴缸里添加防滑垫。为了方便患者如厕后起身，可以在马桶上加装较厚的厕板，以提高厕板位置。长握把的海绵、洗浴用的手套等有助于患者洗浴。刮胡子使用电动刮须刀，使用纸杯或塑料杯刷牙。

如何照顾帕金森病患者进食

由于帕金森病患者进食速度较慢，家人可以准备几种进食辅助工具：第一件，选择重一点的汤勺，可以帮助减少手的震颤；第二件，饭碗底部最好有防滑吸盘，防止饭碗被患者推动；第三件，菜碟下的垫子也是防滑垫，以方便患者搯饭菜；第四件，准备一个水杯，杯子有盖子和吸管，这样就不容易把杯中的水洒了。有了这些工具，还要配合身体的一些动作，患者应坐得靠餐桌近一点，记住吃饭的时候，两手手肘都搁置在餐桌上，以便借力。

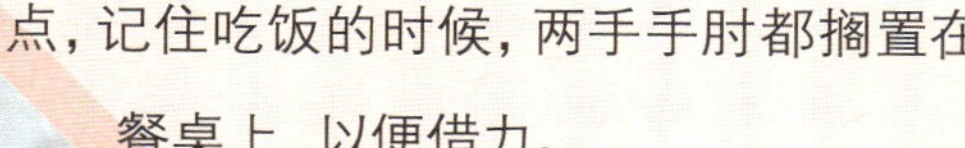

如何照顾帕金森病患者保持姿势及转移位置

很多患者起床都会有困难，试试让其学会这种方法：屈起一条腿，将屁股移至床边，陆续把两条腿放下床，然后用手支撑起躯干，在床边坐好。有些人也可以在床边绑一条布带，以便借力，将自己拉起来，再坐到床边。如果要想在椅子上坐得稳，可以先在椅子上放一个软垫，以给背部一定的支撑。当然最好是选择有扶手的椅子。地毯太滑，不利于站稳，先将地毯拉开。要从沙发上起身，先应该坐出来一点，双脚同肩宽，身体摇晃3次再起身。如果沙发比较软又低，可以考虑改坐普通的木凳。木凳相对较硬、较高，方便患者站起来。

为何家具的安全性对帕金森病患者很重要

（1）家具安全对帕金森病患者是非常重要的。由于他们行动的时候，下肢会突然僵硬，且身体有向前或向后倾倒的危险。他们的骨骼非常脆弱，轻微的碰撞都会使他们受伤，甚至骨折。

（2）如果在室内或门边加装扶手，就可以使患者能够在家中安全地走动了。常用的物品应该放在易取放的位置。柜子的尖角，应该用毛巾、胶纸包起。这些都是简单而又容易完成的方法，可以使家居环境更安全。

为何帕金森病患者要严格预防感染

由于帕金森病患者容易患支气管炎或肺炎，因此，在出现咳嗽或发烧时要马上处理，免得严重感染随之而至。

帕金森病患者的饮食需要注意什么

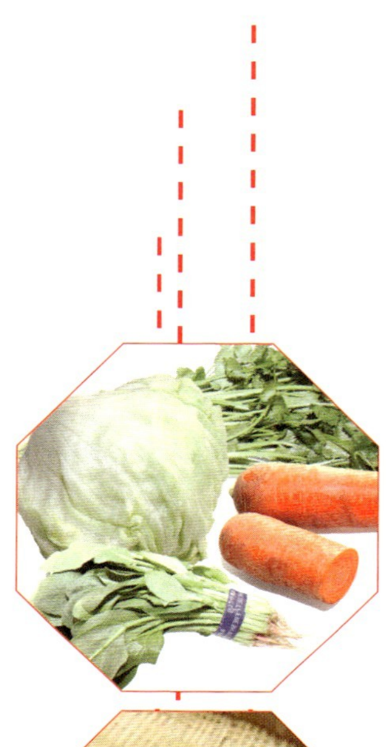

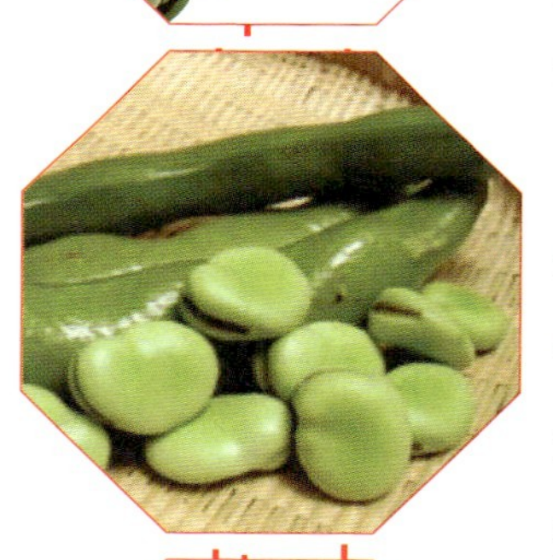

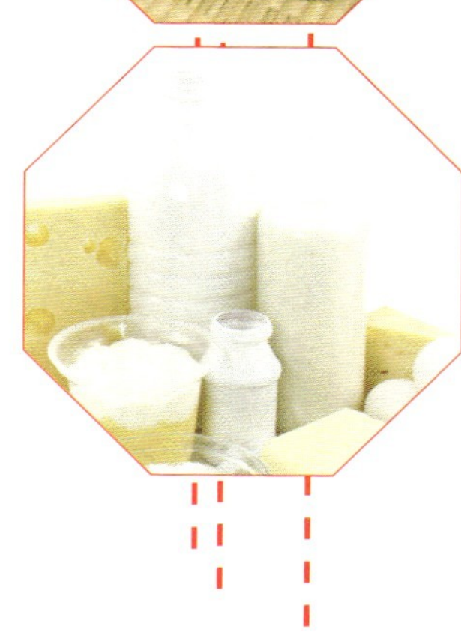

(1)提倡食物多样，愉快进餐。多吃谷类和蔬菜瓜果。糖类通常不影响左旋多巴的药效。每天吃大约300克的蔬菜或瓜类，1~2只中等大小的水果，从中获得维生素A、维生素B、维生素C、多种矿物质和膳食纤维。多吃含酪胺酸的食物如瓜子、杏仁、芝麻等，这些可促进脑内多巴胺的合成。

(2)蚕豆(尤其是蚕豆荚)中含天然的左旋多巴，在帕金森病患者的饮食中加入蚕豆，能使患者体内左旋多巴和药物(如息宁)的释放时间从通常的2小时延长至5小时。

(3)适量补充奶类。对于容易发生骨质疏松和骨折的老年帕金森病患者来说，每天喝1杯牛奶或酸奶是补充身体钙质的很好的方法。但是由于牛奶中的蛋白质成分可能对左旋多巴药物疗效有一定的影响作用，为了避免影响白天的用药效果，建议将牛奶安排在晚上睡前喝。

(4)食物蛋白质中一些氨基酸成分会影响左旋多巴药物进入脑部起作用，故饮食中蛋白质不可过量，盲目地给予过高蛋白质可降低左旋多巴的疗效。要限量吃肉类，尽量不吃肥肉、荤油和动物内脏，防止过高的脂肪延迟左旋多巴药物的吸收，影响药效。

(5)摄入充足的水。充足的水分能使身体排出较多的尿量，减少膀胱和尿道细菌感染的机会。充足的水分也能使粪便软化、易排，防止便秘的发生。

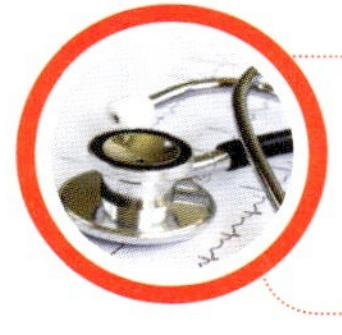

其他锥体外系疾病

什么是帕金森综合征

帕金森综合征是指各种原因引起的类似帕金森病表现的锥体外系运动障碍。它包括有明确原因如药物性、中毒性、脑炎后、外伤性及血管性所致的继发性帕金森病；其他神经变性疾病如帕金森叠加综合征和症状性帕金森病等。帕金森综合征对左旋多巴制剂药物治疗反应较差，相对来说更难治疗。

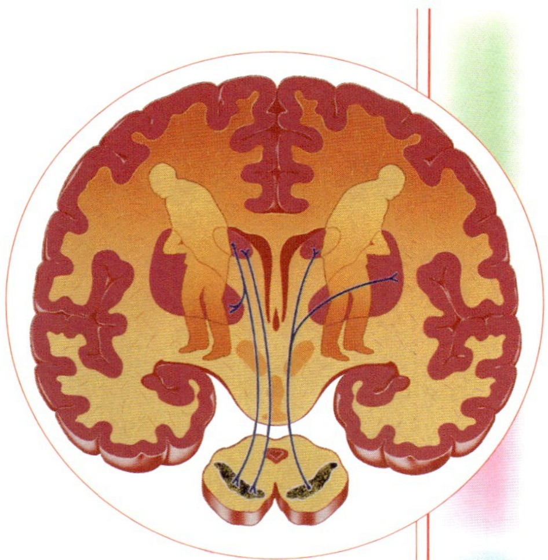

什么是肌张力障碍

肌张力障碍指肌肉收缩不协调或过度收缩引起的以肌张力异常的动作和姿势为特征的运动障碍疾病，又可称为肌张力障碍综合征，多表现为异常的体位姿势和不自主的变换动作。异常体位姿势包括头颈部扭转，躯干扭转、上肢扭转、足部的过伸和过屈。它可在某一姿势固定一段时间，接着变为另一种异常的姿势，扭转间歇性反复出现，形似蚯蚓蠕动。患者表现在情绪激动时加重，睡眠后完全消失。

肌张力障碍的病因清楚吗

多数的肌张力障碍病因并不清楚，少数可有家族遗传史，儿童和少年发病的扭转痉挛可能存在基因遗传问题。此外，很多疾病可能在临床上导致继发性肌张力障碍，如新生儿脑损伤、黄疸、窒息、脑炎、脑血管病、中毒性脑病、肿瘤等。

肌张力障碍疾病的常见类型有哪些

（1）局限性肌张力障碍：指累及躯体的某一部分的肌张力障碍，如累及眼睑、下面部、咽喉部、颈部、躯干、肢体的一部分，分别称为眼睑痉挛、口下颌肌张力障碍、痉挛性构音障碍、痉挛性斜颈、书写痉挛症。

（2）节段性肌张力障碍：累及临近几个部分的肌张力障碍。

（3）多灶性肌张力障碍：累及不相临近多个部位的肌张力障碍。

（4）偏侧肌张力障碍：指累及同侧的上下肢和躯干的肌张力障碍。常为对侧半球包括基底节的损害。

（5）全身性肌张力障碍：指3个或是3个以上的头颈部、肢体、躯干肌肉群的肌张力障碍，如扭转痉挛。

肌张力障碍应该如何预防

对于原发性肌张力障碍的患者，由于病因不明，且考虑与遗传因素有关，故本病无有效的预防措施。对于继发性肌张力障碍的患者，则需要积极地治疗原发性疾病，如代谢障碍、变性、炎症、肿瘤等。

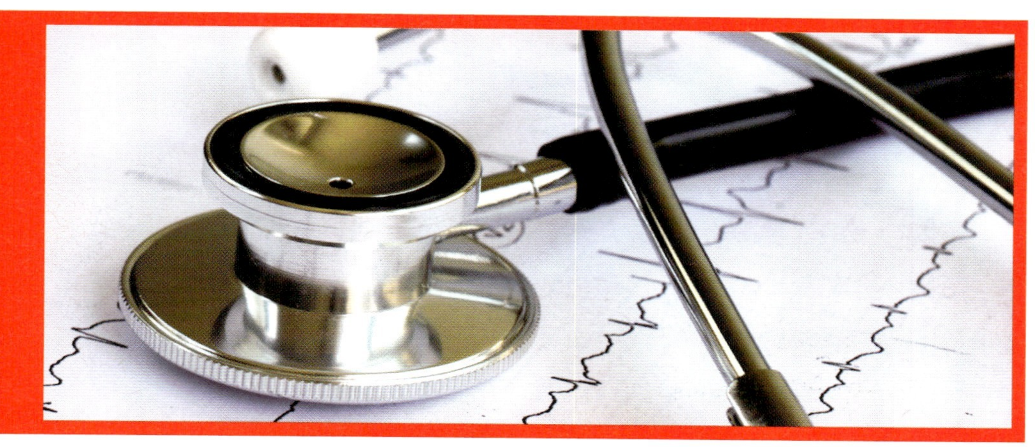

肌张力障碍应该如何治疗

（1）对因治疗目前无特效方法。初期用抗胆碱药、地西泮、氟哌啶醇或卡马西平等药治疗，可能对个别患者有帮助。巴氯芬（Baclofen）5~10毫克，每日3次。脊髓内相关神经外科切断可以使斜颈有不同程度的缓解。立体定向丘脑破坏术，可使部分患者获得疗效，但仅在药物治疗效果不佳，严重影响患者生活质量时才考虑手术治疗。痉挛肌肉内注射肉毒毒素A在一部分患者取得效果。

（2）对症治疗主要是对由于肌张力障碍所引起的痉挛性斜颈和扭转痉挛进行治疗。

什么是舞蹈病

舞蹈病是指以急速、突然、短暂、剧烈地无节律的不自主运动为表现的一组疾病。根据不自主运动的表现形式，分为较为缓慢的舞蹈样手足徐动症及快速、剧烈舞动的舞蹈运动、半侧舞蹈病、双侧舞蹈病等。根据病因又可分为遗传性舞蹈病、小舞蹈病、老年性舞蹈病、舞蹈样运动－棘红细胞（增多）症、妊娠舞蹈病等。

什么是小舞蹈病

(1)小舞蹈病又称风湿性舞蹈病或Sydenham舞蹈病，系与风湿密切相关的，临床以舞蹈样不自主动作、肌张力降低和肌力减弱为主要表现的一种弥散性脑病。

(2)常发生于链球菌感染后，为急性风湿热的神经系统症状。可单独发生或与风湿病并存。病变主要影响大脑皮层、基底节、小脑，由锥体外系功能失调所致。

(3)多见于儿童和青少年，尤以5~15岁女性多见。青年期后发病率迅速下降，在成年人中主要见于孕妇（妊娠舞蹈病）或服用避孕药的妇女，多为小舞蹈病的复发。

(4)此病常为亚急性起病，也有因情绪激动而骤然发病者。

(5)早期症状常不明显，不易被发觉，表现为患儿比平时不安宁，容易激动，注意力分散，学习成绩退步，肢体动作笨拙，且不协调，书写字迹歪斜，手中所持物体经常失落和步态不稳等。

(6)实验室检查外周血白细胞数增加、血沉加快、C反应蛋白增高、抗“O”滴度增高。

如何诊断小舞蹈病

(1)大多见于5~15岁的女性。起病缓慢，开始有乏力，精神不振，头痛等全身不适症状。

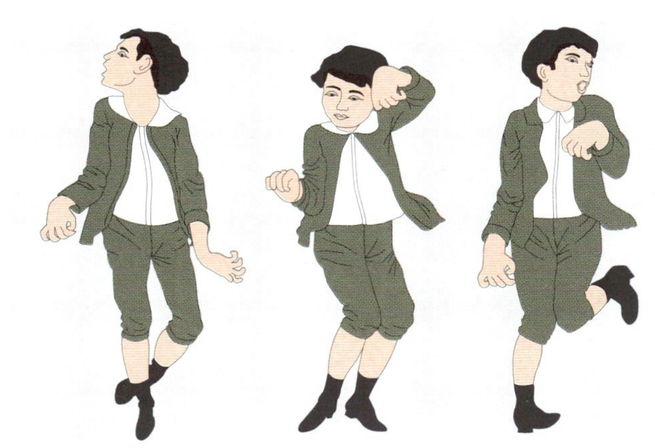

(2)不自主的舞蹈样动作，自一侧面部或手指开始，渐波及半身或全身，通常上肢较重，为一种快速的，不规则而又无目的的动作。表现为挤眉、弄眼、伸舌、耸肩、扭腰、翻

掌、复腕、踢腿、屈膝等。激动时加重，睡眠时消失。

(3)肌力减弱，肌张力降低，腱反射消失。

(4)情绪不稳定，容易兴奋而导致失眠。严重者可有意识模糊、妄想、幻觉、躁动等。

(5)吐字不清，动作笨拙和共济失调。

(6)可有急性风湿热的其他表现。

如何治疗小舞蹈病

(1)首先要预防风湿病的发生，避免链球菌感染。

(2)舞蹈病发作期间，应卧床休息至舞蹈样动作基本消失，方可下床逐渐增加活动。同时注意避免强光、嘈杂等的刺激。床垫及床围宜柔软，以免四肢因不自主运动而受伤。饮食以富营养、易于消化吸收食物为主。

(3)抗风湿治疗。

(4)使用镇静剂以减少不自主运动。

(5)风湿病活动期舞蹈病的治疗需用糖皮质激素。

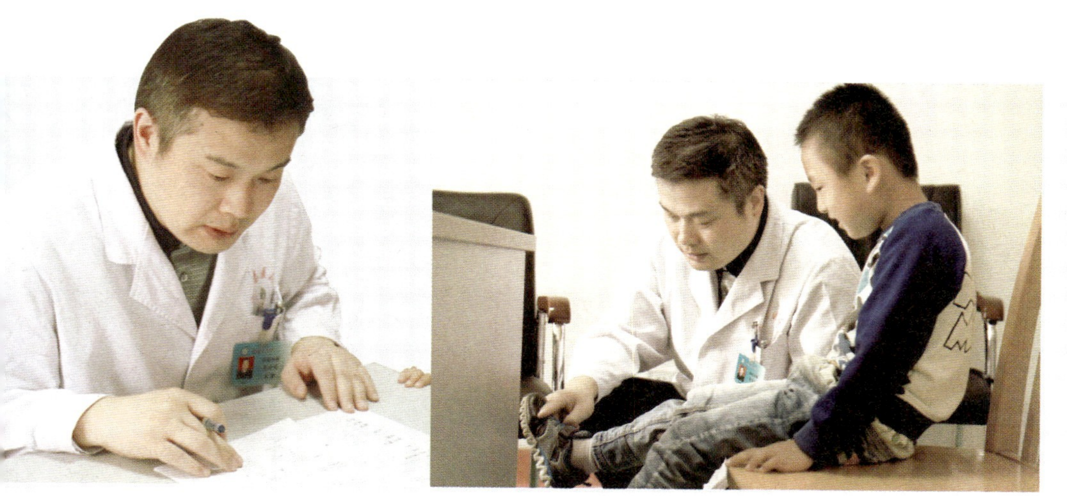

什么是大舞蹈病

大舞蹈病又称慢性进行性舞蹈病，即亨廷顿病（Huntington disease，HD）。最常发生于35~40岁的成年人，是一种遗传病。患者除了出现舞蹈动作外还有痴呆表现。开始一般还是慢慢出现不自主运动，如行动笨拙和不安，间断出现耸肩，手指抽搐和扮鬼脸等。以后则出现肢体及躯干肌舞蹈样动作。这些动作在情绪激动时加重，静坐、安静时减轻，睡眠时完全消失。痴呆症状在早期只是记忆力减退，注意力不能集中，也可出现情绪不稳定，猜疑妄想、幻觉等。

什么是老年性舞蹈病

老年性舞蹈病（senile chorea）常发生于60岁以上老年人，脑部病变部位与亨廷顿病甚为相似，尾核及壳核大、小神经细胞变性，大脑皮质多不受累。本病的舞蹈动作有时只出现于舌、面、颊肌区，为了与慢性进行性舞蹈病相鉴别，目前倾向于把它列为一个独立的疾病单元。

扭转痉挛是一种什么样的疾病

扭转痉挛（torsion spasm）又名变形性肌张力障碍（dystonia musculorum defoumans），是以肌张力障碍后姿势和运动异常为主要症状的一种遗传性疾病，属全身性肌张力障碍，为一少见的基底节病变，青少年多发。在临床上以肌张力增高和四肢躯干甚至全身的剧烈而不自主的扭转为特征。肌张力在肢体扭转时增高，扭转停止时则正常。其扭转动作往往十分缓慢，间歇重复出现。患者睡着后症状会消失。

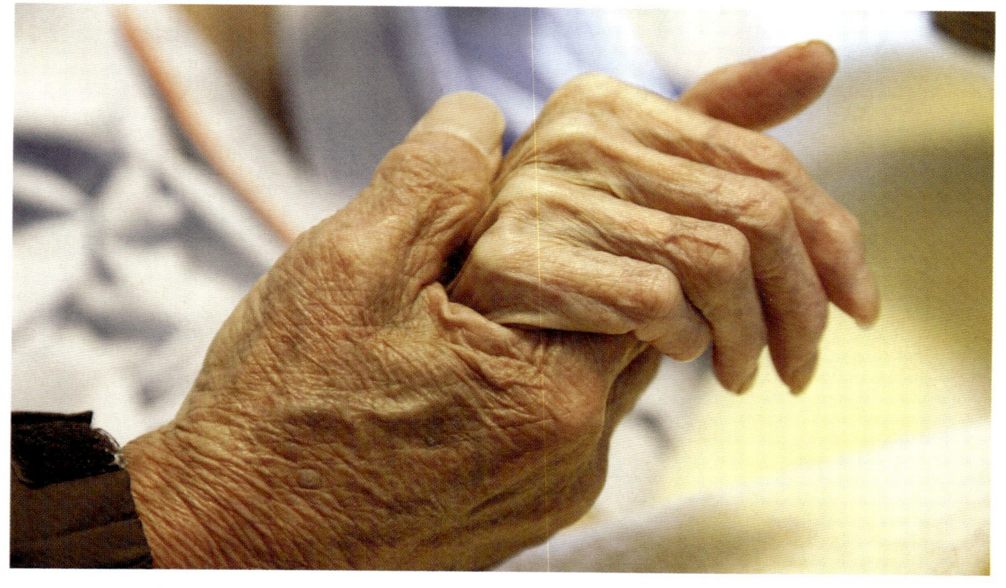

确诊扭转痉挛应该做哪些检查

（1）血电解质、药物、微量元素及生化检查，有助于鉴别诊断及分类。

（2）CT、MRI检查，正电子发射断层扫描（PET）或单光子发射断层扫描（SPECT），对鉴别诊断有意义。

（3）基因分析对确诊某些遗传性肌张力障碍疾病有重要意义。

扭转痉挛应该如何预防

有遗传背景的患者，预防显得更为重要。预防措施包括避免近亲结婚、进行遗传咨询、携带者基因检测及产前诊断和选择性人工流产等，防止患儿出生。早期诊断、早期治疗、加强临床护理，对改善患者的生活质量有重要意义。

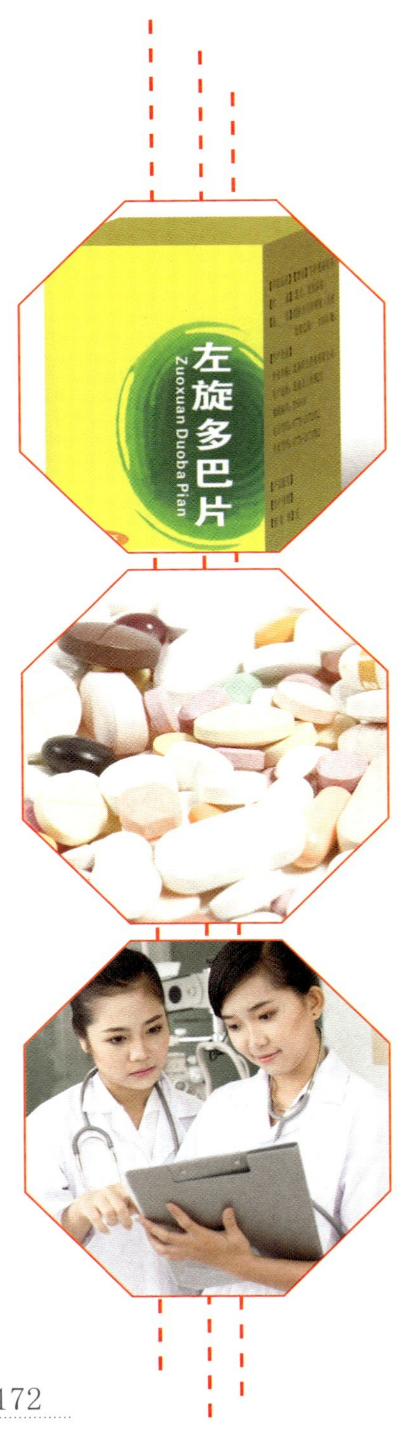

扭转痉挛应该如何治疗

(1)药物治疗：扭转痉挛的药物治疗是对症性的，其目的是改善功能，减少异常运动，减少肌痉挛引起的疼痛。药物治疗的疗效也很难正确评价。常用的药物包括：

1)左旋多巴类：对常染色体显性遗传的多巴反应性痉挛可明显改善症状，通常小剂量即可有效。左旋多巴类药物对其他类型的扭转痉挛效果较差。

2)抗胆碱能药：如苯海索(安坦)、三乙芬迪等。抗胆碱能药物可在左旋多巴类药物治疗无效时选用，对继发性扭转痉挛有较好疗效。

3)γ-氨基丁酸(GABA)能药物：如氯苯丁氨酸(巴氯芬，Baclofen)，可对1/3的扭转痉挛患者有帮助，5~40毫克/日，分次口服。对于继发性痉挛伴有疼痛和僵直的患者，可考虑采用鞘内注入巴氯芬，但此法的长期疗效未得到证实。

4)其他药物：如中枢性肌松剂、地西泮类(氯硝西泮、氯羧西泮)、止痛药等均可能缓解本病的某些症状，抗多巴胺能类制剂的应用存有争议，因为有可能诱发肌僵直。

(2)外科治疗：凡年龄在7岁以上；病程超过1~1.5年；应用各种药物(包括暗示疗法)治疗无效者，又无其他严重疾病，才考虑手术。对于单侧肢体扭转，且能独立生活，还可参加劳动者，或双侧严重疾病伴有明显延髓性麻痹，智能低下以及学龄前儿童均不宜手术。主要手术方法包括：

1）立体定向毁损术：主要破坏苍白球内侧部或丘脑腹外侧核头部（Voa，Vop）或中央中核外1/3，躯干症状严重者要做双侧手术，复发者可再次定向毁损，但要扩大毁损范围。

2）脑深部电刺激术（DBS）：DBS可以有效地缓解肌张力障碍，改善扭转痉挛患者的症状。而且DBS具有可逆性和可调节性等优点，对组织无永久性损害，尤其适用于脑发育尚未完全的儿童患者。可单侧手术，也可双侧同时植入电极刺激。

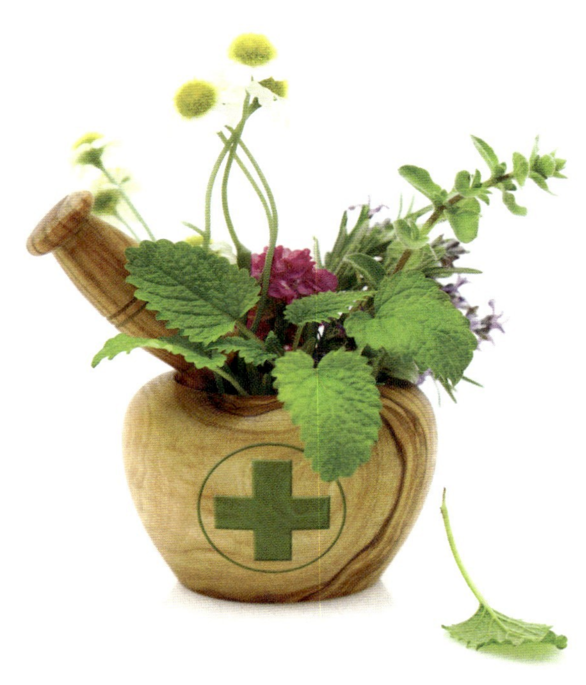

（本章编者：于 瑾、张 淑、朱莎莎、郑 一）

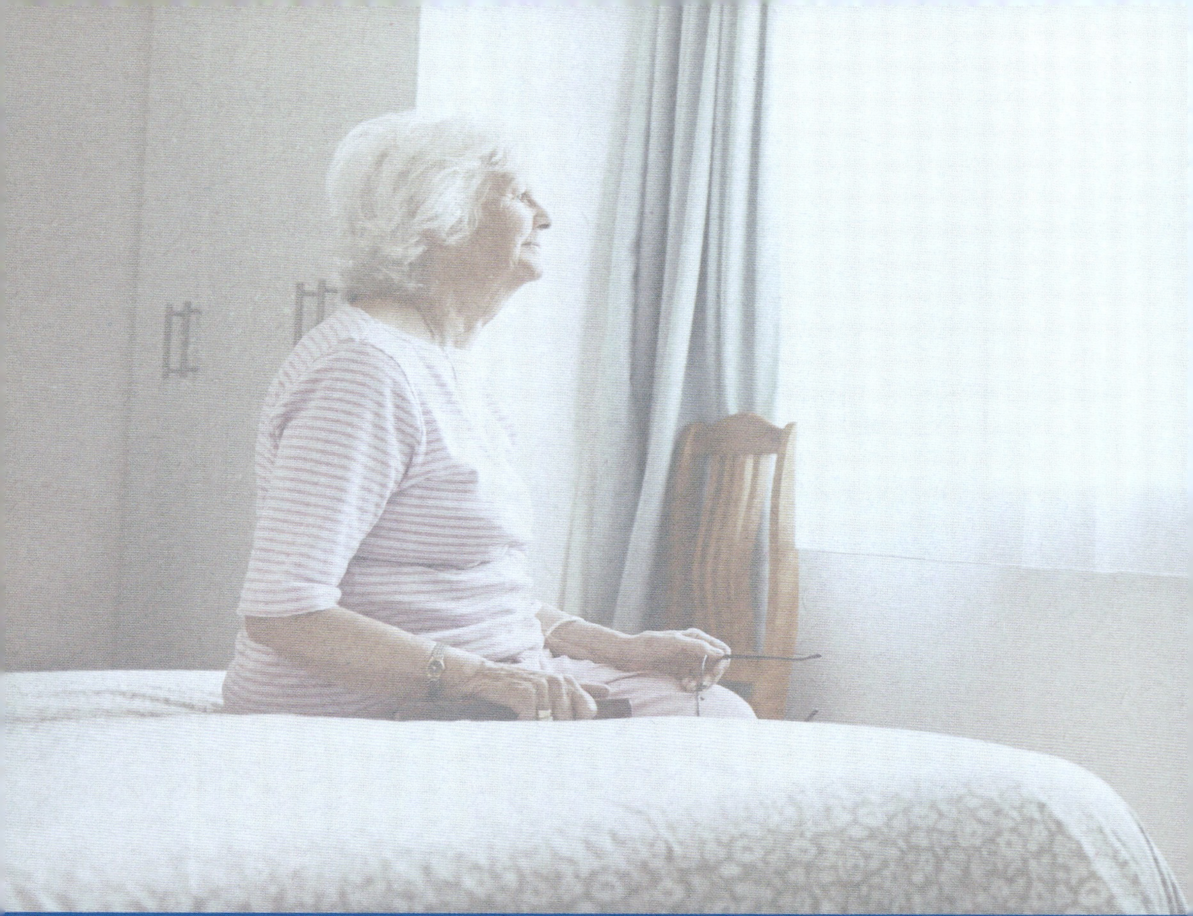

CHIDAI

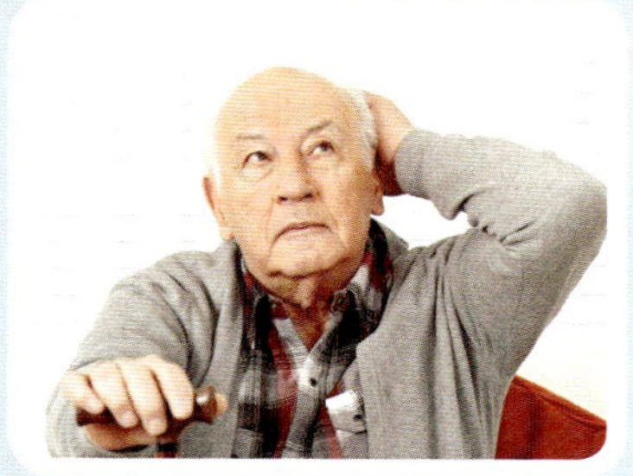

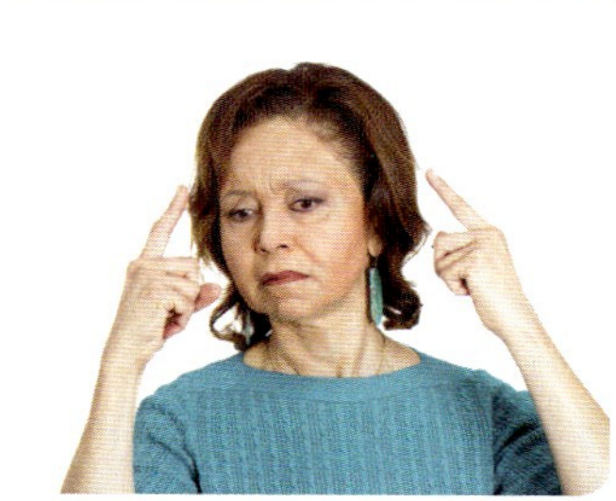

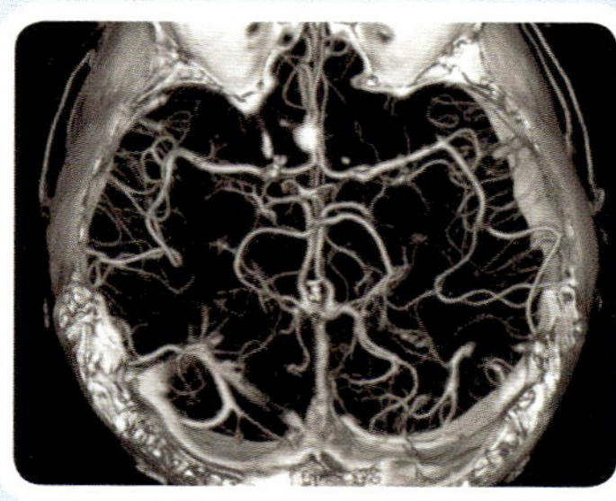

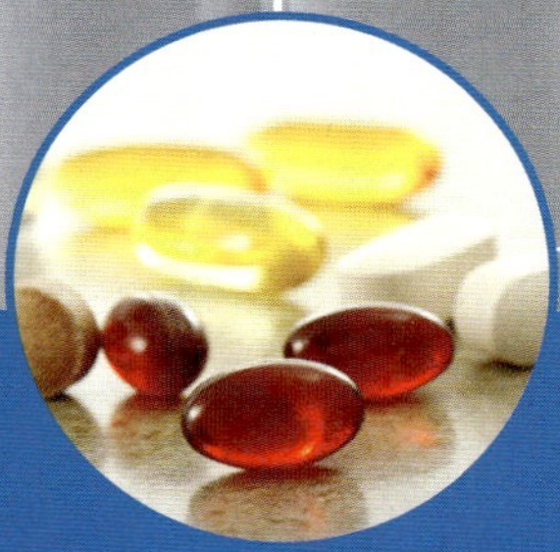

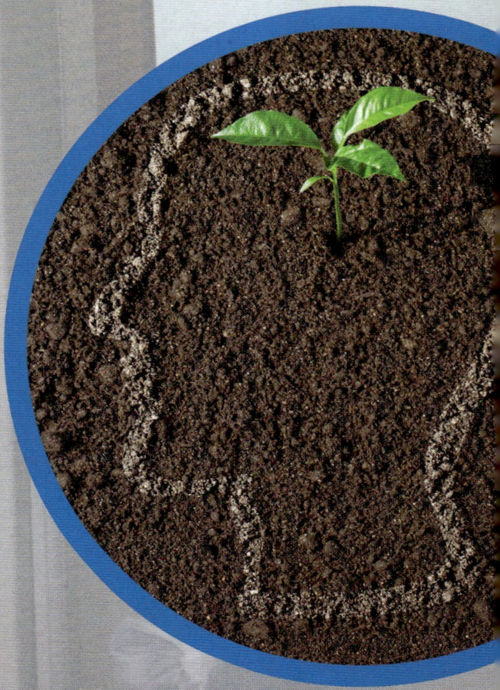

痴　呆

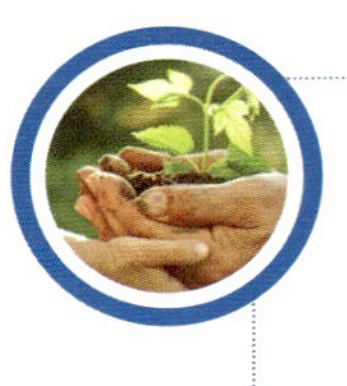

关于痴呆的基础知识

什么是阿尔茨海默病

阿尔茨海默病又称老年性痴呆，是一种原发性退行性脑病，即在不知不觉中出现记忆、思维、分析判断、视空间辨认、情绪等方面的异常。患者表现为忘记最近发生的事情，记不起熟人的名字。随着病情发展，患者可能连家人都不认识。他们不仅不能与人交流、阅读与写作，而且连刷牙、梳头这种小事都不能自理。之后，他们可能变得非常焦躁、富有攻击性，离家走失，完全失去自理能力。

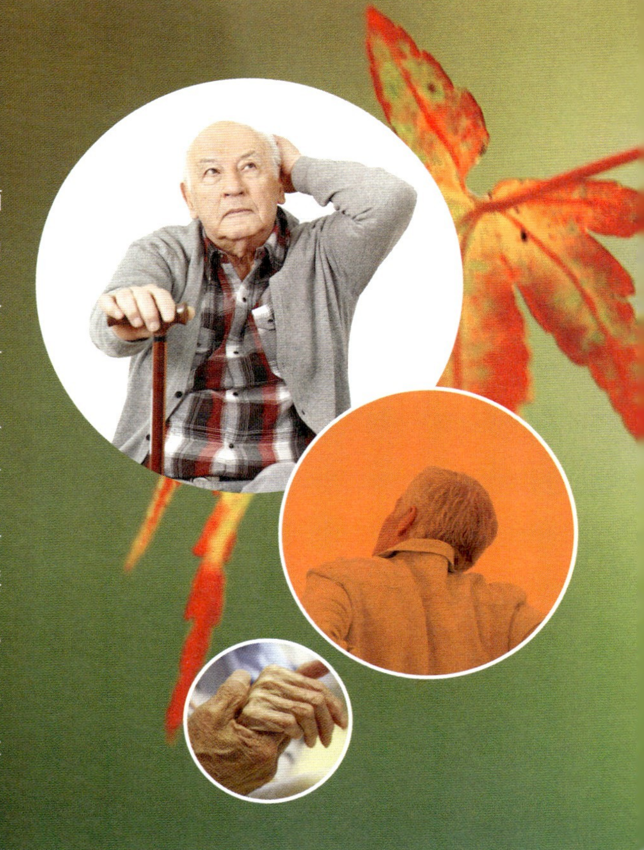

如何早期发现阿尔茨海默病

阿尔茨海默病最初的征兆就是失忆。人入中年，看看你最近是不是特别爱忘事？如果只是偶尔忘了但事后能慢慢回忆起来，这是正常现象。但如果经常忘事，且有些事刻意去记还会忘，事后还想不起来，甚至影响了工作和生活，那最好到医院做个检查。伴随着“失忆”，还有一些很明显的征兆，如果发现下列十大早期症状中的数个，则有可能已患上阿尔茨海默病，应及早经专科医生筛查。

(1) 容易忘记最近发生的事情，影响工作能力。

(2) 执行熟悉的工作亦感到困难。

(3) 语言表达或理解有困难。

(4) 对时间、方位及人物感到混乱。

(5) 判断力减退。

(6) 思考、计算方面有困难。

(7) 随处乱放东西。

(8) 情绪、行为变得变幻无常。

(9) 性格转变。

(10) 失去做事的主动性。

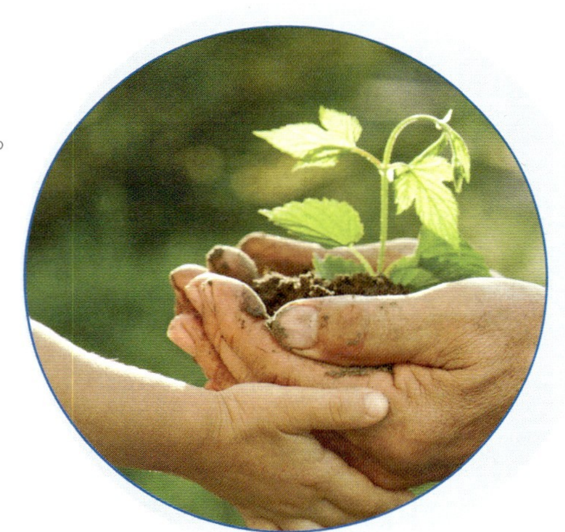

什么人更易患上阿尔茨海默病

最新的日本一份研究认为退休后易得阿尔茨海默病的人有下列几种。

(1) 对年节送礼馈赠非常热心。

(2) 对上司绝对服从、对下属相当严厉。

(3) 喜欢将部下的功劳归己，将自己的失败归人。

(4) 假日与家人外出时习惯穿西装打领带。

(5) 对演艺界绯闻或家人闲聊话题完全摸不着边。

(6)不善闲谈、不会说笑话、缺乏幽默感。

(7)一点也不觉得猫、狗等小动物可爱。

(8)不被同事或部下喜欢。

(9)对同事或朋友的升迁反应过敏。

(10)对音乐、电影毫无兴趣，并且对玩电子游戏嗤之以鼻。

(11)生活步调相当固定，每天走过的街道几乎一成不变。

九成以上的阿尔茨海默病都是属于脑机能的“老化、废用型痴呆”，多数患者整天横躺在电视前面看电视，生活中缺少朋友、不喜欢去人多的场所，也无种植花草等兴趣。

如何预防阿尔茨海默病

(1)保证良好的睡眠可缓解阿尔茨海默病症状。

(2)保持一颗童心、一份好奇心可预防阿尔茨海默病。

(3)老年人尝试用左手吃饭刷牙可防阿尔茨海默病。

(4)研究称补充维生素E可降低患阿尔茨海默病风险。

(5)经常的户外活动有助减少患阿尔茨海默病症风险。

(6)保持精神愉快减少患阿尔茨海默病症风险。

(7)坚持学习新知识，保持与社会广泛的接触，减少患阿尔茨海默病的风险。

总是健忘，是不是就是患阿尔茨海默病了

抱怨记忆力不好在生活中很常见，是不是只要是觉得记忆力不好，就是阿尔茨海默病呢？当然不是！阿尔茨海默病患者的遗忘是不光忘记了事件的细节，而且是忘记了事件本身。他们不光有记忆力的问题，还会伴有其他认知能力的变化，包括对时间空间的判断力、语言能力等。

记忆力下降相当苦恼

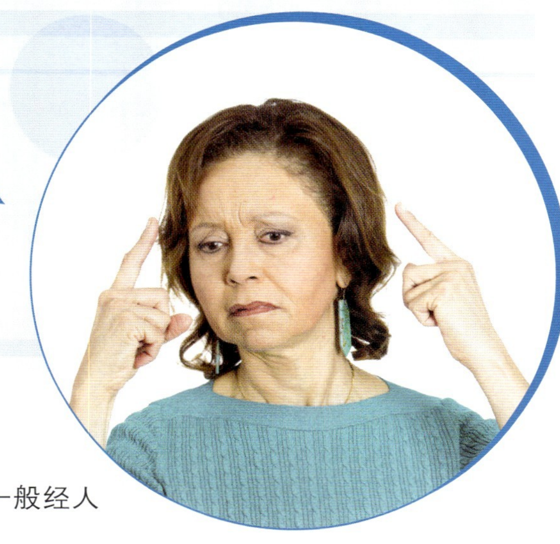

一般健忘表现为：

(1)只是遗忘事情的某一部分，一般经人提醒就会想起。

(2)对时间、地点、人物关系和周围环境的认知能力丝毫未减。

(3)日常生活可以自理。

(4)对记忆力下降相当苦恼，为了不致误事，常记个备忘录。

而阿尔茨海默病患者健忘的特征为：

(1)即使经过反复的提醒也回忆不起来发生过的事。

(2)严重者丧失了识别周围环境的能力，不知身在何处。

(3)会逐渐丧失生活自理能力。

(4)思维变得越来越迟钝，语言越来越贫乏。

什么是假性痴呆

通常指的是抑郁性痴呆，或称为抑郁性痴呆综合征。抑郁发作时，患者思维迟缓，联想困难，反应迟钝，主动言语少，情绪低落，表情呆板，兴趣减退，动作减少，生活疏懒，尤其是严重抑郁发作时，酷似“痴呆”，但并非真正的痴呆。一般可从以下10个方面识别假性痴呆：

（1）既往有抑郁症或躁狂症病史。

（2）目前主要表现为情绪抑郁。

（3）多在不良生活事件影响下急性起病。

（4）痴呆可逆，可完全恢复正常。

（5）一般无记忆力、智能障碍，有的抑郁症患者回答问题缓慢，或不回答，动作迟钝。

（6）病情有早上重、夜晚轻变化的特点。

（7）病程呈发作性，抑郁症不发作时则完全正常。

（8）有近似回答现象：回答结果不正确，但回答内容与提问内容近似。

（9）无相应的躯体、神经系统体征及实验室检查阳性结果。

（10）抗抑郁治疗效果好。

什么是血管性痴呆

由脑血管病所致的痴呆叫血管性痴呆（vascular dementia）。痴呆可发生于多次脑血管病后，个别人也可发生在一次严重中风后。

由于患者颅内小动脉普遍有管壁增厚和管腔狭窄，并产生血管的微栓塞，故经常可出现短暂性脑缺血发作、脑梗死等，遗留下神经系统的局灶体征如偏瘫、失语。血管性痴呆多发生于50岁左右，男女均可发病，具体表现为患者智能减退日趋严重，记忆力下降。症状时轻时重，波动起伏，自知力和人格在早、中期仍能保持完整，因此有“血管相关认知功能障碍”之称。而老年性精神病在早期即有人格破裂，这一点可与前者相鉴别。

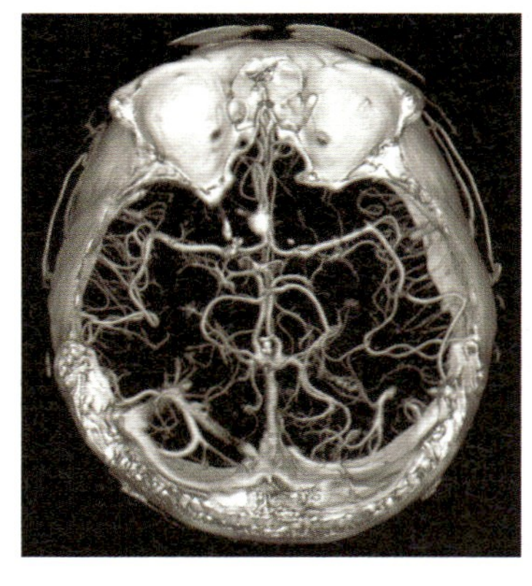

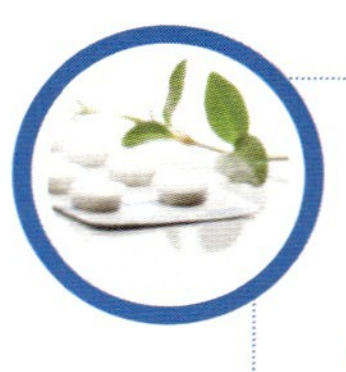

阿尔茨海默病药物治疗

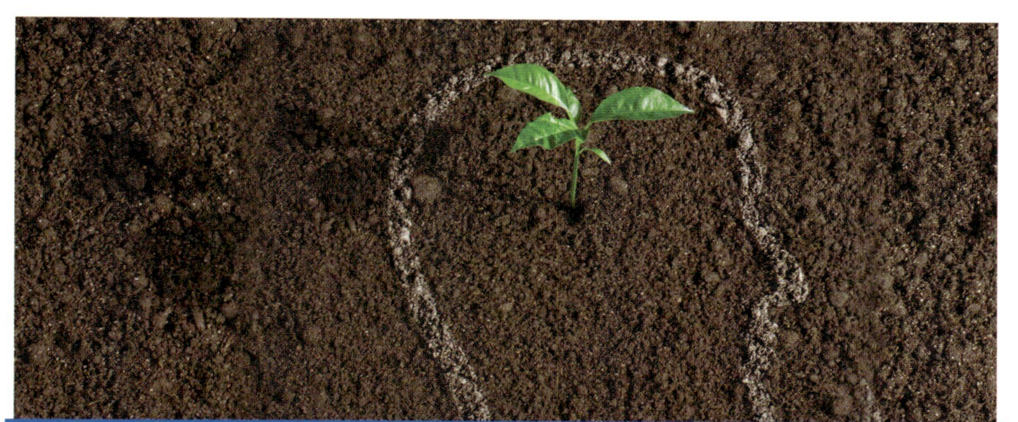

什么是阿尔茨海默病药物治疗的3个原则

（1）用药时应从小剂量开始，小剂量增加，剂量增加的间隔时间相对要长。

（2）注意多种疾病及各种药物间的相互作用可能影响患者的血浆结合、代谢和排泄。

（3）应尽量避免多种药物联用。药物的某些不良反应可能给阿尔茨海默病患者带来很不利的影响，如：抗胆碱能药物不良反应可能给同时患有心血管疾病、前列腺或膀胱疾病以及其他躯体病的老年人带来较为不利的作用。

目前治疗阿尔茨海默病的药物主要有哪些

（1）乙酰胆碱酯酶抑制剂，如多奈哌齐、重酒石酸卡巴拉汀、加兰他敏、石杉碱甲等。

（2）谷氨酸受体调节剂，如盐酸美金刚（易倍申）。

（3）脑循环改善剂，如都可喜、银杏叶制剂、尼麦角林等。

（4）γ-氨基丁酸类促智药，如吡拉西坦、奥拉西坦、茴拉西坦等。

（5）多肽类促智药，如施普善、脑复活等。

（6）钙离子拮抗剂，如尼莫地平、氟桂利嗪等。

（7）抗氧化性药物，如维生素E（vitamin E）、褪黑激素（melatonin MT）等。

（8）抗炎药物，如布洛芬、耐普生等。

（9）他汀类，如辛伐他汀。

（10）β-淀粉样蛋白疫苗，如AN-1792。

（11）神经营养性因子，神经生长因子（NGF）、神经节苷脂。

（12）其他：金属螯合剂、雌激素等。

服用多奈哌齐（安理申）应注意什么

（1）多奈哌齐主要用于治疗轻中度阿尔茨海默病。没有明显的外周胆碱能作用，不良反应较小。

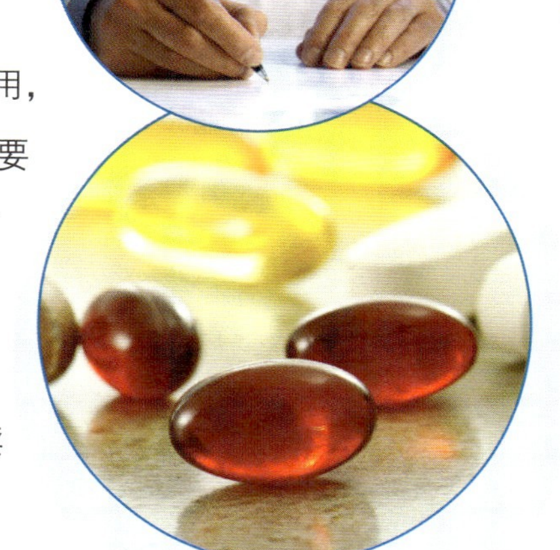

（2）服药方法：每天5毫克或10毫克，晚上睡前服，以减少胃肠道的不适等症状，但对失眠的患者则建议白天服药。建议最初4~6周服用5毫克/日，然后加量至10毫克/日，以减少不良反应的发生。

（3）多奈哌齐的主要不良反应是胆碱能作用，表现为腹部不适、恶心、呕吐、腹泻、厌食等，主要在剂量快速增加时容易产生，其他不良反应还有失眠、疲乏、肌痉挛、头晕、头痛，除恶心、呕吐可达中度外，大部分不良反应均短暂且轻微，通常是一过性的，多发生在治疗的前3周之内，持续1~2天，无须停药或调整剂量，继续服药可缓解。

服用重酒石酸卡巴拉汀（艾斯能）应注意什么

（1）重酒石酸卡巴拉汀可用于治疗轻、中、重度各期的阿尔茨海默病，对治疗合并有血管危险因素的阿尔茨海默病患者的疗效更明显，能够有效提高患者的认知功能、日常活动能力及改善精神症状，且耐受性较好。

（2）服用方法：重酒石酸卡巴拉汀的推荐起始剂量是2次/日，1.5毫克/次，前4周为剂量调整期，根据患者耐受性确定患者能耐受的最高剂量，每个剂量水平治疗至少应持续2周，推荐的最大剂量是2次/日，6毫克/次。维持服药期间不需要调整剂量。重酒石酸卡巴拉汀应当每日随早餐和晚餐一起服用，应将整个胶囊吞服。治疗期间若因不良反应停药，在重新服药时应将用药量减至前一个低剂量水平，甚至更低剂量水平。初始服用时应注意监测肝肾功能。

服用加兰他敏应注意什么

（1）加兰他敏主要用于治疗轻中度阿尔茨海默病。没有肝毒性，不与蛋白质结合，不受进食和同时服药的影响。

（2）服用方法：一日2次，建议与早餐及晚餐同服。起始剂量：推荐剂量为一次4毫克，一日2次，服用4周。初始维持剂量为一次8毫克，一日2次，此剂量下，患者至少维持4周。临床最高推荐剂量，一次12毫克，一日2次。此外，也有部分药品说明建议每天服用4次，建议详细遵循医嘱。

（3）不良反应主要为胆碱能性的，如恶心、呕吐、腹泻等胃肠道反应，以治疗开始的2~3周多见，以后逐渐消失。

服用石杉碱甲片应注意什么

（1）石杉碱甲片可有效地治疗中老年人记忆力减退和各种类型的轻度阿尔茨海默病。

（2）服药方法：通常2次/日，100~200微克 /次，但每日服用量不超过450微克。

（3）石杉碱甲片的不良反应主要为恶心、呕吐、厌食、胃肠道不适、腹泻等消化道症状，以及头晕、乏力、兴奋、失眠等反应，一般可自行消失。反应明显时减量或停药则可缓解、消失。

胆碱酯酶抑制剂与哪些药物不能同时使用

(1)苯巴比妥、卡马西平、利福平、苯妥英钠等可减少多奈哌齐药物浓度。

(2)氟西汀、西咪替丁、奎尼丁、酮康唑、红霉素等可增加多奈哌齐药物浓度。

哪些患者不适合使用胆碱酯酶抑制剂

(1)有溃疡病史患者,合用非甾体抗炎药患者。

(2)癫痫。

(3)病态窦房结综合征,心脏传导阻滞,合用β-受体阻断剂或地高辛的患者。

(4)有哮喘病史患者,阻塞性肺病史患者,尿潴留者。

服用盐酸美金刚片(易倍申)应注意什么

(1)盐酸美金刚片治疗中、重度阿尔茨海默病。

(2)服药方法:成人每日最大剂量20毫克。在治疗的前3周应按每周递增5毫克剂量的方法逐渐达到维持剂量。具体治疗方法是:治疗第一周的剂量为每日5毫克(半片,晨服),第二周每天10毫克(每次半片,每日2次),第三周每天15毫克(早上服1片,下午服半片),第4周开始服用推荐的维持剂量每天20毫克(每次1片,每日2次)。美金刚片剂可空腹服用,也可随食物同服。

(3)常见不良反应(发生率低于2%):有幻觉、意识混沌、头晕、头痛和疲倦。少见的不良反应(发生率为0.1%~1%)有焦虑、肌张力增高、呕吐、膀胱炎和性欲增加。不良反应一般较轻,停药后大多可迅速消失。

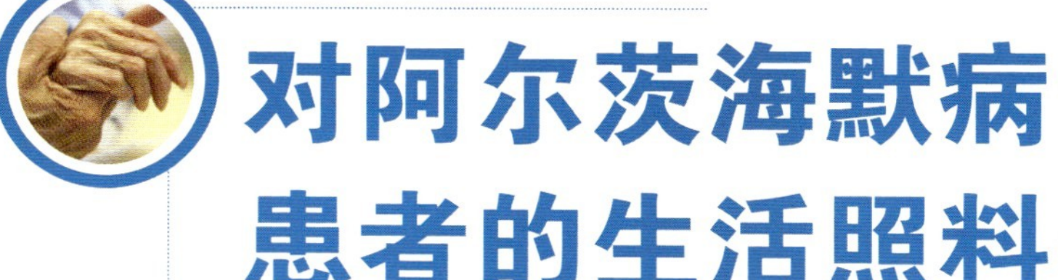

对阿尔茨海默病患者的生活照料

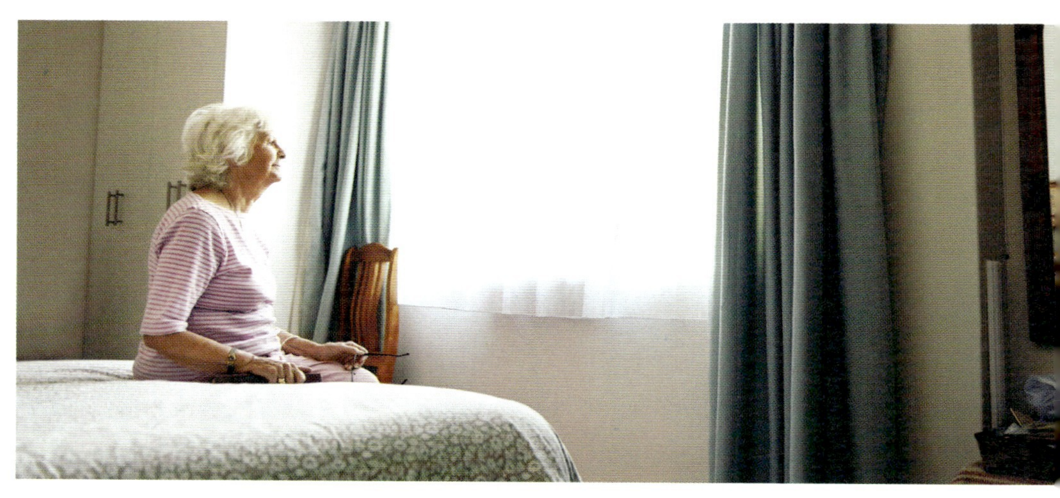

阿尔茨海默病患者的睡眠障碍有何特点

阿尔茨海默病患者睡眠障碍表现为入睡困难、晨间早醒、睡眠维持能力明显下降、睡眠中频繁出现觉醒、睡眠呈片段性。由于夜间的睡眠破坏，导致日间瞌睡或过度睡眠。患者睡眠紊乱特征性表现为日落综合征，即多于傍晚或深夜出现神志恍惚或意识模糊、梦游、焦急，不安、激惹与好斗，严重者出现谵妄。睡眠失常一般见于阿尔茨海默病发生后，日落综合征常见于阿尔茨海默病后期，并可呈间歇性发作。

如何处理阿尔茨海默病患者的睡眠障碍

（1）治疗阿尔茨海默病患者的睡眠障碍是为了减少或减轻失眠、易醒和夜间意识模糊的发生次数或程度，以增加患者的舒适，减轻家属和照料者的麻烦。

（2）阿尔茨海默病患者中睡眠障碍是常见的，但并不都需用药物治疗。如果失眠对患者和他人无明显影响，则不必药物治疗，可允许患者白天睡觉和晚上醒来。

（3）药品的选择一般是根据除睡眠障碍外是否还存在其他症状而定，例如：如果患者同时有精神病性症状和睡眠障碍，一般在睡前给予抗精神病药，如使用小剂量利培酮、奥氮平、奎硫平等，以控制激惹、攻击行为等精神症状，但不能长期应用；如果抑郁和睡眠障碍并存，可在睡前给予具有镇静作用的抗抑郁药；当焦虑症状突出时可选用苯二氮卓类，如劳拉西泮。

（4）阿尔茨海默病相关性睡眠障碍患者的治疗应当尽量避免使用长效苯二氮卓类药物，否则可能加重精神错乱与认知功能障碍。

（5）褪黑素对于治疗阿尔茨海默病相关性睡眠障碍患者的睡眠节律失调疗效良好。每日睡前2小时服用，普通释放型或控释型褪黑素1毫克，能够有效地改善痴呆相关性睡眠障碍患者的睡眠主诉，表现为睡眠潜伏期缩短、睡眠中觉醒次数减少、睡眠效率与睡眠质量提高。

如何帮助阿尔茨海默病患者穿衣

（1）先将衣服按顺序准备好或先替他搭配好整套衣服，让他一件一件穿上。

（2）避免穿那些有太多纽扣或纽扣较复杂的衣服。

（3）鼓励患者尽量维持能自己独立穿脱衣服的习惯。

（4）必要的时候可以重复教导患者如何穿衣。

（5）穿防滑塑胶鞋底的鞋子。

如何帮助阿尔茨海默病患者上厕所

(1) 制订上厕所的时间表，以提醒患者上厕所的时间。

(2) 在厕所的门上用较大的字体加以标示并用醒目的颜色来显示。

(3) 始终开着厕所的门，这样患者容易找到厕所在哪里。

(4) 确定上厕所时患者的衣服是容易穿脱的。

(5) 晚上睡觉前限制患者的饮水量。

(6) 在床旁准备便盆及尿盆等，以备不时之需。

(7) 向医护人员或其他专家咨询以获得专业指导。

如何帮助阿尔茨海默病患者洗澡

(1) 尝试制造个轻松且愉快的洗澡情景。

(2) 淋浴通常比盆浴简单。

(3) 尽量简化所需的清洁步骤。

(4) 如果患者拒绝洗澡，当时不要强迫他，可以稍后再尝试一次。

(5) 当洗澡过程中患者出现局促不安时，可能需要暂停或停止洗澡。

(6) 需要有些稳固的安全设备，例如：安全扶手、止滑垫或是安全座椅等。

(7) 如果您处理不好这样的事情可以让其他的人来做。

如何帮助阿尔茨海默病患者吃饭

(1) 准备些容易拿在手上，让患者吃起来容易并且不会弄脏自己的食物。

(2) 将食物切割成小块，预防患者噎食。

(3) 提醒患者吃得慢点。

(4) 注意食物或汤汁不要太热，以防造成患者口腔烫伤。

(5)当患者出现吞咽困难时，必须寻求医师或职业治疗师的协助。

(6)尽量维持患者独立进食的能力。

阿尔茨海默病患者自己遗失物品反而指责别人偷窃，怎么办

(1)到患者最喜欢藏东西的地方找找看。

(2)将重要的东西多制作几份留着备用，例如钥匙。

(3)在您倒垃圾以前，先检查下垃圾桶，看看是否有重要物品被丢弃在里面。

(4)面对患者的无端指责，您的态度要温和，不要争执。

(5)当患者认为“丢失”东西时，您可以认同他的想法并与他一起寻找。

如何防止阿尔茨海默病患者走失

(1)让患者随身携带身份文件和联系方式，佩戴防走失“黄手环”。

(2)确定患者在家中是安全的，确保患者在没有经过同意下不能离开住处。

(3)当患者走失被寻获时，不要表露出生气的情绪，语气要平和，透露出接受与关爱。

(4)随时准备着患者最近期的相片，以便患者走失后可以顺利寻回。

(本章编者：于　瑾、李　华、卜甜甜、陈阿楠)

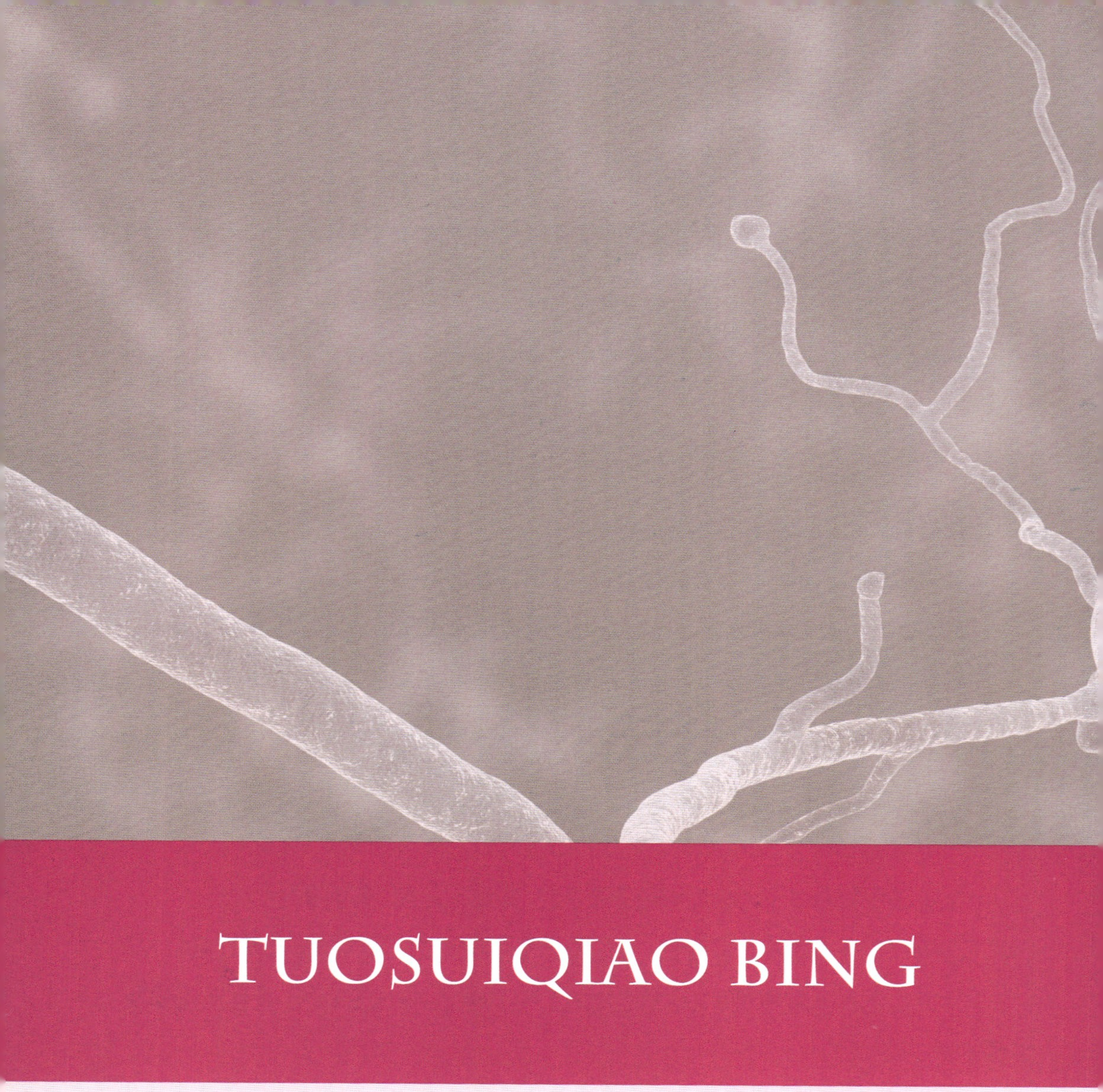

TUOSUIQIAO BING

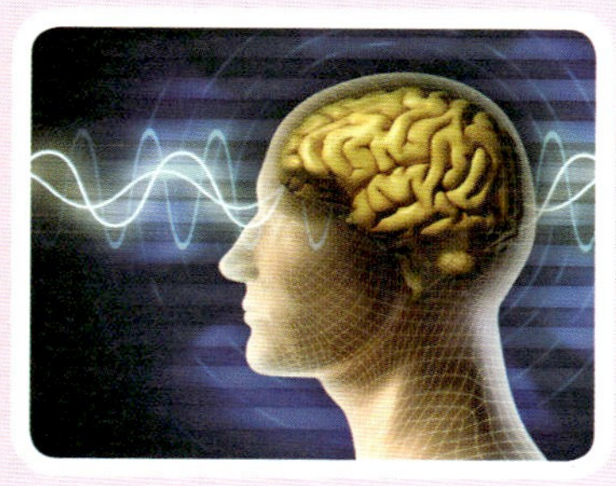

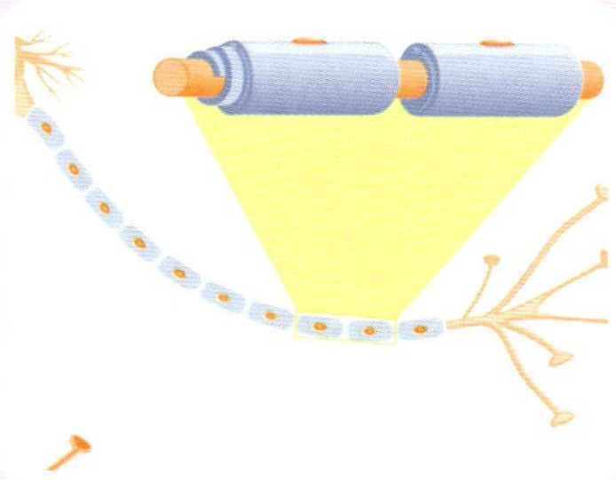

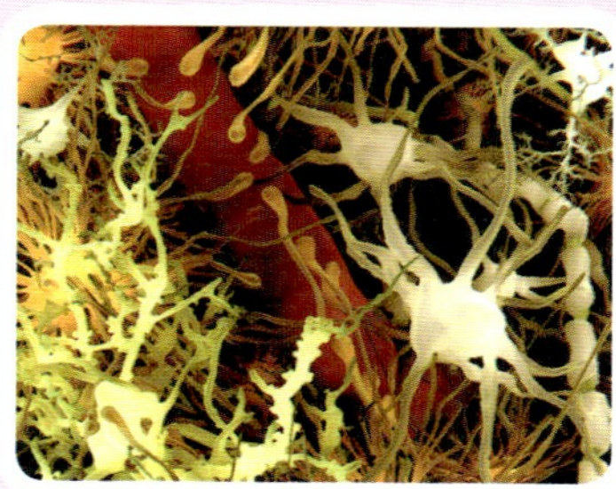

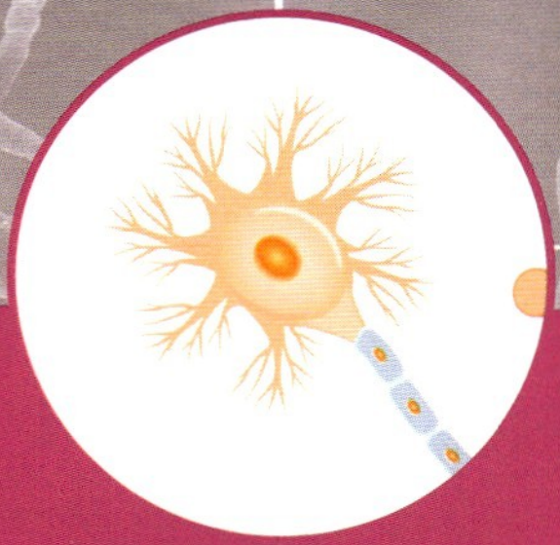

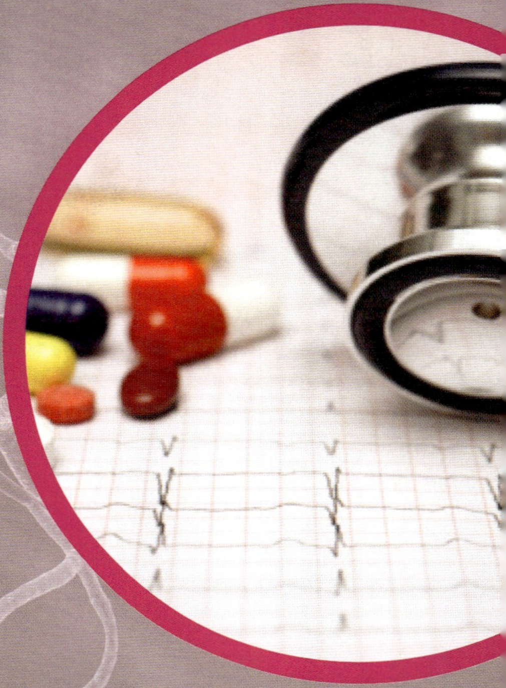

脱髓鞘病

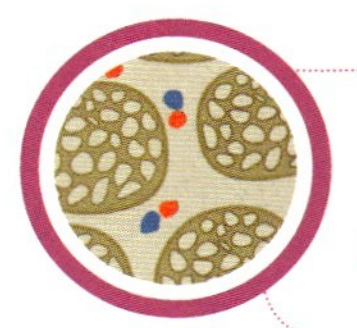

脱髓鞘病的基础知识

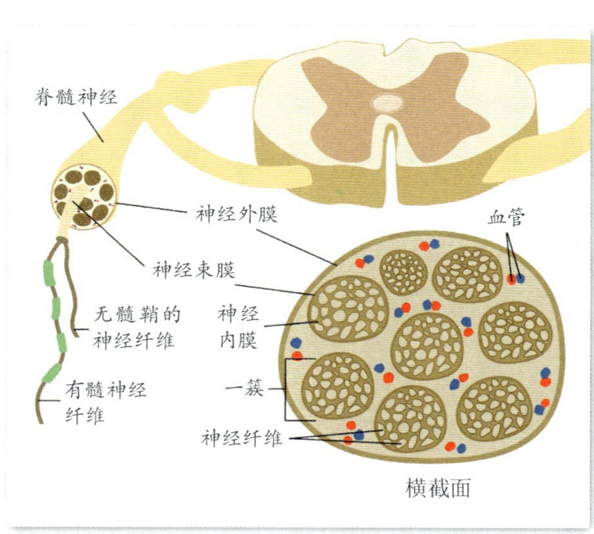

什么是髓鞘

有髓鞘神经纤维犹如一根电线一样，铜芯外面包裹着一层绝缘材料，铜芯就是神经纤维的轴索，而那层绝缘材料就是髓鞘。髓鞘由髓鞘细胞构成。髓鞘既保护轴索又具有对神经冲动的绝缘作用，可加速神经冲动的传导。髓鞘厚的纤维冲动传导快。在髓鞘遭到破坏时，传导速度减慢。

什么是脱髓鞘病

以神经髓鞘脱失为主要改变或始发病变，而轴索、胞体和神经胶质受损相对较轻的一组神经系统疾病称为脱髓鞘病。通俗地说，就是“电线外面的那层绝缘材料皮掉了”。该病可发生于中枢神经系统或周围神经系统。

何为髓鞘形成障碍型脱髓鞘疾病

脱髓鞘疾病分为两组，即髓鞘形成障碍型和髓鞘破坏型。髓鞘形成障碍型脱髓鞘疾病，是遗传代谢缺陷引起的髓鞘形成障碍，主要包括髓鞘脂质合成代谢异常引起的白质营养不良等疾病，如异染性白质脑病、脑白质海绵样变性、肾上腺白质营养不良等。

何为髓鞘破坏型脱髓鞘病

髓鞘破坏型脱髓鞘疾病是后天获得的脱髓鞘疾病，病因包括：①免疫介导髓鞘破坏，如急性播散性脑脊髓炎、多发性硬化、急性感染性多发性神经根神经炎（吉兰–巴雷综合征，也称为格林–巴利综合征，即GBS）；②病毒感染，如进行性多灶性白质脑炎、亚急性硬化性全脑炎；③营养障碍，如脑桥中央型髓鞘溶解症；④缺氧，如迟发性缺氧后脱髓鞘脑病、进行性皮质下缺血性脑病。一般临床上诊断脱髓鞘疾病时多指免疫介导的脱髓鞘疾病。

免疫介导的髓鞘破坏型脱髓鞘疾病包含哪几类

以髓鞘或髓鞘细胞为靶器官，通过超敏反应而发病的神经系统自身免疫病，包括吉兰–巴雷综合征、多发性硬化、急性播散性脑脊髓炎、弥漫性硬化、同心圆性硬化等。吉兰–巴雷综合征在中国多见。急性播散性脑脊髓炎在中国散发性脑炎中也是常见的疾病。多发性硬化在北美、北欧的高加索人种极为多见。

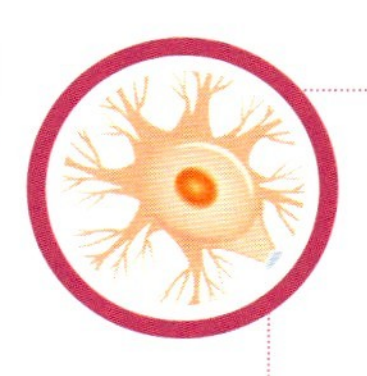

常见的脱髓鞘疾病

吉兰-巴雷综合征有哪些特点

（1）为急性起病的周围神经炎性、节段性脱髓鞘疾病。

（2）多发病于儿童及青年，男性与女性之比约为2∶1，可全年散发，但夏季较为多见。

（3）多数患者有感冒、腹泻或其他感染史。

（4）本病以四肢对称性远端无力伴有感觉障碍为主要临床表现，呈“手套袜套”样，约半数患者可合并以运动障碍为主的单侧或双侧多发性颅神经麻痹。严重的病例可发生吞咽、排痰困难及呼吸肌瘫痪，甚至窒息死亡。

（5）脑脊液呈现蛋白细胞分离现象（脑脊液中白细胞正常或略高而蛋白质显著增高）是本病的一个突出表现。

（6）肌电图发现神经冲动传导速度减慢及 F反射延缓。

（7）本病预后较好。若能平安度过急性期，特别是危重患者能保持呼吸道通畅，维持呼吸功能，防治肺部感染等并发症，则多能治愈。个别患者可死于自主神经障碍所引起的心脏骤停。在少数病例肢体残留运动障碍及肌肉萎缩。

（8）治疗上广泛地认为皮质类固醇激素及大剂量免疫球蛋白治疗有一定的效果，对于危重症患者可给予血浆置换。

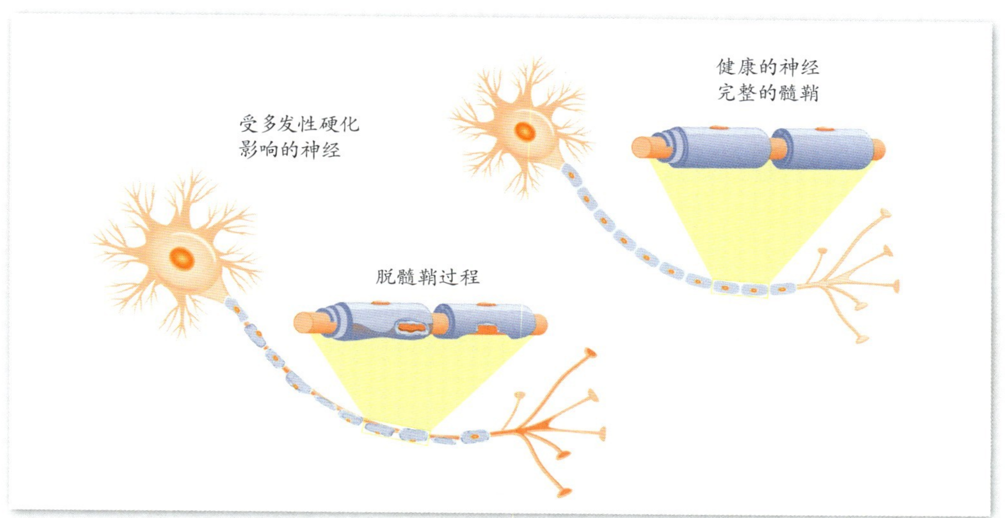

慢性吉兰-巴雷综合征有哪些特点

（1）又称为慢性炎性脱髓鞘性多发神经病。

（2）一般临床特征类似急性吉兰-巴雷综合征，但病程迁延，超过3个月，且可发生缓解和复发，可急性或缓慢起病。

（3）由于髓鞘反复脱失、再生而形成洋葱头样髓鞘病理改变。

（4）脑脊液蛋白质升高较急性者更为突出，随病情的好转而有下降的趋势。

（5）皮质类固醇治疗效果显著，为避免复发，需服维持量。早期诊断和治疗可防止严重的后遗症。

急性播散性脑脊髓炎病因有哪些

（1）可见于疫苗接种后（称为接种后脑脊髓炎），如见于狂犬疫苗接种后。

（2）也可见于感染后（称为感染后脑脊髓炎），以发生于病毒感染后为多见，尤见于儿童发疹性病毒疾病，如麻疹、流行性腮腺炎、水痘，病前有上呼吸道感染者也不少见。

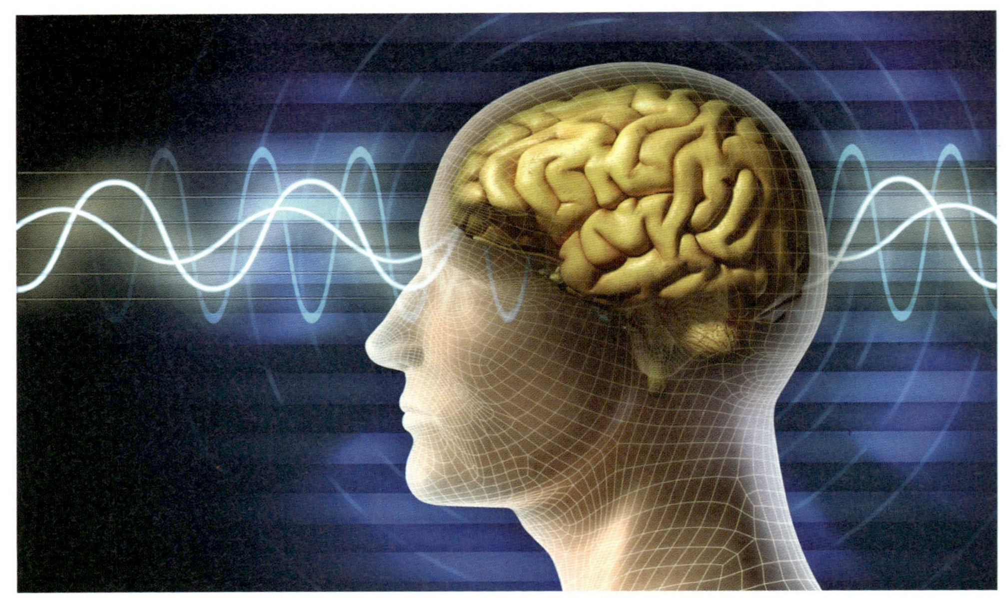

怀疑急性播散性脑脊髓炎可做哪些检查

（1）脑脊液检查细胞、蛋白质可轻或中度升高，可发现寡克隆区带，部分患者也可正常。

（2）脑电图检查可出现广泛性中度以上异常。

（3）CT可显示主要位于脑白质的弥散性多灶性大片状或斑片状低密度区，MRI显示更加清楚，病变可累及丘脑，这也是与多发性硬化的鉴别依据之一。

什么是多发性硬化

多发性硬化是一种中枢神经系统白质炎性脱髓鞘为主的自身免疫性疾病。多发性硬化的发病机制是中枢神经系统产生大小不一的块状髓鞘脱失而产生症状。所谓“硬化”指的是这些髓鞘脱失的区域因为组织修复的过程中产生的疤痕组织而变硬。这些硬块可能会有好几个，随着时间的进展，新的硬块也可能出现，所以称作

“多发性”。 该病在青、中年多见，女性多于男性。临床特点是病灶分布广泛，病程常表现为症状缓解复发。病变具体可位于大脑、视神经、脊髓、脑干和小脑。

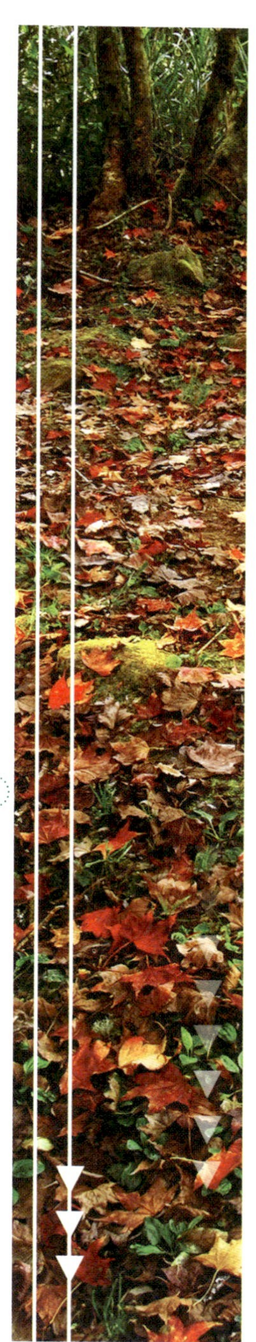

视神经脊髓炎有哪些特点

又称德维克氏病，本病在我国较多见，男女均可患病，以青中年患者为主，同时或相继累及视神经和脊髓的炎性脱髓鞘疾病。以前认为其为多发性硬化的一个变异性，现在认为其可能为一独立疾病。与多发性硬化不同的是，视神经脊髓炎患者多有视力的改变，可于脊髓改变之前或之后出现。诊断视神经脊髓炎的特异指标是检查脑脊液水通道蛋白-4阳性。

与多发性硬化有关的病毒有哪些

一般认为多发性硬化是一种自体免疫疾病，也就是说免疫系统错把髓鞘当成外来物质而加以破坏。个人体质或病毒都有可能促成这种免疫反应。有些证据表明，它是病毒慢性感染引起的，使对神经起绝缘作用的髓鞘受到损害，导致脑和脊髓的神经束产生错误的神经传导。可能的促成多发性硬化的病毒有：人类疱疹病毒-6、内源性反转录病毒、单纯疱疹病毒、水痘带状疱疹病毒、巨细胞病毒、犬瘟热病毒、麻疹病毒、JC病毒、风疹病毒、流行性腮腺炎病毒、冠状病毒、博纳病毒、马立克氏病毒等，但至今仍不能明确其中哪一种病毒为致病病毒。

怀疑多发性硬化应做哪些检查

(1)腰椎穿刺：脑脊液(CSF)检查。

(2)电生理学检查：①视觉诱发电位。②脑干听觉诱发电位。③体感诱发电位。

(3)影像学：MRI可见病损部位有斑块异常信号。磁共振等功能成像对多发性硬化的敏感性更强。

多发性硬化是否会遗传

人群、家族、孪生子对照研究提示，多发性硬化具有基因易感性。如果双亲之一患多发性硬化，下一代患该病的发生率推测在2%~3%。单卵双生的双胞胎中若有一人患病，则另一人患病的概率为25%左右。双卵双生的双胞胎中一人患病，另一人患病概率为4%左右，与非双胞胎的同胞相同。普通人群的发病率为0.3%。所以，整体上说，多发性硬化家族中下一代发病的危险性高于普通人群。但是，这并不意味着子代肯定发病，因为环境因素也影响发病。此外，在患病的亲属间症状的严重程度及疾病进展方式是不一样的。

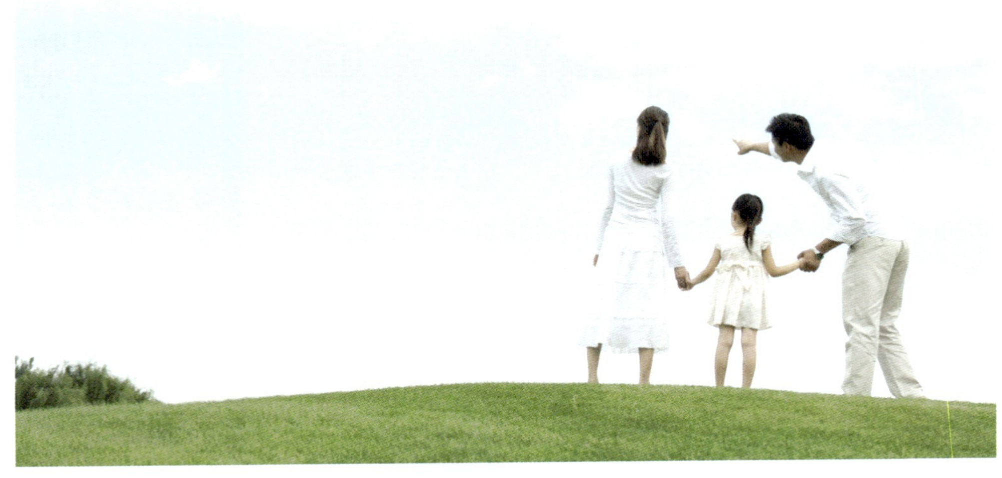

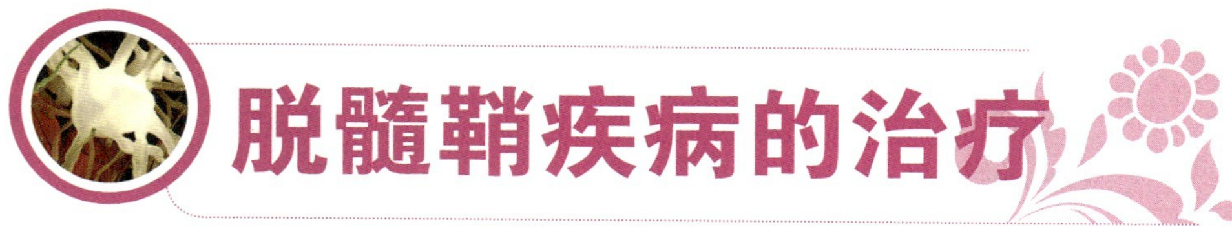

脱髓鞘疾病的治疗

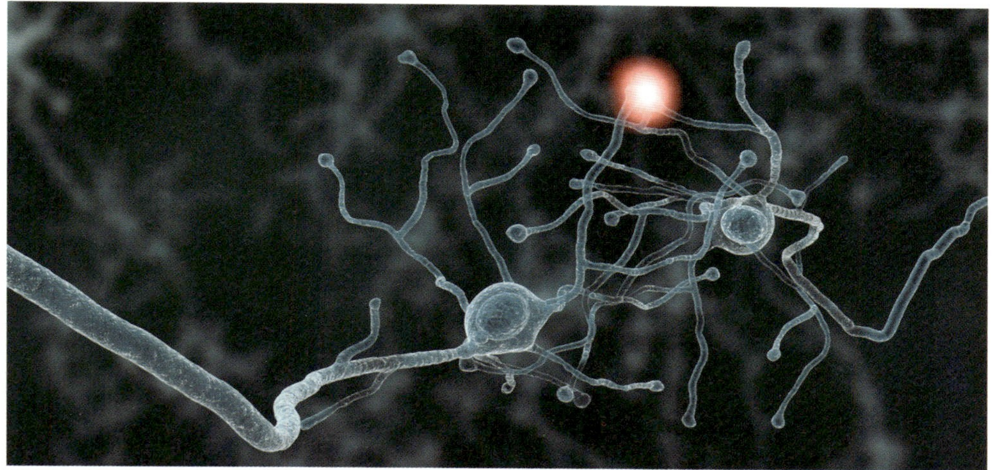

多发硬化的急性期如何治疗

（1）皮质类固醇，机制主要为免疫抑制，抑制炎性细胞浸润，减轻病灶水肿、减少抗体形成和稳定细胞膜等作用。研究表明激素可缩短急性期病程，但对整体疾病不会有预防和减少复发作用。建议总的使用时间不超过1个月。

（2）大剂量人免疫球蛋白冲击治疗，机制为竞争拮抗抗体并促进髓鞘再生，但尚无有力证据表明其可预防或减少复发。推荐0.4克/千克·日，连续冲击5天，1个月后可重复使用。

（3）血浆置换，有利于重症或对激素无效患者。作用机制为滤过异常抗原、抗体。

皮质类固醇激素的不良反应是什么

(1)大剂量、短疗程应用的常见不良反应是失眠及精神症状(欣快、焦虑,少数发生急性精神病)。

(2)糖耐量下降可能掩盖糖尿病。

(3)急性骨坏死是一种严重但罕见的特殊并发症。

(4)消化道溃疡是由于皮质类固醇激素治疗本身还是疾病伴发的应激反应引起的,目前还不清楚。

(5)长期应用还有其他不良反应,包括白内障、骨质疏松、食欲增加、体重增加、近端肌病、库兴综合征样症状、高血压、糖尿病、皮肤改变、消化不良,不常见的还有黏膜溃疡及胰腺炎。

因此对于急性发病的或长期激素治疗的患者最好给予质子泵抑制剂保护胃黏膜;推荐服用碳磷酸盐化合物(每周给药1次耐受性最好)与足够的维生素D和钙,以减少骨质疏松的危险。

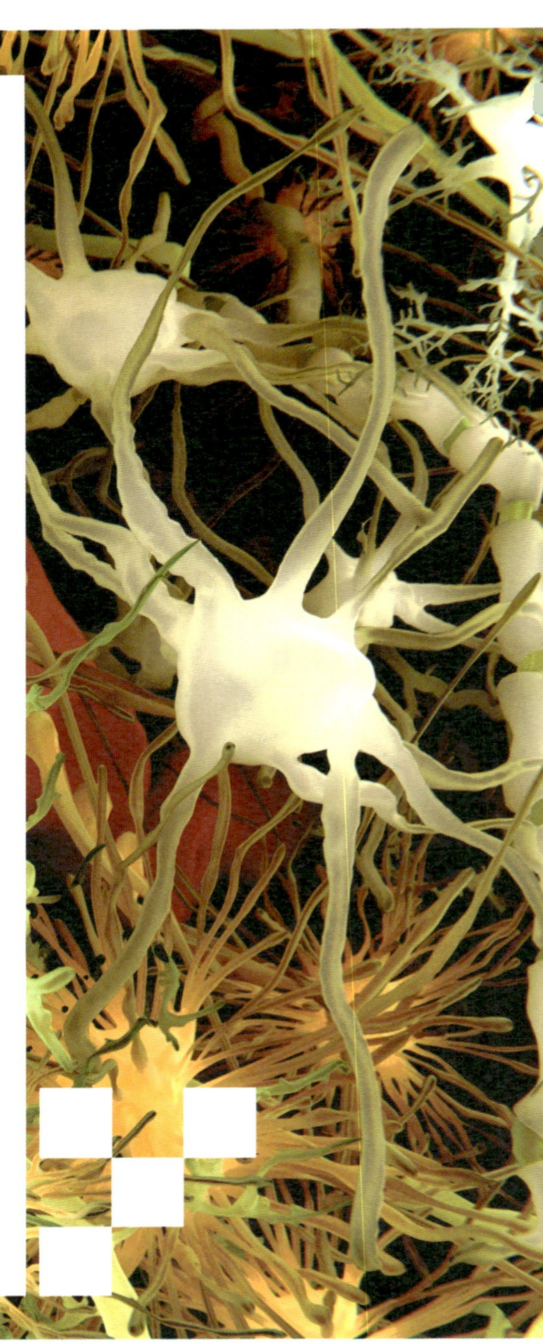

如何减少多发性硬化的复发

（1）β-干扰素：适用于复发缓解型多发性硬化，可减少32%~33%复发率及50%颅内病灶数目，减轻29%~37%的EDSS评分进展。为目前国际上治疗的一线药物。

（2）Cop 1（Copolymer 1）：为4个氨基酸组成的多肽，可减少29%的复发，但对颅内病灶数目影响不大。为目前国际上治疗的一线药物。

（3）米托蒽醌：适用于重症复发缓解型或继发进展型患者，但应注意其心脏毒性。应用不宜超过2年，为治疗二线药物。

（4）那他株单抗：重组α4-整合素单克隆抗体，可减少67%的复发，减少约83%颅内病灶数目，但至今报道有5例进行性多灶性白质脑病（PML）出现，为治疗二线药物。

（5）其他药物：如各种免疫抑制剂，环磷酰胺、甲氨蝶呤、硫唑嘌呤、环孢霉素、他克莫司等均缺乏大样本临床实验证据。

目前对于使用β-干扰素（IF-β）预防的评价是什么

（1）对于复发-缓解型及复发性继发进展型多发性硬化，这类疾病修饰性药物大约可减少30%的复发，明显减少脑MRI所见的病灶活动性，而且可能对短期神经功能缺损稍有疗效。

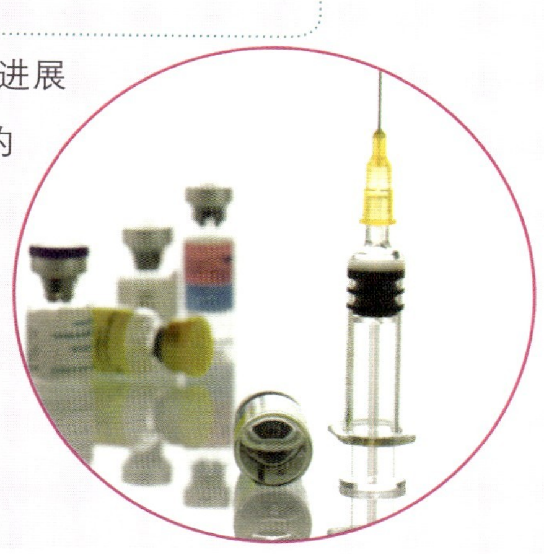

（2）这类药都很昂贵。

（3）产品之间的优点对比存在很大争议。

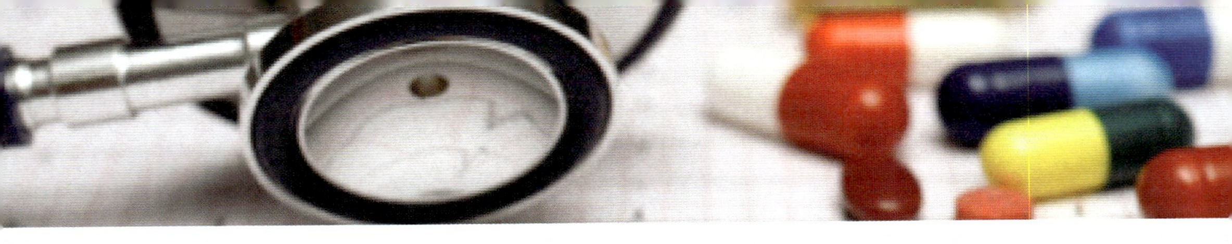

使用硫唑嘌呤预防时应该注意什么

（1）硫唑嘌呤对复发及致残的预防效果与新一代药物相似。

（2）它比干扰素和醋酸格拉替雷价格便宜得多，口服给药，而且由于是传统药物，不良反应更加明了。

（3）缺点是起效慢，一般在服药2~3个月后起效，10%~15%的患者不能耐受，而且长期治疗有致癌风险。

（4）在存在硫代嘌呤甲基转移酶（TPMT）等位基因纯合突变的患者中，硫唑嘌呤的异常代谢会导致严重的骨髓抑制。目前许多中心开始筛查红细胞TPMT的活性，这样即可预测药物毒性的危险又可预测治疗的反应如何。

（5）当患者不适于应用那些被批准了的常规疗法时，硫唑嘌呤可以用来减少复发。

（6）许多非复发性的进展型患者要求延缓疾病的进展，可试用硫唑嘌呤。

硫唑嘌呤的不良反应是什么

（1）绝大多数不良反应在服用硫唑嘌呤早期出现。

（2）胃肠道症状并不少见，缓慢加量以及将每日剂量分2次服用有利于减少该不良反应的发生。

（3）2%的患者发生过敏反应。

（4）骨髓抑制及肝功能异常呈剂量相关性。建议前8周每周监测一次全血细胞计数及肝功能，以后每3个月监测一次。一旦发现结果异常应停用硫唑嘌呤直到恢复正常，然后再以50毫克的低剂量服起。

长期服用硫唑嘌呤超过一定时间（5~10年）可能会有轻度致癌的危险。针对不同癌症类型（包括皮肤癌、非霍奇金淋巴瘤及发病率上升的常见癌症）的研究结果也不同。

使用米托蒽醌应该注意什么

（1）对于复发–缓解型和继发进展型的患者，米托蒽醌可减少60%~80%的复发及脑MRI所见的病灶活性，对神经功能障碍也有作用。

（2）对神经功能障碍的作用是靠它对复发的抑制。

（3）在美国已被批准用于继发进展型、进展复发型及严重的复发–缓解型多发性硬化，用以减少神经功能障碍和（或）临床复发的频率。

（4）不良反应包括恶心及呕吐、骨髓抑制、不可逆的心脏毒性（与累积剂量相关）、闭经和白血病。只可以在有经验的专科单位方可应用。考虑到它的不良反应，所以应主要将它用于治疗快速恶化的复发。

（5）合适的用法尚不明确，而6个月的短程治疗继之以硫唑嘌呤、干扰素–β等维持治疗是有益的。

对于感觉及发作性症状是否需要治疗

（1）部分短期的复发表现为感觉减退时不需要任何药物治疗。

（2）小剂量卡马西平（100毫克1次，2次/日）往往对典型的阵发性症状（包括前核间型眼肌麻痹综合征，表现为卧位抬颈时从头部到脚部的串电样不适感）有明显效果。

迅速恶化的多发性硬化如何治疗

（1）丙种球蛋白治疗和血浆置换可能对激素治疗无反应的严重复发的患者有效。

（2）迅速恶化的多发性硬化通常是指短期内出现明显神经功能障碍，还包括临床少见的严重复发病程。多发性硬化早期的频繁复发及MRI显示的疾病高活动性是采取更强有力的治疗的指征。

（3）米托蒽醌是迅速恶化的复发性多发性硬化的合理疗法。

（4）对迅速进展的多发性硬化可试用硫唑嘌呤。

（5）尚无证据支持骨髓移植可以改善远期神经功能障碍，并且该疗法病死率高。

多发性硬化复发的治疗原则是什么

（1）大多数复发不需要治疗，或者仅需短期对症处理。

（2）皮质类固醇激素是用来促进复发的自然恢复，但鉴于它们的不良反应多，故仅推荐用于严重的复发或日常生活能力明显下降的患者。之所以慎用激素是因为没有有力的证据支持（或反对）它的远期效应。

（3）激素治疗前应控制其他部位的感染，如肺部感染、尿路感染等。

多发性硬化后的抑郁和疲劳如何处理

（1）多发性硬化的抑郁和疲劳症状相似并可能难以分开；必要时可试用抗抑郁药。

（2）心理咨询和情感支持也有帮助。

（3）莫达非尼200毫克/日（每日1次或分2次）可通过减少白天过多的困意而改善一些多发性硬化患者的疲劳症状。

（4）安全剂量的金刚烷胺在少数情况下有效（400毫克/日，分两次给药）。

对多发性硬化患者的康复建议是什么

多发性硬化疾病一旦确诊，就应立即开始康复训练。

（1）肢体完全无自主运动阶段：保持肢体功能位，防止痉挛性截瘫、肌肉挛缩畸形。在此阶段，康复的方法是推拿和被动活动，每个关节均要活动，每次5~10分钟，每日3~4次。

（2）肢体有轻度的自主活动阶段：方法同前，此时肌肉痉挛有所缓解，故推拿手法可加重，以患者能承受为度。此阶段可鼓励患者多活动肢体，充分发挥已恢复的肌力，促进肢体功能的恢复。

（3）肢体已能自主活动，但肌肉仍存在阻抗阶段：鼓励患者在体力允许的情况下主动运动。根据患者的自身情况和患者共同制定活动计划。开始先在护士的扶助下练习站立，然后逐步增加行走距离。指导患者行走训练中利用视觉保持平衡，以少量多次为原则。选择地面干燥、空间较大的地方进行锻炼，护士陪同在旁，防止患者摔倒。

（4）痛性痉挛的康复治疗：康复治疗从远端开始介入，进行跟腱、趾屈肌腱、腕屈肌的徒手被动牵伸，1小时/日。随着病情好转开始四肢近端关节的被动活动及助力运动，时间选择在抽搐发作较轻的时间段。康复运动为患者下地行走提供了条件。

多发性硬化患者能否要小孩

有证据表明：脱髓鞘病中的多发性硬化症（MS），孕期MS复发的危险性降低，而在产后MS复发的危险性增高。有报道称静脉注射丙种球蛋白可以减少产后及孕期的MS复发，可以在复发频繁的患者中使用。

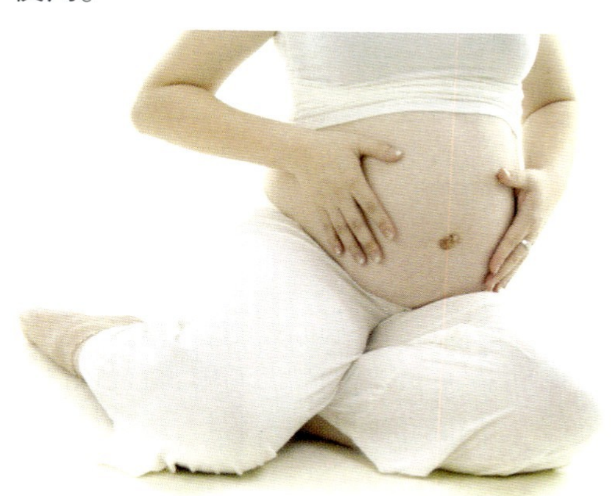

（本章编者：李　敏、李　华、王晓辉、于　瑾）

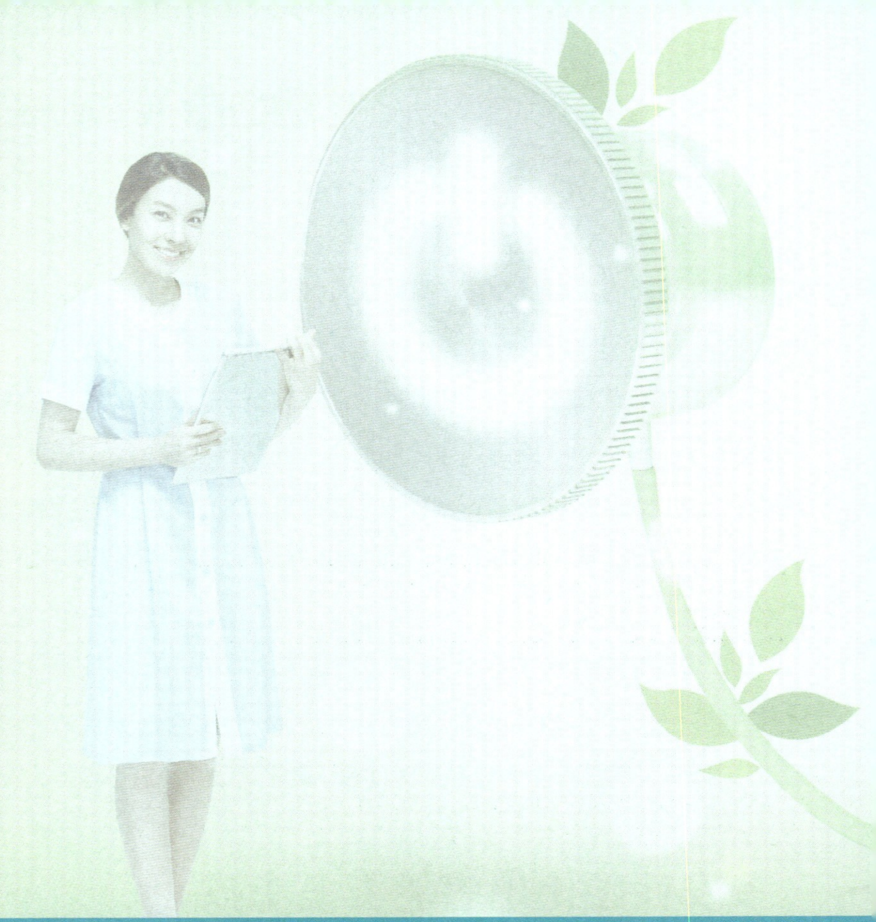

DIANXIAN

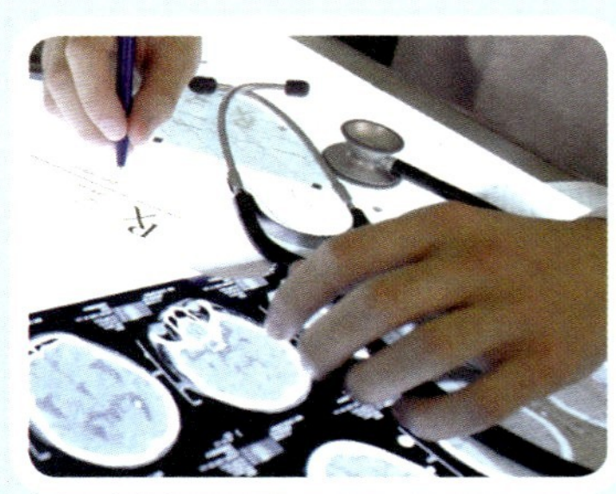

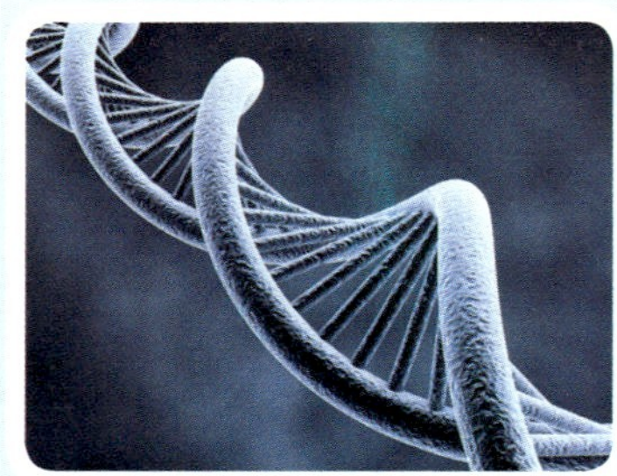

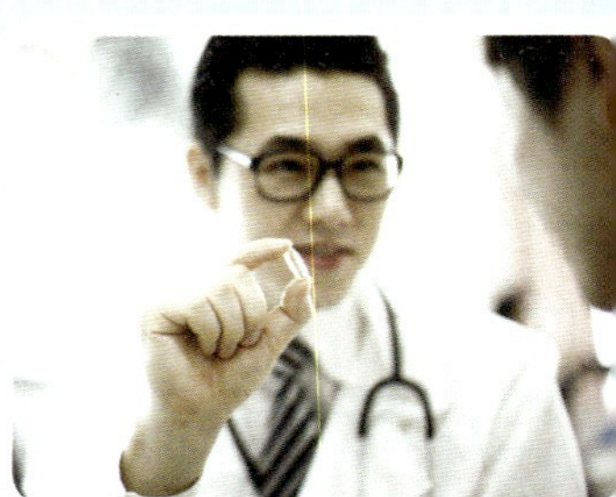

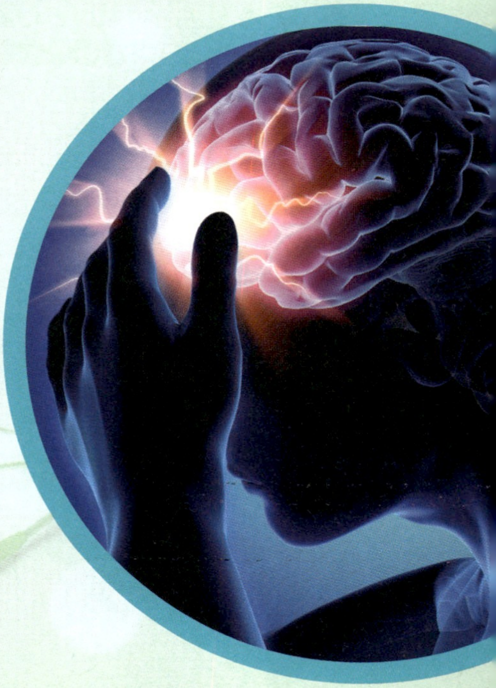

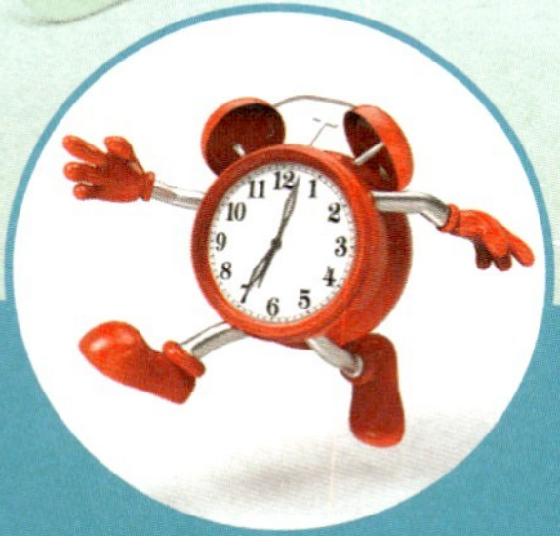

癫痫

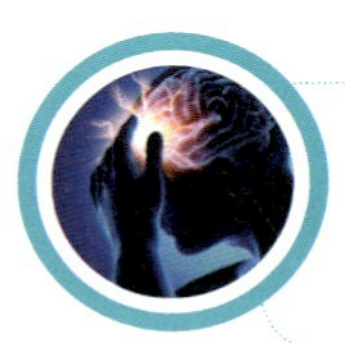

癫痫的基础知识

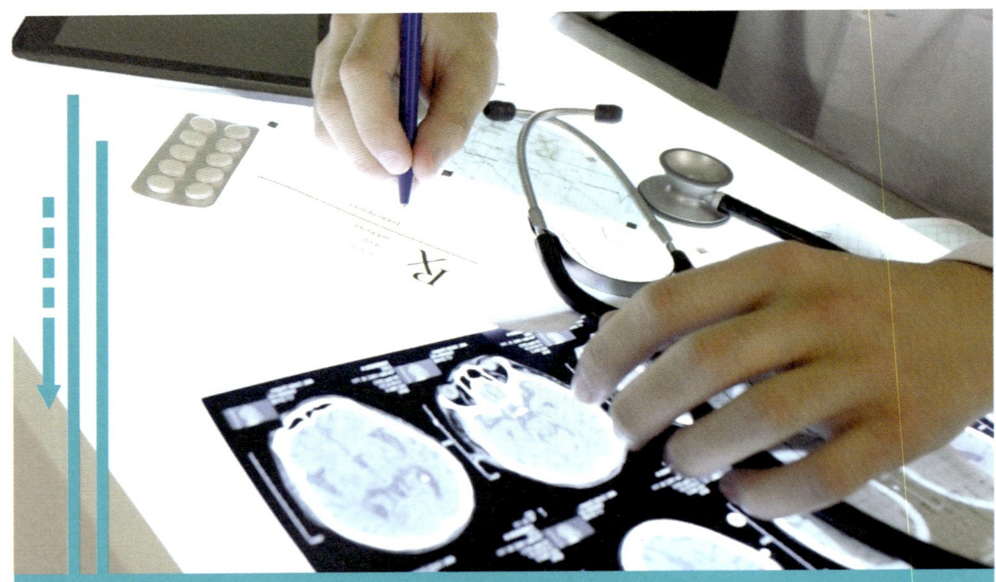

什么是癫痫

癫痫俗称“羊角风”“羊痫风”“抽风”，是神经系统常见病和多发病，可发生于任何年龄。癫痫是由于多种病因引起大脑神经细胞异常放电、以短暂中枢神经系统功能失常为特征的一组慢性脑部疾病，具有突然发生、反复发作的特点；根据脑部病变神经细胞的部位和放电扩散的范围，发作性功能失常可表现为运动、感觉、意识、行为、自主神经等不同临床表现，或兼而有之。

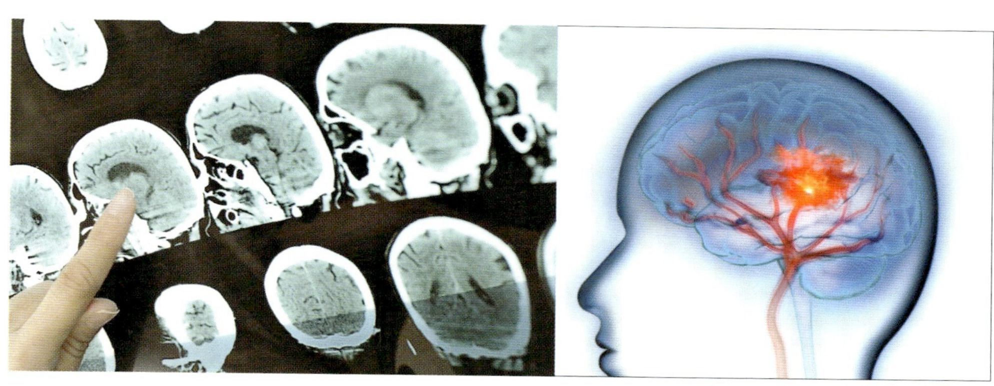

什么是特发性、隐源性和症状性癫痫

（1）特发性癫痫（原发性癫痫）：是指除遗传因素外，尚未发现其他病因，根本原因是由于基因缺陷。这类癫痫具有发病年龄依赖性。

（2）隐源性癫痫：是指从临床病史、体格检查和发作类型估计不是原发性癫痫，但在目前的检查条件下还未能发现明确病因的癫痫。

（3）症状性癫痫（继发性癫痫）：是指可以找到明确病因的癫痫，例如脑肿瘤、脑外伤、脑炎、难产、缺氧、脑发育不全等疾病所引起的癫痫。这类癫痫是由于出生后各种引起脑部损伤的疾病所造成的。

癫痫发作的临床表现有哪些

（1）癫痫发作的临床表现多种多样，常见的是抽搐、发呆和行为异常。

（2）不同癫痫患者的发作形式各不相同，同一个癫痫患者也可以表现为不同的发作形式或者在一次发作过程中表现为各种发作形式。

（3）癫痫发作的临床表现与癫痫波的起源密切相关。临床上可以分为部分性发作、全面性发作和不能分类的癫痫发作。

（4）癫痫的发作具有以下共性：发作性（指癫痫突然发生，突然终止，发作间期患者是正常的）、短暂性、重复性、刻板性（指每次发作的表现几乎一致）。

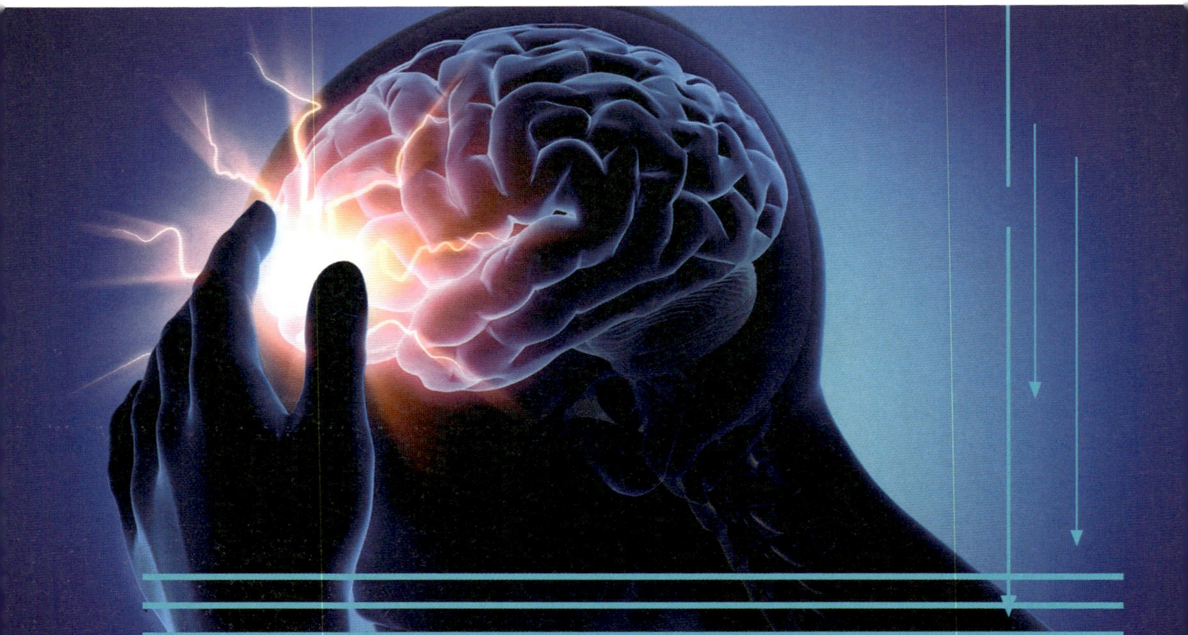

（5）常见的癫痫发作的临床表现有：肢体抽动，突然的跌倒、意识丧失、双眼上翻、口吐白沫；或突然发愣，幻觉（幻听、幻视、幻嗅）；自主神经性发作（包括上腹部不适、呕吐、面色苍白、潮红、尿失禁等）；精神性发作（行为异常、情感障碍和记忆障碍等）。

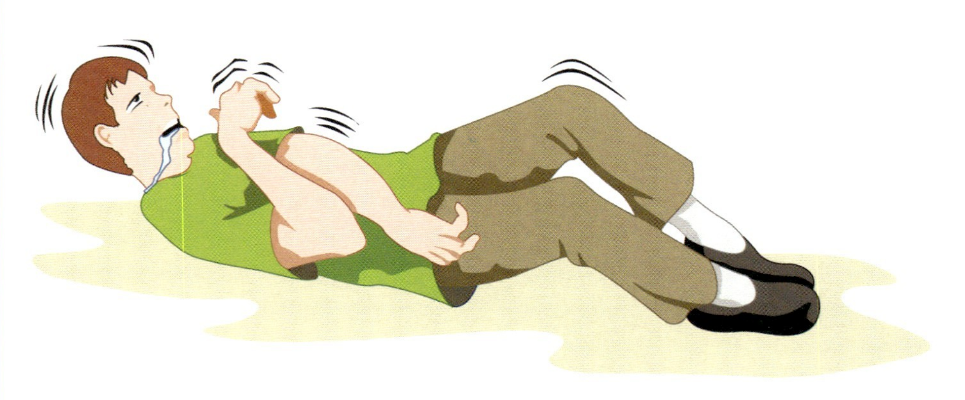

癫痫是怎样诊断的

(1)首先确定是否为癫痫：人类癫痫有两个特点，脑电图上的痫性放电和癫痫的临床发作，而病史是诊断癫痫的主要依据，需要通过病史了解。

1)发作是否具有癫痫发作的共性。

2)发作表现是否具有不同发作类型的特征，如全身强直-阵挛性发作的特点是意识丧失、全身抽搐，如仅有全身抽搐而无意识丧失则需考虑假性发作或低钙性抽搐，不支持癫痫的诊断；失神发作特征是突然发生、突然终止的意识丧失，一般不出现跌倒，如意识丧失时伴有跌倒，则晕厥的可能性比失神发作的可能性大；自动症的特征是伴有意识障碍的，看似有目的而实际无目的的异常行为，如发作后能复述发作的细节也不支持癫痫自动症的诊断。

3)当患者的发作具有癫痫的共性和不同类型发作的特征时，需进行脑电图检查以寻找诊断的佐证，同时需排除非癫痫性发作性疾病，如假性发作、晕厥、偏头痛、短暂性脑缺血发作、过度换气综合征等。

(2)明确癫痫发作的类型或癫痫综合征：在肯定是癫痫后还需仔细区别癫痫发作的类型及明确是否为癫痫综合征。

(3)确定癫痫的病因：如是继发性癫痫，还需确定癫痫的病因。为探讨脑部疾病的性质，可考虑进行头颅CT、MRI、理化检验、同位素脑扫描或脑血管造影等检查。

什么是假性发作

假性发作又称为心因性发作，心因性非痫性发作，属非痫性发作的一种类型。该病由心理因素所致，各种诱因特别是情绪、环境因素可诱发发作。临床表现为各种躯体化症状，感觉或运动障碍，可伴有紧张、焦虑、恐惧和其他精神症状 。在临床上很难与器质性病变所表现的症状区分，故容易被误诊，尤其是被误诊为痫性发作而接受抗癫痫治疗，给患者带来不必要的严重的医源性伤害。

首次发生癫痫后还会再发作吗

（1）总的来说，孤立的首次发作再发的危险性是50%~80%。

（2）初期危险性高，而后随着时间而下降（前6个月约45%，再6个月约30%，第二年15%）。

（3）在有脑结构异常的患者危险性高。

（4）不同的癫痫综合征复发的危险性不同，不同的发作类型也不同。

（5）“特发性”或“隐源性”强直阵挛发作复发的危险性将近50%。

（6）低于16岁或超过60岁起病的复发危险性高。

什么叫难治性癫痫

难治性癫痫是指频繁的癫痫发作，每月至少发作4次，应用适当的抗癫痫药物正规治疗且药物浓度在有效范围内，仍不能控制癫痫发作且影响患者的日常生活，同时患者没有进行性的中枢神经系统疾病。

根据上述标准，癫痫患者至少应该经过正规、系统抗癫痫治疗，观察2年以后才能做出难治性癫痫的诊断。

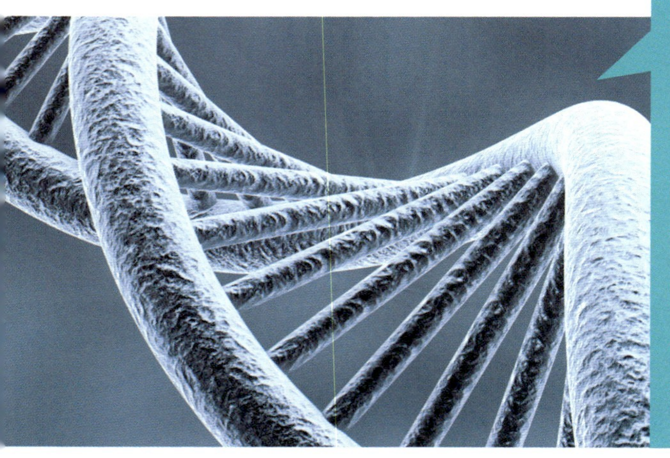

癫痫遗传吗

癫痫具有一定遗传倾向。这只是说明有遗传素质的人其易感性增高，遇到某种环境因素时易出现癫痫发作，至于是否发病则由内外因共同决定。由遗传因素引发的癫痫发作只占所有癫痫中的一小部分，因此不必过于担心癫痫的遗传问题。

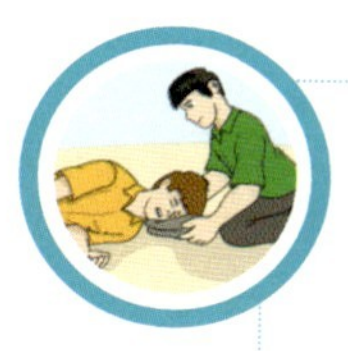

癫痫患者及家属应该注意什么

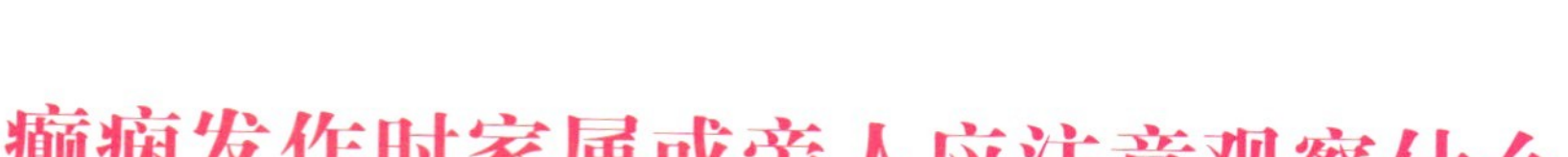

癫痫发作时家属或旁人应注意观察什么

癫痫发作时家属或者在场的人应仔细全面观察病情，以便详细准确向医生提供病情，尽快做出诊断。主要观察：

（1）要注意观察有无先兆症状，如患者开始抽搐前有无幻觉或错觉，有无情感反应并注意其表现。

（2）大发作时抽搐是双侧同时开始或自哪一侧开始，哪一侧或哪一个肢体抽搐最重、持续时间最长，发作时头、眼有无转动。

（3）患者发作时面色如何，神志是否清楚，发作中是否呼之不应。有无唇、舌咬伤（口吐血沫），有无跌伤或碰伤，有无大、小便失禁。

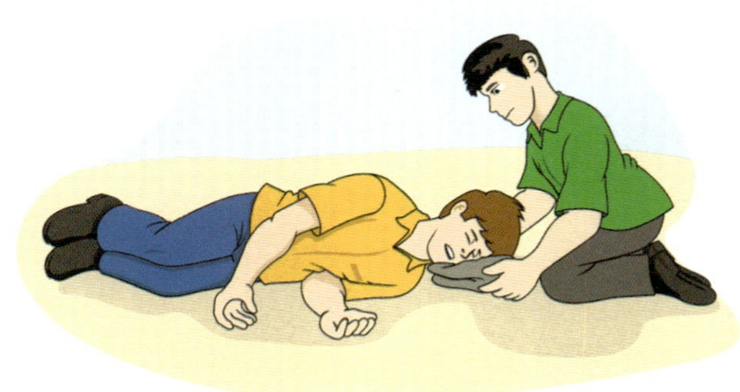

（4）患者发作的时间，地点，是白天还是晚上，夜晚发作是否在睡眠中，刚入睡还是下半夜或凌晨刚醒来，是有人在场时发作，还是无人在场时发作。

（5）突然跌倒，意识丧失，不发生抽搐的患者，应注意倒地前是站立或是在坐位，是慢慢倒地，还是摔向地面，是否是餐后，或饥饿状态，是否面色苍白，四肢湿冷，全身是僵硬还是软弱无力。

（6）低年龄小儿抽搐时有无发热。学龄儿童有无突然发呆或愣一会儿神（10秒左右），同时有无伴随眼皮跳动，身体倾倒或全身抖动。

为何癫痫患者一定要戒酒

（1）酒精可导致癫痫发作。

（2）酒精可以增加抗癫痫药物的不良反应，加重酒精对机体的负面影响。

（3）过量的饮酒可能增加了发作的危险性，同时导致其他健康问题。

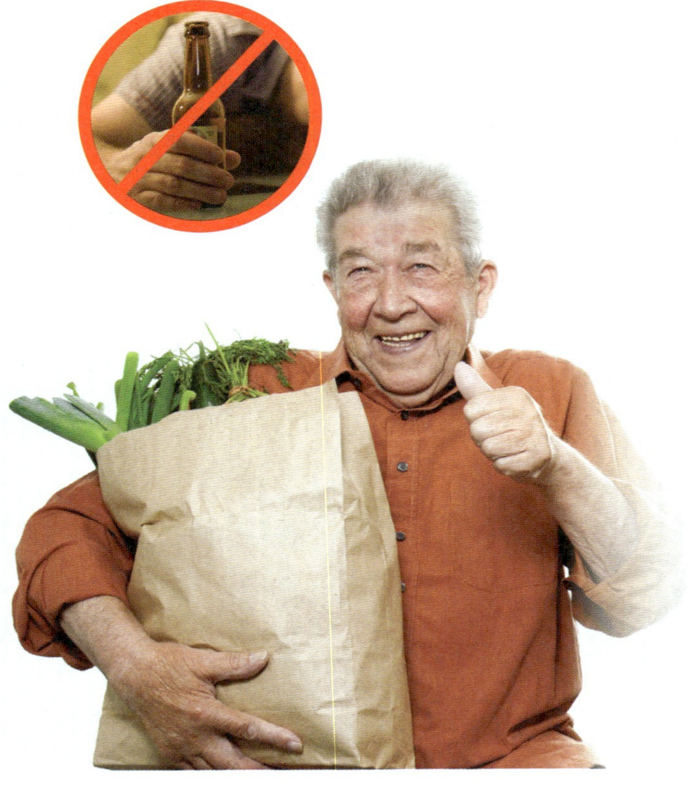

癫痫患者饮食上应注意什么

（1）控制水和盐的量：如果患者在短时间内饮水过多，导致膀胱过度膨胀，可能会引发癫痫的发作，严重时有可能会对患者造成生命危险。而食用含有盐度过多的食物时，会严重影响到间脑平衡，从而造成癫痫病的复发。因此，癫痫患者应尽量少饮水和少吃盐量过高的食物，特别是一些腌制类，像咸菜、咸鱼、咸肉等。

（2）饮食多样化：癫痫患者跟正常人一样，要多吃富有营养、易于消化的食物，如面食、豆制品类、瘦肉、鸡蛋、鱼、牛奶等，还有一些新鲜蔬菜、水果等等。尤其是豆制品、奶制品都富含蛋白质，有助于脑部的恢复从而减少癫痫的发作率。少吃一些有刺激性的食物，比如：辣椒、大葱、大蒜、火锅类等，这些都会引起癫痫的复发。

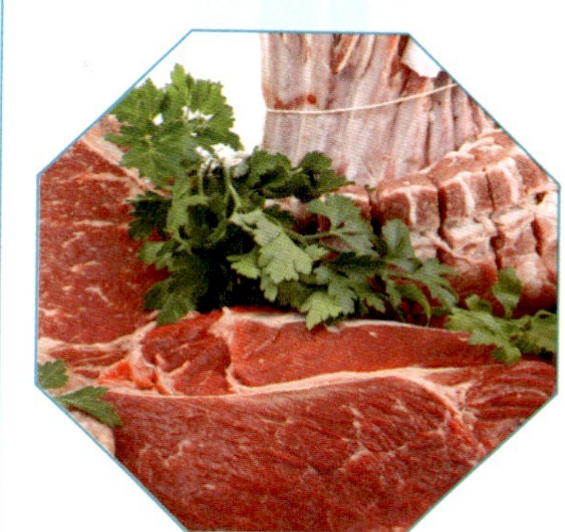

（3）控制烟、酒、饮料：对于正常人来说烟酒对身体的伤害是很大的，当然癫痫患者更是如此。大家应该知道香烟内含有尼古丁，尼古丁对大脑和血管有很大的影响，因此癫痫患者不要吸烟。患者如果过度饮酒，会促使精神兴奋，心跳加速，呼吸急促等等，很容易引发癫痫发作。还有一些饮料、茶水、咖啡之类的里面都一些刺激性物质，饮用过多，也会导致癫痫发生，因此饮用这些饮料时需注意，将纯度降低，要清淡一些而且要少喝。

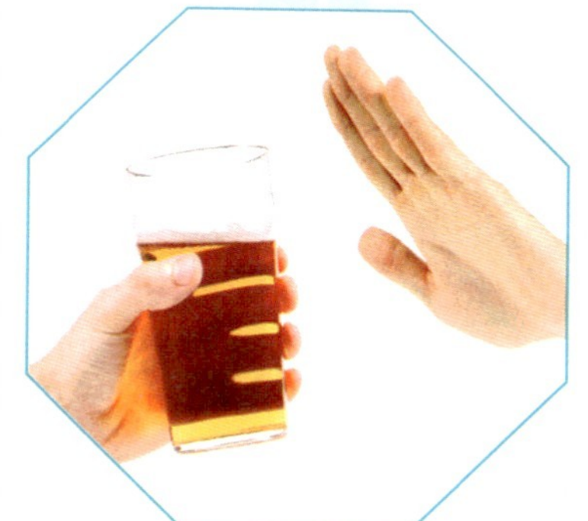

（4）请勿暴饮暴食：日常生活中要养成良好的饮食习惯，尤其是儿童，千万不要暴饮暴食、挑食、厌食或者过饥过饿等等，这些都有可能诱发癫痫的发作。因此患者要时刻注意饮食方面，家属们也要时刻关注。

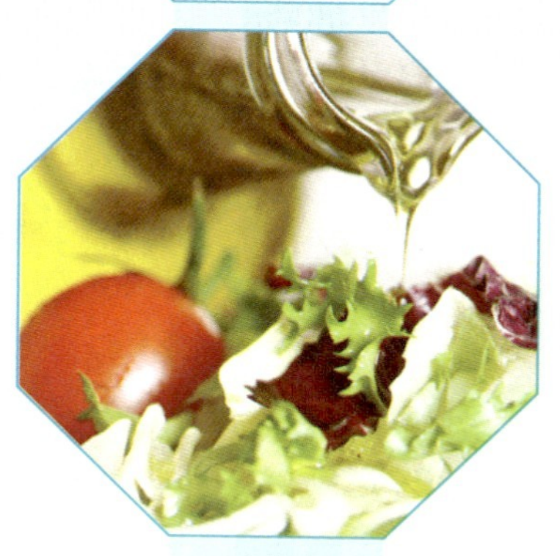

癫痫患者是否可以使用手机

有研究给出以下建议：

(1) 年龄小于14岁的儿童癫痫患者，应该尽量不用手机。

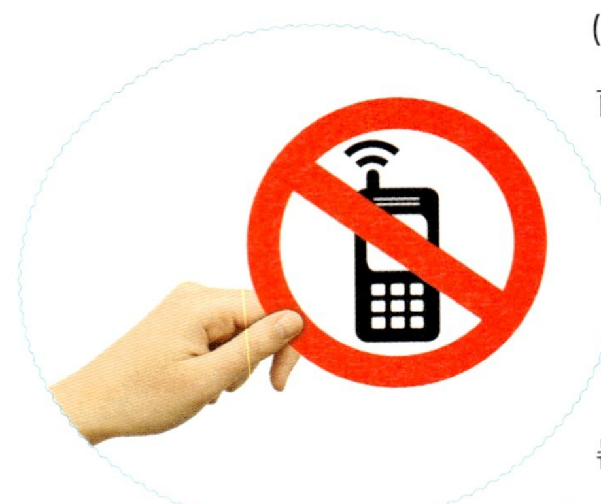

(2) 无论儿童或成人，在有明确的研究结论前，应节制地使用手机，尽量缩短对话时间。

(3) 对于需要频繁使用手机的癫痫患者，要监测自己的发作频率。

(4) 使用迷走神经起搏器的患者使用手机应该远离仪器，即不要把手机放在仪器植入部位外面口袋里，也不要在植入侧接、打电话。

为何癫痫患者多抱怨存在记忆障碍

(1) 严重的强直性阵挛发作（或持续状态）可导致急性记忆力下降，需要数周才能恢复。

(2) 颞叶起源的部分性发作也可影响记忆。

(3) 抗癫痫药物可以影响记忆，虽然这一效应经常被夸大。正常的剂量和血药浓度下，影响通常非常轻微。

(4) 记忆功能在焦虑、抑郁或注意力下降时也会显著地降低，而癫痫恰恰常常合并这些情况。

(5) 最后，癫痫的潜在病因（如脑炎，肿瘤）本身就能损害记忆。

(6) 遇到慢性癫痫患者主诉记忆力下降时，处理应该针对减轻发作、治疗抑郁和焦虑，在目标血药浓度内维持抗癫痫药物，处理潜在的病因。促进记忆力的药物可能有效，但咨询是关键。

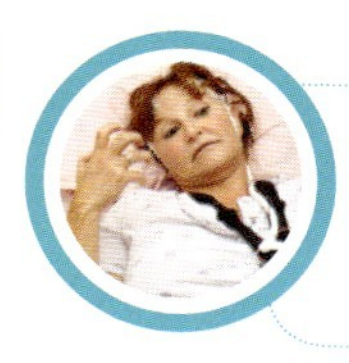

癫痫的辅助检查

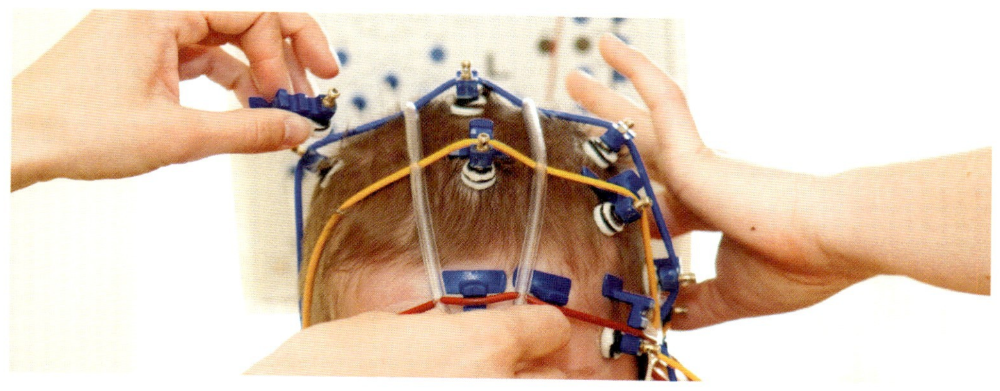

为什么脑电图检查在癫痫的诊治中至关重要

（1）脑电图检查是癫痫诊断必不可少的，脑电图中的棘波等癫痫样波对于癫痫的诊断是十分有价值的。

（2）确定癫痫的发作类型、选择抗癫痫药物的种类、评估治疗的效果及预后的评价、癫痫外科手术的术前定位等均离不开脑电图。

做脑电图有痛苦吗

做脑电图检查没有任何痛苦和不适的感觉。一般来说，完整的常规脑电图检查通常需要1个小时。要求患者平躺并放松，在头皮上粘上电极，通过导线与脑电图机连接，记录也随之开始。检查过程中，医生可能要求患者睁眼、闭眼，深呼吸几分钟，这些都是诱发试验，可促使异常脑波的出现或使异常脑波更明显。

做脑电图检查前需要停抗癫痫药物吗

脑电图检查的目的是为了明确诊断和治疗。因此，对正在服用抗癫痫药物的患者进行常规脑电图检查时，一般不应减药、停药，避免病情反复及可能出现的癫痫持续状态。特殊的情况如进行外科手术前的癫痫源定位时，需要减药甚至停药以获得发作期脑电图为目的，并不是常规检查。因此，在做脑电图检查前一定要向医生详细介绍患者目前的用药情况，并咨询医生是否需要停药，千万不要自己随便停药。

什么是动态脑电图

动态脑电图又称为便携式脑电图监测。有一个类似于Holter的盒子，随身带在患者身上，记录患者日常活动和睡眠中脑电活动，可以监测到任何时刻的脑电。并可以通过更换盒式磁带持续记录数天或更长时间。由于患者是自由活动的，有大量的伪差需要识别，所以建议患者在检测过程中尽量保持安静，避免剧烈活动。

为什么要做视频脑电图检查

视频脑电图监测是最近发展起来的新型脑电检查手段，可以将患者发作的临床表现和脑电活动的同步变化结合起来，在获取患者脑电记录的同时得到患者同期临床表现的录像。视频脑电监测仪拥有可移动的脑电图和用计算机辅助的脑电图记录分析，可以进行任意时程的监测，同时监测仪可记录包括心电图、血压、心率、眼电图、肌电图和呼吸功能在内的许多生理参数，有利于综合分析、评价。

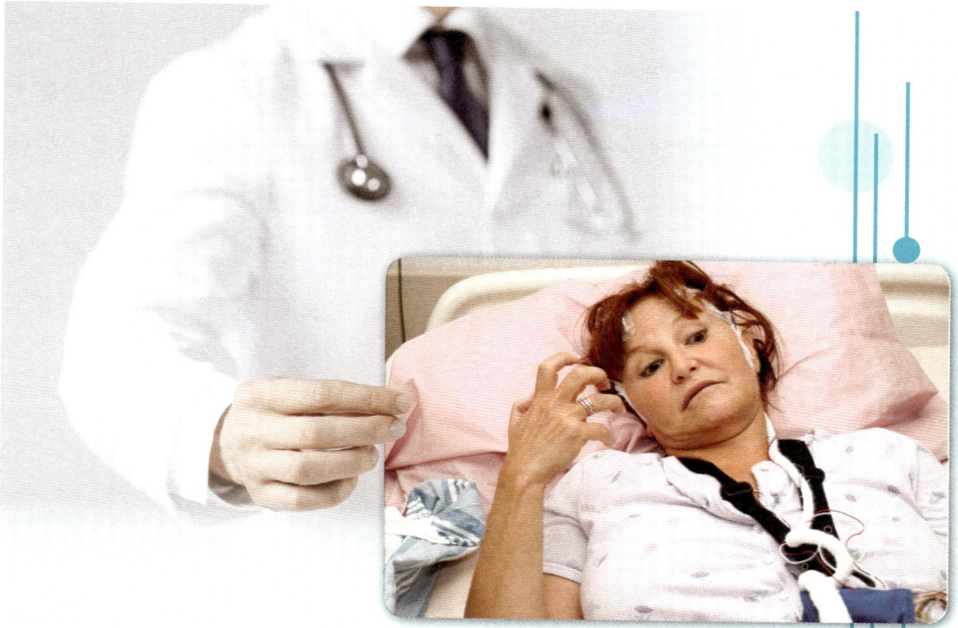

如何配合医生做好脑电图

（1）做脑电图前要做一些准备工作，如洗头等，还要注意尽量不要空腹做脑电图，以免血糖偏低对脑电图结果造成影响。

（2）放松，不要紧张。人紧张时脑电图会有变化，影响诊断。

（3）做脑电图时要全身放松，闭目前视，尽量不要做任何动作，即使是转动眼球、咳嗽、吞咽等都会对脑电图记录结果造成影响。

（4）在做诱发试验时，要按照医生的要求去做。睁闭眼试验时，当医生说睁眼时应该轻轻睁眼，双眼前视。医生说闭眼时，再轻轻闭上，要重复3次。过度换气时医生说开始后就要跟着用力呼气、吸气，一共要做3分钟，最后可能出现口唇有些轻微的麻木，这是任何人都可能出现的现象，不用紧张。做闪光刺激时，灯会按照一定的频率闪动，这时不要睁眼，也不要紧张。

脑电图结果与癫痫诊断之间的关系

如果一个人的脑电图中出现了癫痫波，不一定就是患上了癫痫，需要结合患者是否有癫痫发作的临床症状进行综合分析。有研究显示，0.3%~3%的健康人中会出现癫痫波。反之，也不能因为发作间期脑电图中没有发现癫痫波而否定癫痫的诊断。因为脑电图毕竟反映的是很短时间内的脑电变化，发作间期脑电图没问题不能代表发作时的脑电图没有癫痫放电。另外，脑电图异常的原因很多，并不是所有的异常与癫痫都有关系。

癫痫患者应该做哪些影像学检查

诊断为癫痫的患者或怀疑为癫痫的患者，应该进行影像学检查以发现脑内有无肿瘤、血管畸形、脑发育不全、炎症等病变，同时应用一些功能性的检查方法还可以对癫痫灶进行定位。目前比较有意义的影像学检查方法有：头颅CT、磁共振（MR）、磁共振波谱（MRS）、功能性磁共振（fMRI）、正电子发射断层扫描（PET）、脑磁图（MEG）等。影像学检查对确定癫痫的病因和选择治疗方法是很重要的。

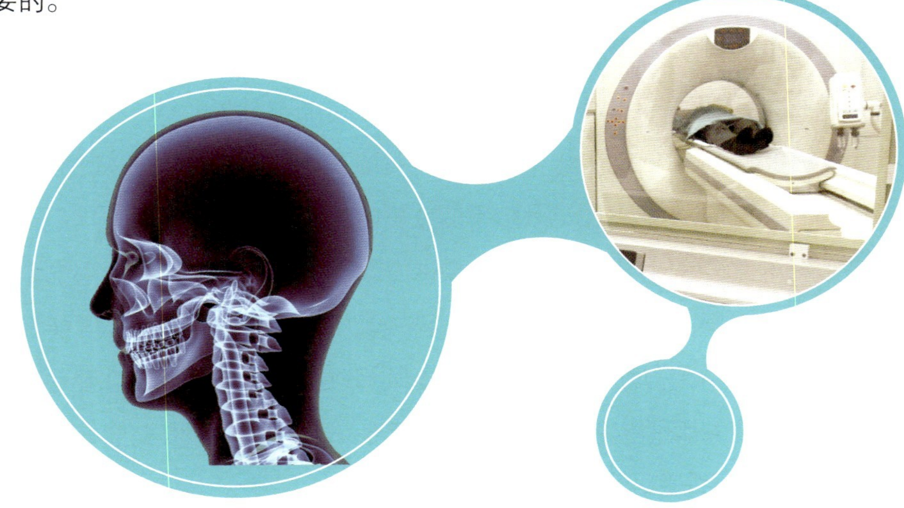

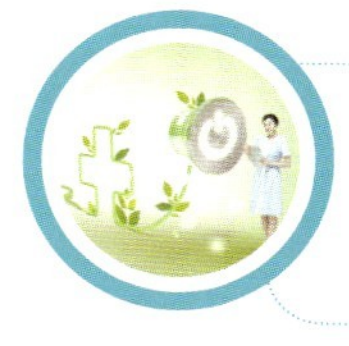

癫痫的治疗

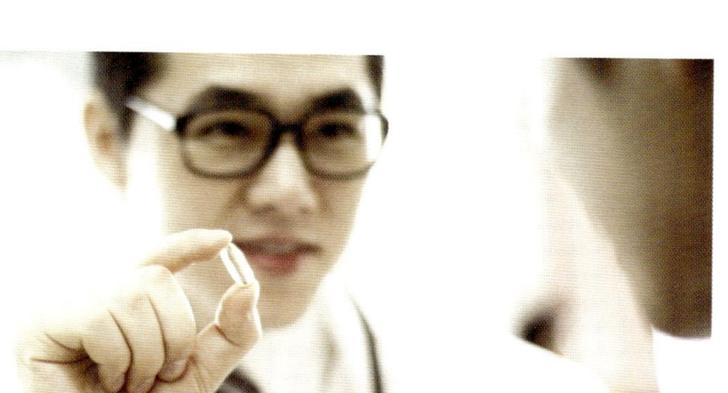

癫痫的药物治疗目标是什么

对于大多数癫痫患者，单独或联合应用各种抗癫痫药物可以控制或减少癫痫发作。抗癫痫药物治疗的目标是：最大限度地控制癫痫发作、最轻微的药物不良反应、改善患者的生活质量。对于需要使用抗癫痫药物治疗的癫痫，应该在专科医师指导下，根据癫痫发作类型、发作程度、病程长短等诸多因素综合考虑，选择合适的抗癫痫药物。目前常用的抗癫痫药物有：苯巴比妥、丙戊酸钠、卡马西平、苯妥英钠、地西泮等。新型抗癫痫药物有：拉莫三嗪、奥卡西平、托吡酯等。

目前社会上有许多“游医”打着偏方、中药等幌子，骗取癫痫患者的钱财，这些所谓的偏方中很多是混有抗癫痫药物的。不正规的治疗和大剂量的抗癫痫药物使用对患者是有害的，延误病情，甚至会加重癫痫发作。

癫痫药物治疗的原则是什么

（1）在正规医院接受癫痫专科医师的明确诊断后方才服药。

（2）按时服药。

（3）治疗时以小剂量开始，根据癫痫控制情况和药物不良反应逐渐调整药量。

（4）不可随意更换抗癫痫药物或改变药量，而应该在医师指导下进行。

（5）要注意抗癫痫药物的不良反应，及时与医师联系。

（6）定期进行血常规、血肝肾功能、脑电图检查。

（7）有效控制癫痫后，应该在医师指导下复查脑电图以决定是否减量或停药，任何形式的突然停药都会导致癫痫发作的加重。

如何预防和减少癫痫发作

（1）避免精神压力过大、避开各种容易诱发癫痫发作的因素、保证足够的时间休息、保持规律的生活、坚持体育锻炼、避免过度劳累、外出时要带足够量的抗癫痫药物、保持乐观的态度等。

（2）在工作和生活中要注意安全，避免癫痫发作时不必要的伤害，尤其要注意水、电、煤气等的安全使用，一些危险的运动（例如爬山、游泳、骑自行车等）尽可能不参加或在家人陪伴下适量参加。

（3）含有酒精成分的饮料少饮用或不饮用。

（4）光敏感性癫痫患者应避免看电视、使用计算机等。

（5）坚持服药，定期到医院随诊。

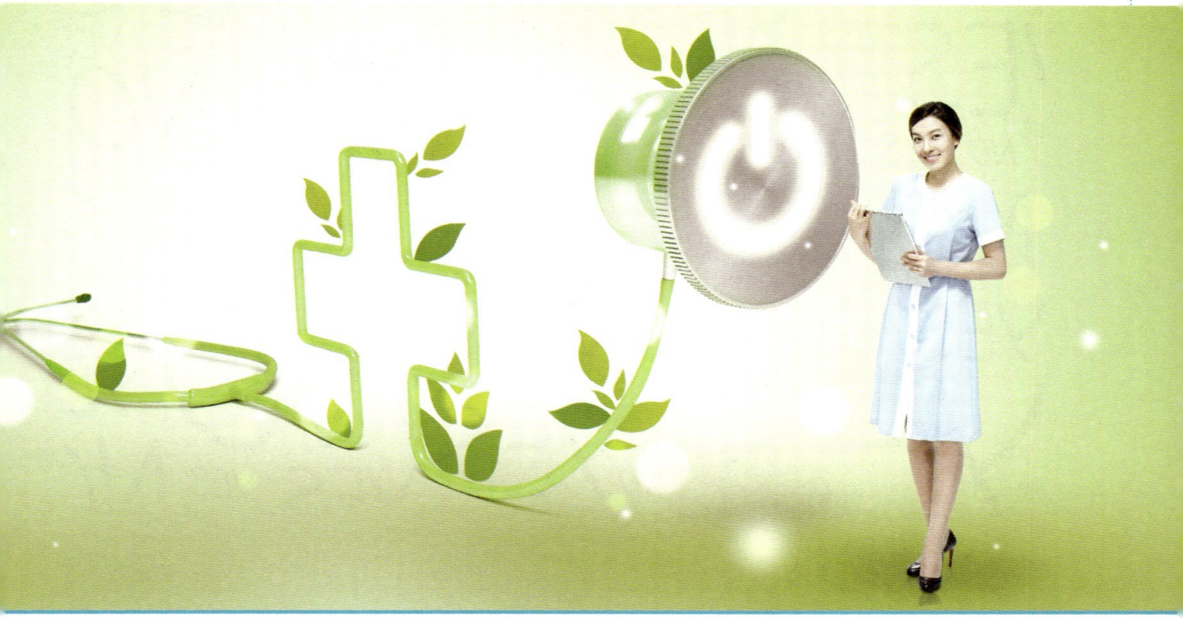

癫痫患者服药期间为什么要定期检查

癫痫患者在用药期间，必须定期复查，在刚开始的1个月内最好每周复诊1次。若发作控制满意，且无明显药物不良反应，以后可间隔1~2个月复诊1次，若在此期间病情有变化或出现不良反应，即应随时复诊。

复诊的意义主要体现在以下几个方面：

（1）摸索和决定适合患者的药物剂量。

（2）预防及处理药物的不良反应。

（3）观察发作控制情况，通过血药浓度监测，调整药物剂量，使治疗更合理科学。

（4）对于疗效不佳者，应寻找病因以便及早对因治疗。

（5）指导患者的后期减药，确保顺利停药和不再复发。

（6）针对患者的学习、生活、婚姻、生育、心理等问题进行指导和咨询。

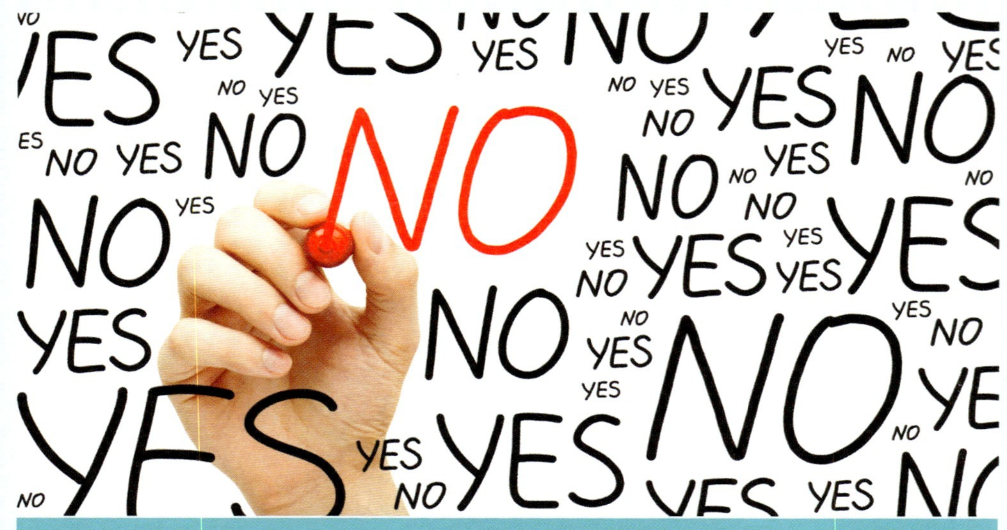

如何正确认识抗癫痫药的不良反应

很多人非常担心抗癫痫药物的不良反应，认为长期吃药会把脑子吃傻或一辈子离不开药，其实这些看法都是错误的。这是由于不正确用药而引起的误解，抗癫痫药是有一些不良反应，但毕竟是有限的。特别是在正确用药的情况下，不但可以控制癫痫发作，药物不良反应也是可以避免的。长期服用抗癫痫药物的量应该是能够控制发作的最小剂量。尽量使用单一抗癫痫药物治疗，可避免药物间的相互作用。不要因突然停药、换药，而可能使发作加重。应定期复查以得到专科医生的指导，如患者不按时服药、酗酒、熬夜等均可使临床发作经久不愈。

有些抗癫痫药物可以引起嗜睡、反应迟钝、记忆力下降等不良反应，许多家长对长期服药有顾虑，怕小孩变傻，如果把账全部算在抗癫痫药物上那就错了，每次癫痫发作均可引起神经细胞的死亡，日积月累，神经细胞损害过多，本身就会出现智力减退。

什么叫药物的血药浓度

抗癫痫药物经各种途径（口服、肌内注射、静脉注射）进入人体后吸收入血液，然后再进入脑组织发挥药物治疗作用。一般说脑组织内药量与血液内药量总是呈一定的比例，因此只需测定血液内药物浓度即可。可应用许多方法测出药物在血浆内达到的浓度，这就叫作药物的血浆浓度（血浓度）。测得的血药浓度，对决定是否需要调整药量有指导意义，如血药浓度已达到预期结果，但临床疗效不佳，则需要更换药物。

癫痫患者在哪些情况下应考虑换药

（1）发作控制不好：如果首选药物用量已增大到治疗范围的上限，或出现明显的不良反应仍无满意的效果时，则应根据发作类型换用次选药物治疗。

（2）过敏反应：如果患者对原用药过敏，一经发现就应尽快停药，以免病情加重。

（3）不良反应太大：即使发作被完全控制，但因不良反应太大，令患者不能忍受，则应更换药物。

癫痫患者在什么情况下需要调整药物剂量

（1）用1种新的药物治疗已达3周且尚未出现显效。

（2）按常规给药未达到有效标准，尚无不良反应出现，考虑药量不够者。

（3）发作虽然完全被控制，但用药已1~2年，患儿正处于生长期，为预防发作需加量者。

（4）用药控制了发作，但在一段时间后发作又重新出现或改变了发作类型，估计是身体产生了耐药性。

（5）发作仅得到部分控制，但不良反应明显，且在用药后2周仍未减退。

（6）发作虽得到控制，但因用药时间长，出现严重的心、肝、肾、脑等损害。

服用抗癫痫药后多长时间可以见效

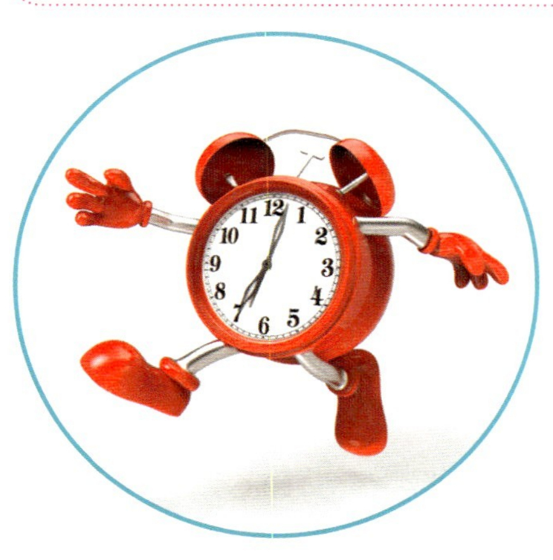

服用抗癫痫药后多长时间可以见效，存在很多影响因素，但关键取决于抗癫痫药物在血中达到“稳态浓度”时间的长短。

一般认为，抗癫痫药物只有达到“稳态浓度”时才能发挥最好的抗癫痫作用，而各种药物均需在服用一段时间后才能达到血中“稳态浓度”。抗癫痫药达稳态浓度所需用的时间为该药的5个半衰期（所谓半衰期是指该药1次服用后血中药物浓度达最高峰至被排出50%所需的时间）。如丙戊酸钠、卡马西平的半衰期在10小时左右，因此达“稳态浓度”就需50小时左右，即服用这些药物后需2~3天才能发挥最好疗效；而苯妥英钠、苯巴比妥的半衰期为20小时以上，因此发挥最好疗效的时间就在5天以后。同时，由于服用抗癫痫药多是从小剂量开始，所以达到血中“稳态浓度”的时间就更长。

因此，临床口服抗癫痫药，至少都必须观察数天（多为10~14天）才能判断该药是否有效，切不可因服用3~5天后发作得不到控制就随便加药或换药。

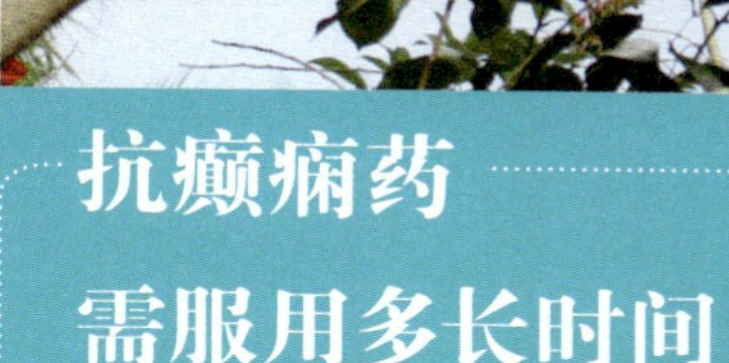

抗癫痫药需服用多长时间

抗癫痫药需服用的时间，根据不同的病情而不同。一般应从发作完全控制到不再发作算起，继续维持治疗2~4年。如果发作未控制，说明治疗效果不理想。有的患者由于未得到正规系统治疗或本身属于难治性癫痫，治疗很长时间仍然有发作，这一段时间并不能计算在维持治疗的2~4年内。实践证明，坚持服药时间越长，停药后复发的机会越少。另外，不同发作类型服药时间可有不同。一般原发性癫痫如儿童失神发作、小儿良性癫痫等脑部没有器质性病变，服药时间可短些。对于难以控制的，脑部有器质性病变的发作类型如脑瘫合并癫痫、婴儿痉挛、Lennox-Gastaut综合征等，服药时间相对应长一些。

一般治疗
2~4年
难治性癫痫服
药时间越长，
停药后复发的
机会越少。

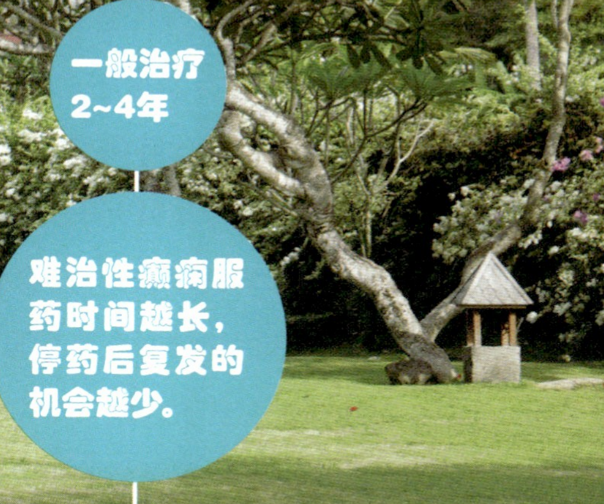

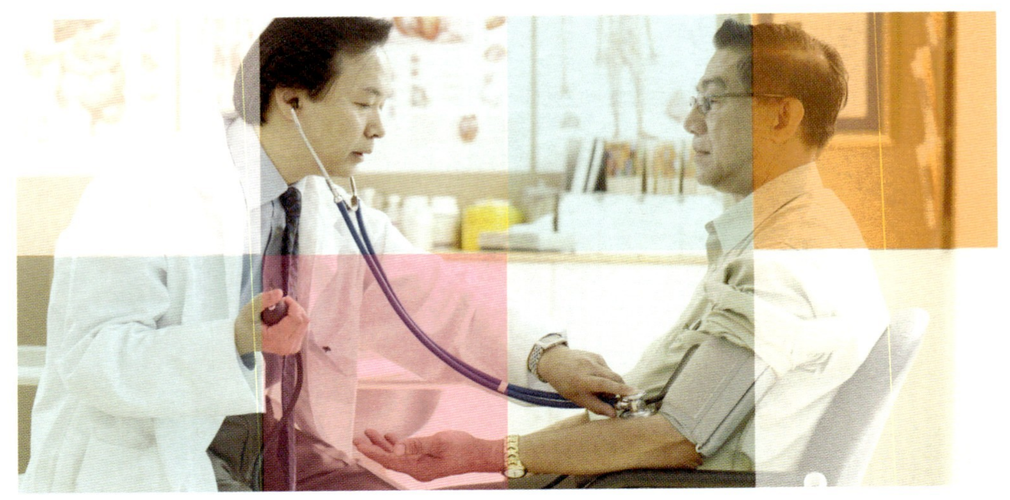

控制癫痫以后停药需要注意什么

（1）发作被完全控制3~4年者方考虑停药。停药前应将所服药总量计算好，有计划减量和停服。如计划在1年内撤完所服药，则每隔2个月减去原用药的1/6量；如计划半年内撤完，则每隔1个月撤去原用药的1/6量。随着总药量的减少，每日的服药次数也可作相应减少。

（2）不同类型的癫痫停药的过程不同，全身强直痉挛发作停药的过程不少于1年，失神发作不少于6个月。原来用药量越大，停药所需要的时间就越长。突然停药可能会出现癫痫持续状态。如果脑部有明确疾病、精神障碍、脑电图持续异常、部分发作或混合性发作等癫痫患者，停药更要缓慢。

（3）有报道称年龄大于30岁的患者停药后复发率为50%，故须谨慎停药。停药后以部分发作复发率最高，全身强直痉挛发作和失神小发作复发率最低。有些脑部有器质性疾病的患者甚至终身服药。

（4）有研究证明，撤药期间或停药半年至1年内发作的患者占复发患者的24%，而停药5年以后癫痫复发的机会为2%左右。一般来说，部分发作比全身发作容易复发；有神经系统其他异常者比没有者容易复发；年龄大比年龄小者易复发。

什么情况下选择癫痫外科手术治疗

(1)符合难治性癫痫的诊断条件。

(2)因癫痫发作而导致患者智力、精神、发育障碍,经过手术治疗可以取得一定疗效。

(3)经过影像学等检查,发现脑内有某些异常病变与癫痫发作有一定关系,且脑电图定位也证实癫痫波起源于此处。

(4)患者年龄:发现癫痫后应该早期治疗,较佳手术治疗的年龄是12~30岁,大于70岁患者应该慎重考虑。

(5)患者智商应大于70,不伴有精神病、严重的人格障碍或慢性进展性疾病。

癫痫外科手术方式主要有哪些

主要的手术方法有:致痫灶切除术、前颞叶切除术、选择性海马切除术、胼胝体切开术、脑皮质切除术、大脑半球切除术、立体定向毁损术治疗癫痫、辅助性皮层热灼术、立体定向毁损术治疗癫痫、迷走神经刺激术、慢性小脑刺激术、慢性丘脑刺激术、经颅磁刺激术等。应根据患者症状及病灶的不同,选择不同的手术方式。

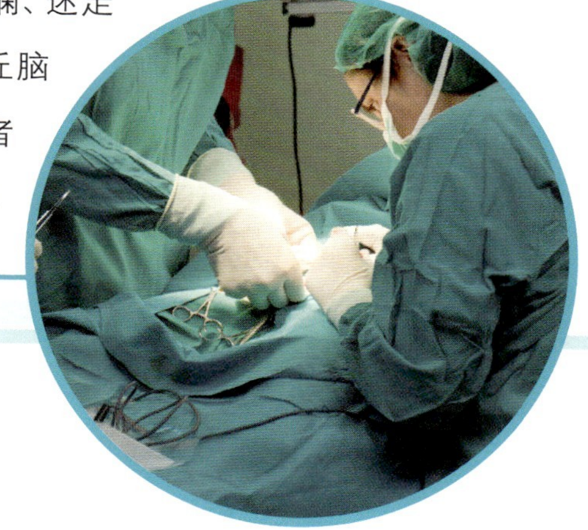

(本章编者:卜甜甜、闫四梅、张 淑、李正军)

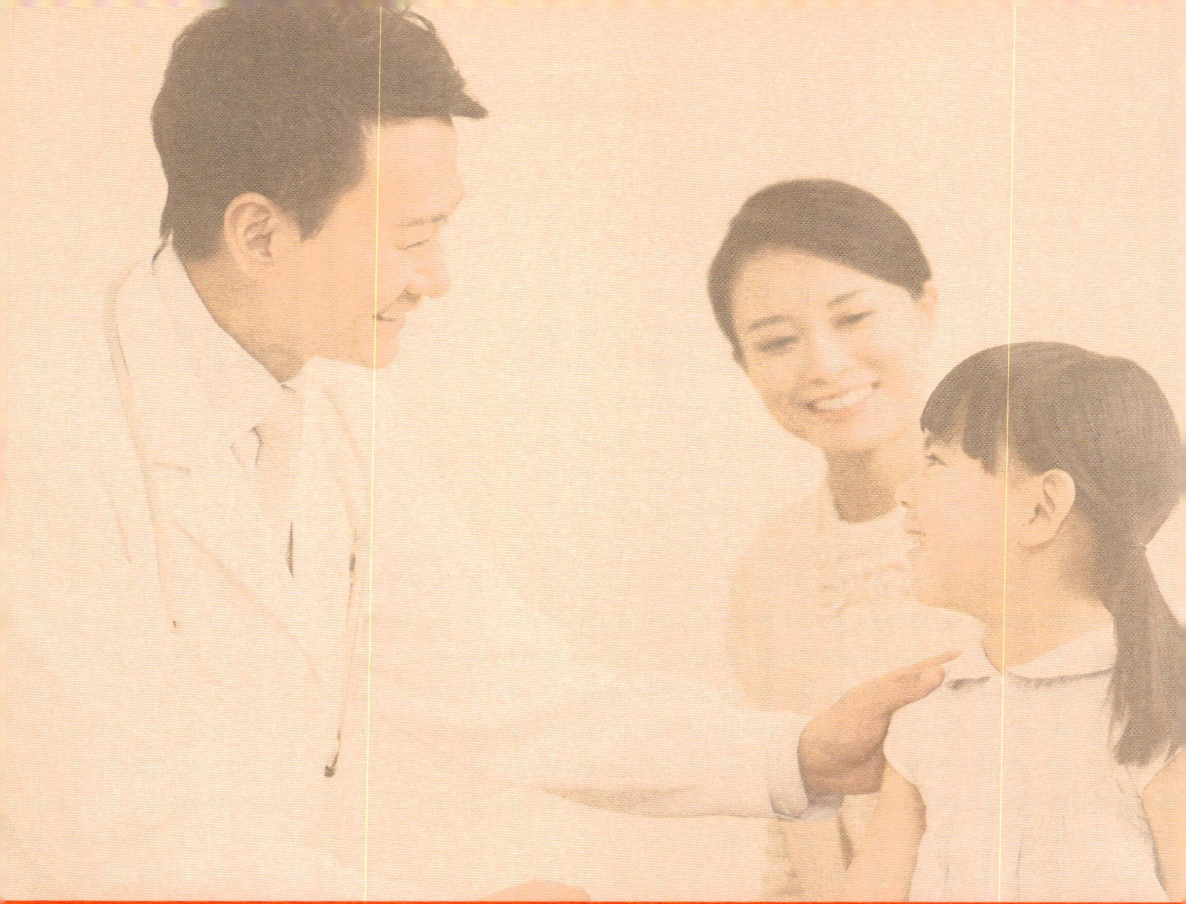

ZHONGZHENGJI WULI

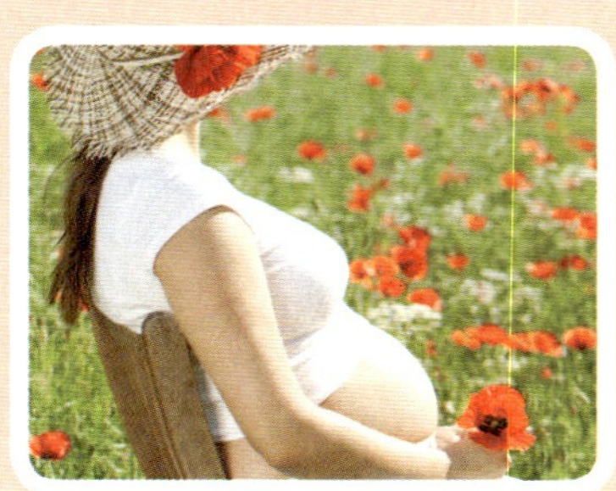

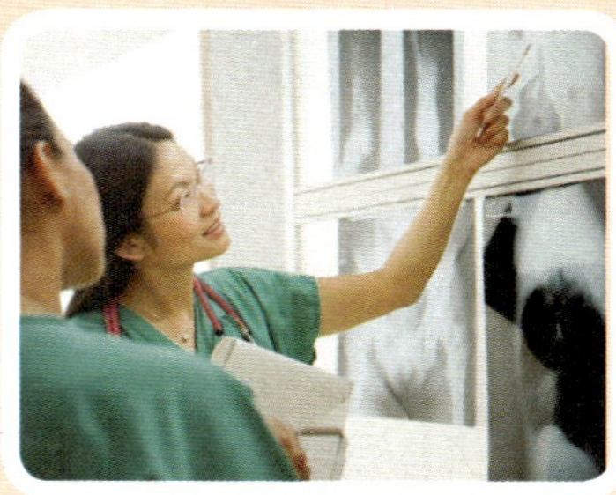

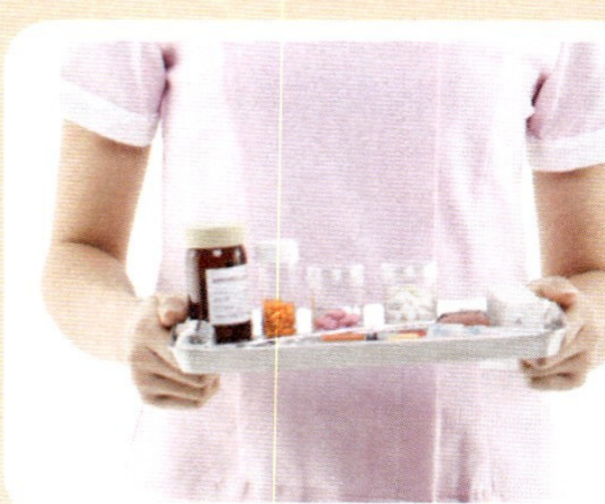

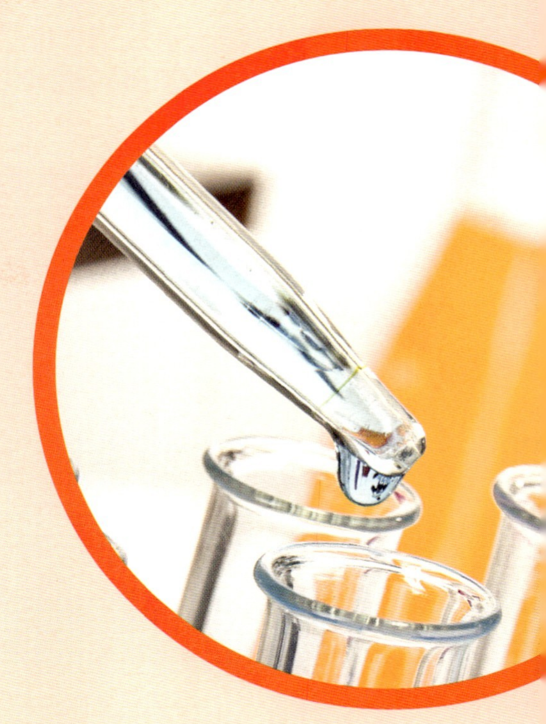

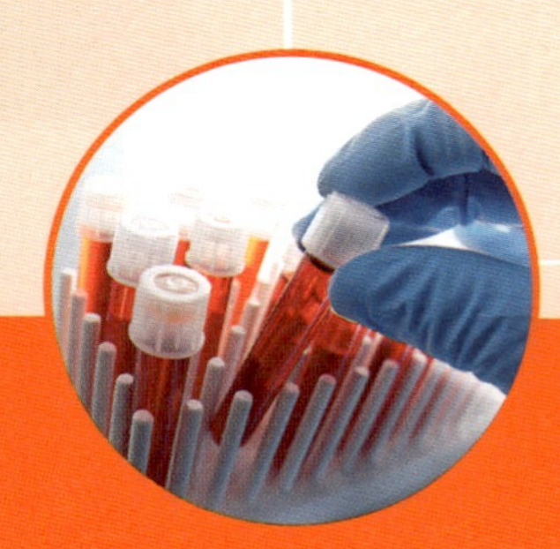

重症肌无力

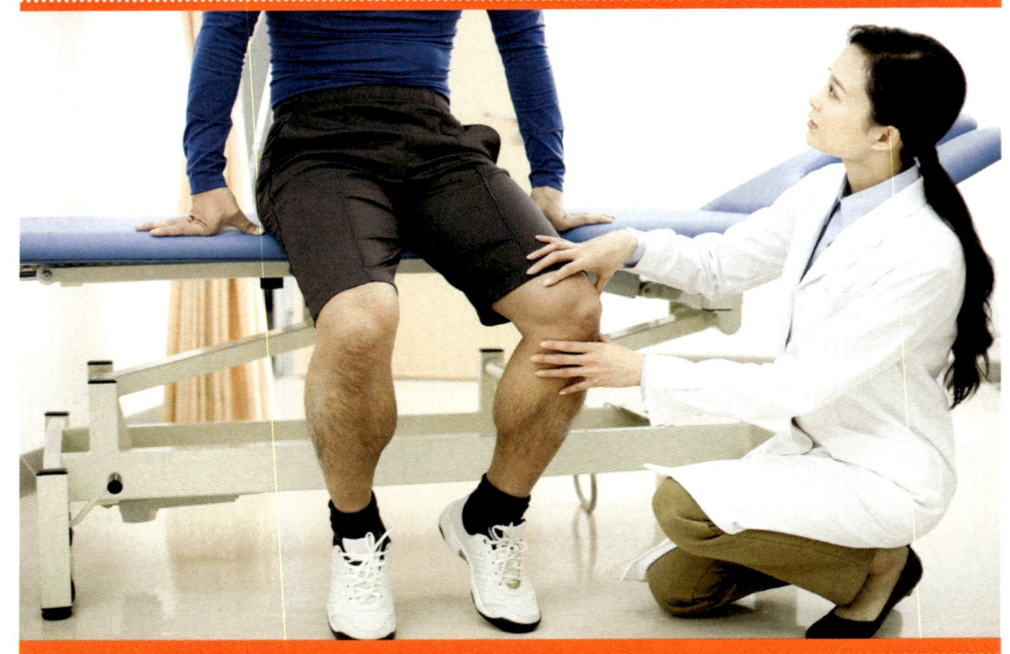

什么是重症肌无力

重症肌无力是一种慢性自身免疫性疾病，造成神经–肌肉接头间的“信号传递”出现了障碍。也就是说在多种因素的影响下，支配肌肉收缩的神经不能将“信号指令”正常传递到肌肉，使肌肉丧失了收缩功能，导致眼肌、吞咽肌、呼吸肌以及四肢骨骼肌无力。临床上就出现了眼睑下重、复视、斜视、表情淡漠、咀嚼无力、言语不利、伸舌不灵、进食困难、饮水呛咳，呼吸费力和四肢无力等表现。

重症肌无力的主要临床表现是怎样的

（1）各种年龄段均可发病，女性多于男性。

（2）起病急缓不一，大多隐袭。症状反复，有波动。

（3）主要表现为骨骼肌无力、易疲劳，经休息或用抗胆碱酯酶药物后可以缓解。

（4）晨轻暮重：早晨较好，下午或傍晚加重。

（5）大部分患者累及眼外肌，出现眼睑下垂，复视，眼球运动障碍，甚至眼球固定。

（6）延髓支配肌、颈肌、肩胛带肌、躯干肌及上下肢诸肌亦可累及，产生声音低沉，构音不清而带鼻音，咀嚼及吞咽功能受影响，严重者出现呼吸困难。

影响重症肌无力的患病因素有哪些

（1）情绪：过度悲伤、生气。

（2）感染：感冒、急性支气管炎。

（3）妊娠或分娩。

（4）使用某些抗生素：如黏菌素、链霉素、卡那霉素等。

（5）其他药物：肌肉松弛药、镇静安眠药、麻醉药等。

重症肌无力患者应做哪些检查

（1）肌疲劳试验（医生临床检查）。

（2）新斯的明试验（注射药物后观察）。

（3）依酚氯铵试验（注射药物后观察）。

（4）重复频率电刺激检查，单纤维肌电图（SFEMG）（肌电图电刺激检查）。

（5）血清中抗乙酰胆碱受体抗体（AchR-Ab）测定。

（6）胸部X线摄片或胸腺CT检查，胸腺增生或伴有胸腺肿瘤。

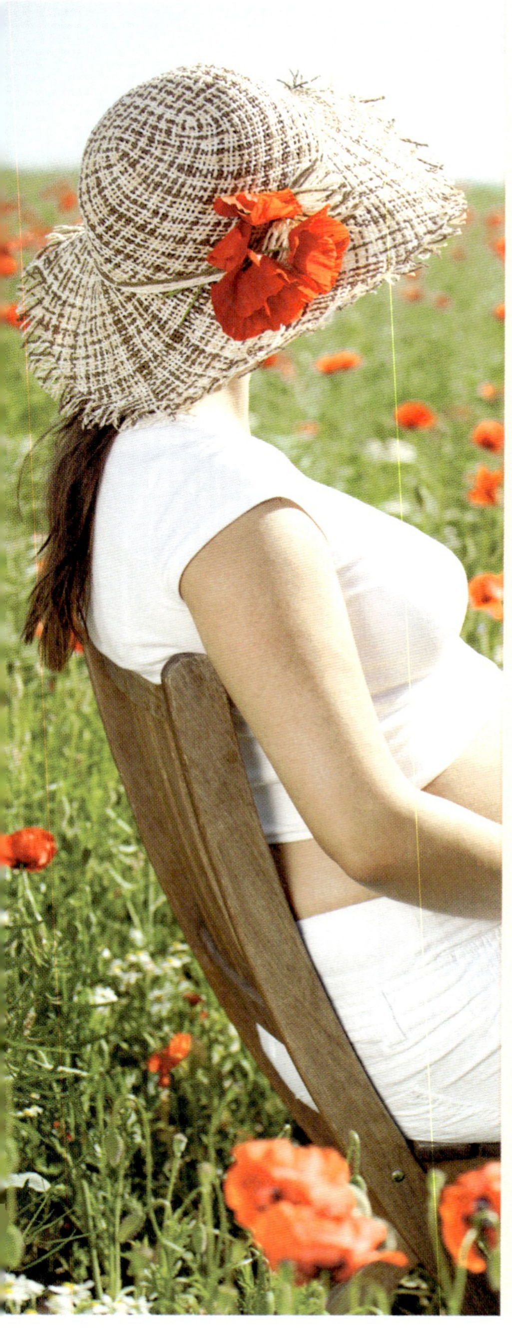

重症肌无力患者可以怀孕生小孩吗

（1）重症肌无力并非妊娠的禁忌证。

（2）患病妇女在妊娠期病情变化不一，可能改善、恶化或稳定无变化。首次妊娠时最初3个月内病情较易加重，而再次妊娠时则是最后3个月以及产后病情易恶化。

（3）胆碱酯酶抑制剂和泼尼松对于胎儿是相对安全的。

（4）目前尚无证据表明服用大剂量泼尼松、硫唑嘌呤的妊娠妇女会对婴儿产生不利影响。

（5）环磷酰胺等则可能有致畸作用，妊娠前一定要停用。

（6）虽然没有大规模临床试验证实丙球或血浆交换是否对孕妇有影响，但目前的资料表明是安全的。

（7）患病妇女的阵痛和分娩通常正常，剖腹产仅用于有产科指征者。分娩或剖腹产时局麻为首选，处理先兆子痫时慎用硫酸镁，可选用巴比妥类药物。

（8）虽然理论上母体的致病抗体有通过母乳传给婴儿的风险，但在临床实践中母乳喂养不受限制。

重症肌无力患者慎用及禁用的药物有哪些

（1）吗啡类止痛药。

（2）麻醉药，如氯胺酮、普尔胺、利多卡因、普鲁卡因等。

（3）肌肉松弛剂，如箭毒和D-筒箭毒碱、三甲季胺及十甲季胺等。

（4）抗风湿药，如D-青霉胺。

（5）肾上腺素能阻滞剂，如普萘洛尔、氧烯洛尔、普拉洛尔等。

（6）去极化药物和膜稳定剂如奎宁、奎尼丁、普鲁卡因胺。

（7）抗癫痫药，如苯妥英钠、三甲双酮和卡马西平等。

（8）抗精神病药，如氯丙嗪、苯乙肼和丙咪嗪等。

（9）镇静安眠药，如水合氯醛、巴比妥类安眠药和安定类镇静药。现在我们还发现含氯苯那敏的感冒药也可引起重症肌无力症状的加重。

（10）蛇毒制剂。

（11）肉毒素。

（12）其他，如催产素、抑肽酶、破伤风抗毒素和磺胺类药物。

（13）部分抗生素。

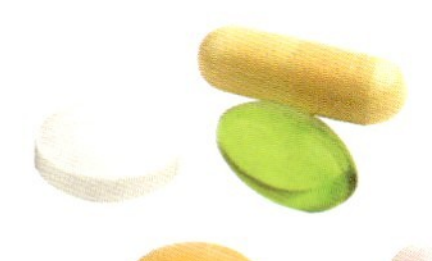

加重或诱发重症肌无力的抗生素有哪些

（1）多黏菌素类，包括多黏菌素A、多黏菌素B和黏菌素。

（2）四环素族抗生素，包括四环素、金霉素、土霉素和多西环素等。

（3）氨基糖甙类抗生素，包括庆大霉素、链霉素、卡那霉素、巴龙霉素、妥布霉素等。

（4）其他，林可霉素、克林霉素、万古霉素和杆菌肽。

重症肌无力患者可以选用的抗生素有哪些

(1)青霉素类抗生素，如青霉素、氨苄西林、羧苄西林。

(2)头孢菌素类抗生素，如头孢哌酮、头孢曲松、头孢噻肟钠。

(3)大环内酯类抗生素，如红霉素、吉他霉素、阿奇霉素、交沙霉素等。

(4)氯霉素。

重症肌无力的临床分类是怎样的

重症肌无力的Osserman分型：

成年型

Ⅰ型：眼肌型，病变仅局限于眼外肌，无其他肌群受累和电生理检查的证据。

Ⅱ型：全身型，有一组以上肌群受累。

ⅡA型：轻度全身型，四肢肌群轻度受累，伴或不伴眼外肌受累，通常无咀嚼、吞咽和构音障碍，生活能自理。

ⅡB型：中度全身型，四肢肌群中度受累，伴或不伴眼外肌受累，通常有咀嚼、吞咽和构音困难，自理生活困难。

Ⅲ型：急性重症型，起病急、进展快，发病数周或数月内累及咽喉肌，半年内累及呼吸肌，伴或不伴眼外肌受累，生活不能自理。

Ⅳ型：迟发重度型，隐袭起病，缓慢进展，两年内逐渐由Ⅰ、ⅡA、ⅡB型累及呼吸肌。

Ⅴ型：肌萎缩型，起病半年内可出现骨骼肌萎缩。

儿童型 约占我国重症肌无力患者的10%，大多数病例仅限于眼外肌麻痹，双眼睑下垂可交替出现呈拉锯状，约1/4病例可自然缓解，仅少数病例累及全身骨骼肌。儿童型中还有两种特殊亚型：新生儿型、先天性肌无力。

少年型 指14~18岁前起病的重症肌无力，多单纯眼外肌麻痹，部分伴吞咽困难及四肢无力。

重症肌无力血清学检查有什么意义

（1）乙酰胆碱受体（AChR）抗体：在30%~50%的单纯眼肌型重症肌无力患者血中可检测到AChR抗体，在80%~90%的全身型重症肌无力患者血中可检测到AChR抗体。抗体检测阴性者不能排除重症肌无力的诊断。

（2）抗骨骼肌特异性受体酪氨酸激酶（抗-MuSK）抗体：约在50%的乙酰胆碱受体抗体阴性的全身型重症肌无力患者血中可检测到抗-MuSK抗体。其余患者可能存在某些神经肌肉接头未知抗原的抗体或因抗体水平/亲和力过低现有手段无法检测的抗体。

（3）抗横纹肌抗体：包括抗连接素（titin）抗体、抗兰尼碱受体（RyR）抗体等。重症肌无力患者伴有胸腺瘤或病情较重且对治疗不敏感的患者此类抗体阳性率较高。

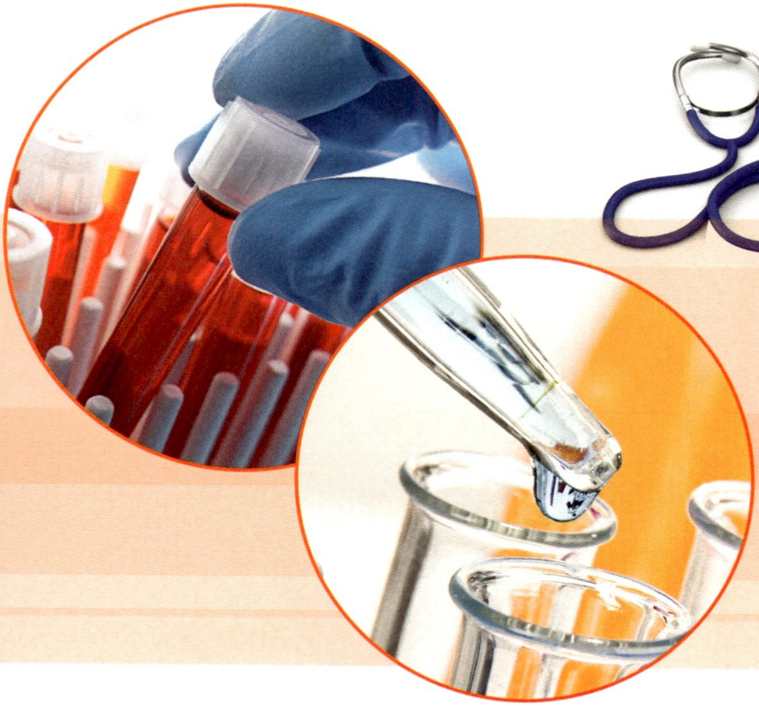

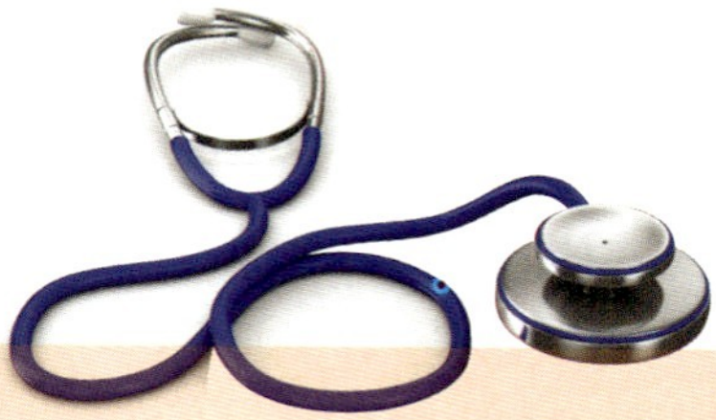

为什么重症肌无力患者要进行胸腺影像学检查

约15%的重症肌无力患者同时伴有胸腺瘤，约60%重症肌无力患者伴有胸腺增生；纵隔CT胸腺瘤检出率可达94%；20%~25%胸腺瘤患者出现重症肌无力症状。

重症肌无力的治疗主要有哪些

（1）抗胆碱酯酶药物：新斯的明、溴吡斯的明等，这些药物的不良反应有瞳孔缩小、多口水、出汗、腹痛、腹泻等，可以同时服用阿托品以对抗。

（2）免疫调节剂主要有皮质类固醇激素、硫唑嘌呤及环磷酰胺等。

（3）手术疗法适合于胸腺瘤患者。

（4）血浆置换：适用于危象和难治性重症肌无力。

（5）大剂量静脉注射免疫球蛋白：作为辅助治疗缓解病情。

注意：当诊断为重症肌无力时，一定要到医院就诊，在医生的指导下进行系统治疗，不能随便吃药及停药。

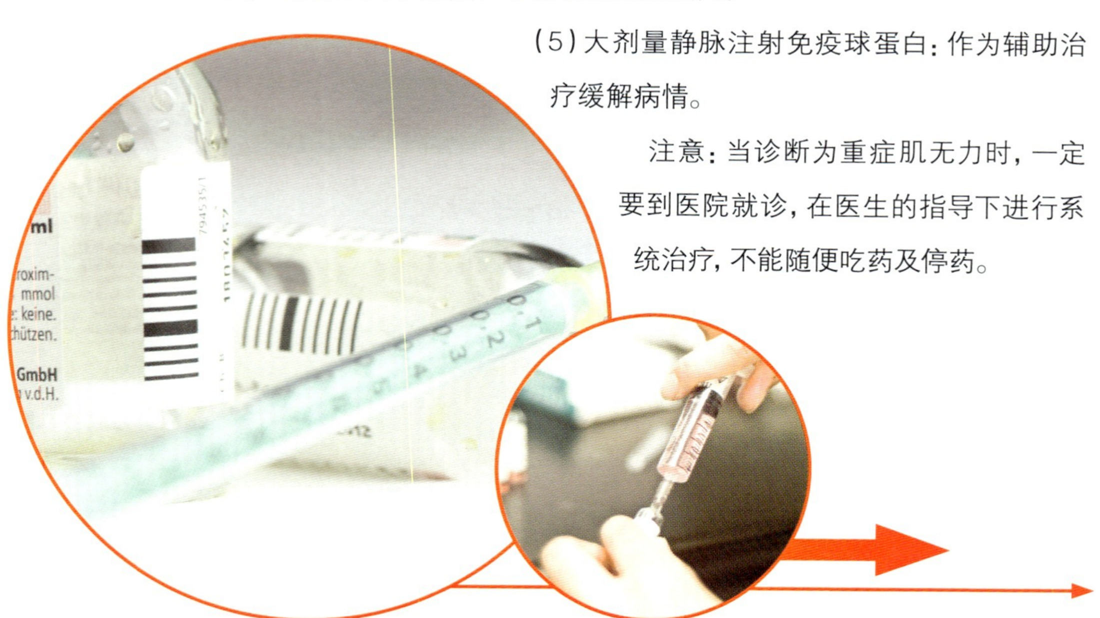

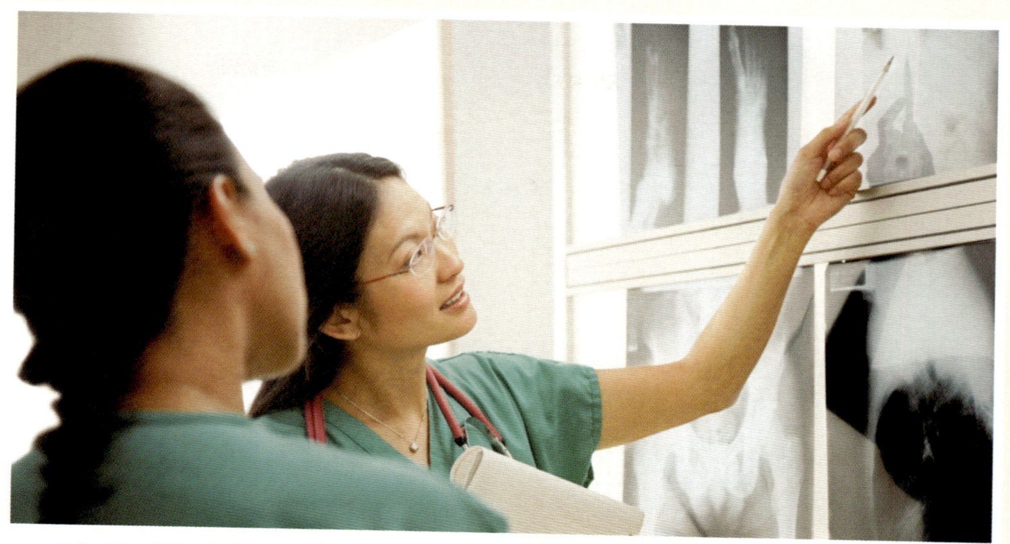

重症肌无力什么情况选择手术治疗

(1)胸腺瘤病例。

(2)非胸腺瘤患者，但病情进展迅速，抗胆碱酯酶药物治疗反应不满意者，不管抗AChR抗体是否增高，均可作胸腺切除。

(3)年龄30~40岁的女性患者，病程短、病情轻伴胸腺增生者的全身型重症肌无力患者。

(4)有专家认为单纯眼肌型重症肌无力手术安全而且疗效好，并可阻止其转变为全身型。

(5)肌无力危象的患者一般不宜立即接受手术治疗，应先接受药物治疗，待症状控制后再手术可以减少术后危象的发生。

重症肌无力胸腺切除手术疗效如何

胸腺切除对于重症肌无力的症状改善可以是立即起效，但是一般在半年内效果波动较大，2~4年渐趋于稳定，5年约90%患者有效，但也有患者总体效果较差。

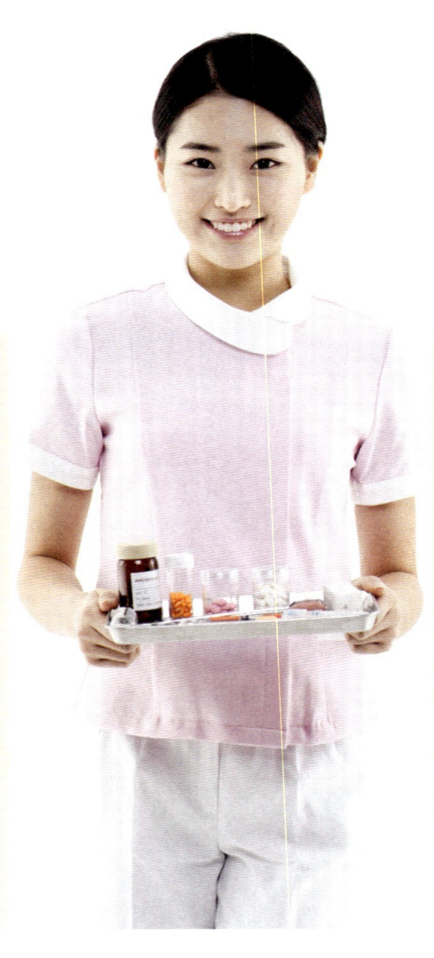

重症肌无力患者需要终身服用溴吡斯的明吗

（1）不一定要终身服药。

（2）溴吡斯的明只是治标不治本，当患者应用激素或其他免疫抑制剂或由于身体自身变化而免疫系统得到纠正后，临床上肌无力症状出现改善，病情不再明显波动，服用溴吡斯的明与否不再影响临床症状，此时可在医师指导下尝试减量或停用溴吡斯的明。

重症肌无力患者接受激素冲击治疗中应该注意什么

（1）激素在重症肌无力的治疗中起着重要的作用。

（2）在激素治疗后病情可能会加重。表现为呼吸肌无力，四肢近端肌无力。

（3）激素大剂量冲击，或激素长期治疗均可导致类固醇肌病，出现四肢近端肌无力，甚至出现颈肌无力。

(4)在给予激素治疗的同时，应该同时补钾、补钙，预防消化道溃疡的发生。

(5)为预防出现类固醇肌病，应该补充优质蛋白，加强近端肢体肌的功能锻炼。

单纯眼肌型重症肌无力治疗建议是什么

(1)任何年龄均可起病，相对的发病高峰是十岁之前的儿童和四十岁之后的男性。

(2)超过50%的重症肌无力患者以单纯眼肌型起病。

(3)患者病初可使用胆碱酯酶抑制剂治疗，剂量应个体化，如果疗效不佳可考虑联合应用糖皮质激素或甲泼尼龙冲击治疗。

重症肌无力危象的治疗建议是什么

(1)呼吸肌功能受累导致严重呼吸困难状态，危及生命，应予以积极抢救治疗，严密监测动脉血气中血氧饱和度和二氧化碳分压情况，无论是何种危象，基本处理原则是：

1)保持呼吸道通畅，当自主呼吸无法维持正常通气量时应行人工辅助呼吸，包括气管插管和气管切开、正压呼吸。

2)积极控制感染，选用有效、足量和对神经肌肉接头无阻滞作用的抗生素控制感染。

3)皮质类固醇激素，选用大剂量甲泼尼松龙500~2000毫克/日，或地塞米松20毫克/日静脉滴注3~5天，再逐步递减。

4)血浆置换。

5)严格气管切开和鼻饲护理，无菌操作，保护呼吸道湿化、严防窒息和呼吸机障碍。

(2)如为肌无力危象，应酌情适量增加胆碱酯酶抑制剂剂量，直到安全剂量范围内肌无力症状改善满意为止；如不能获得满意疗效时考虑甲泼尼龙冲击；部分患

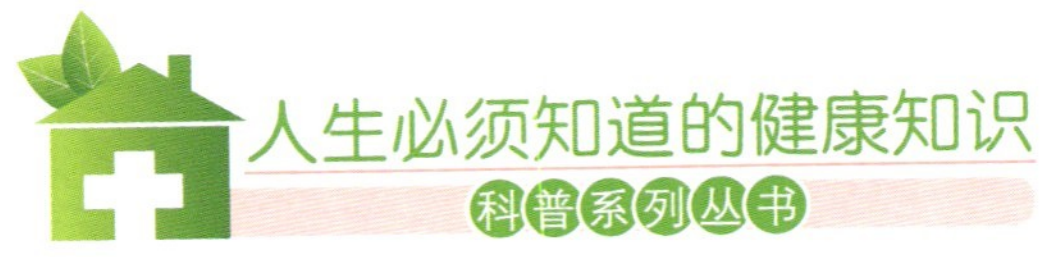

者还可考虑同时应用血浆交换或大剂量丙种球蛋白冲击。

（3）如为胆碱能危象，应尽快减少或者停用胆碱酯酶抑制剂，一般5~7天后再次使用，从小剂量开始逐渐加量，并可酌情使用阿托品。

（4）如为反拗危象，此时应停止抗胆碱酯酶药而用输液维持。过一段时间后如抗胆碱酯酶药物有效时再重新调整剂量。

全身型重症肌无力的治疗建议是什么

（1）只用胆碱酯酶抑制剂不足以完全改善症状，需要在应用胆碱酯酶抑制剂的基础上，联合使用糖皮质激素、硫唑嘌呤、环磷酰胺、甲氨蝶呤或环孢素等免疫抑制剂治疗。

（2）部分全身型重症肌无力患者需要甲泼尼龙冲击治疗，其中有部分患者在冲击过程中病情出现一过性加重，甚至需行气管插管或气管切开，因此在治疗过程中要严密观察病情变化。

（3）经甲泼尼龙冲击治疗效果欠佳者，考虑大剂量丙种球蛋白冲击治疗。

老年重症肌无力患者的治疗建议是什么

（1）多数伴有胸腺瘤，少数伴有胸腺增生。在药物治疗时应注意患者是否有骨质疏松、糖尿病、高血压、动脉粥样硬化及心动过缓等情况。

（2）使用糖皮质激素时可加重糖尿病和高血压病情。

（3）使用大剂量丙种球蛋白时则可能改变患者血流动力学，影响心脑血液循环、注意防止血栓形成。

（4）胆碱酯酶抑制剂可致心动过缓或原有的心动过缓加重。

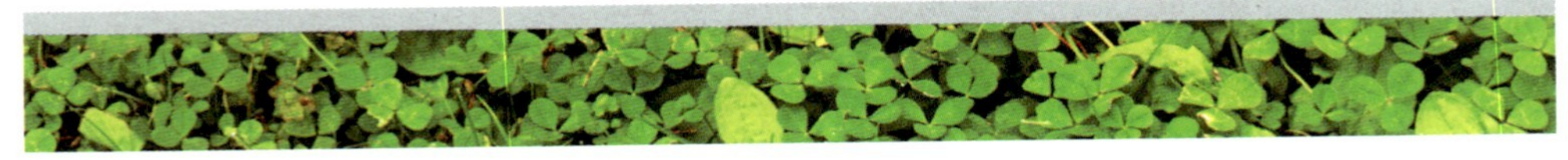

育龄和妊娠重症肌无力患者的治疗建议是什么

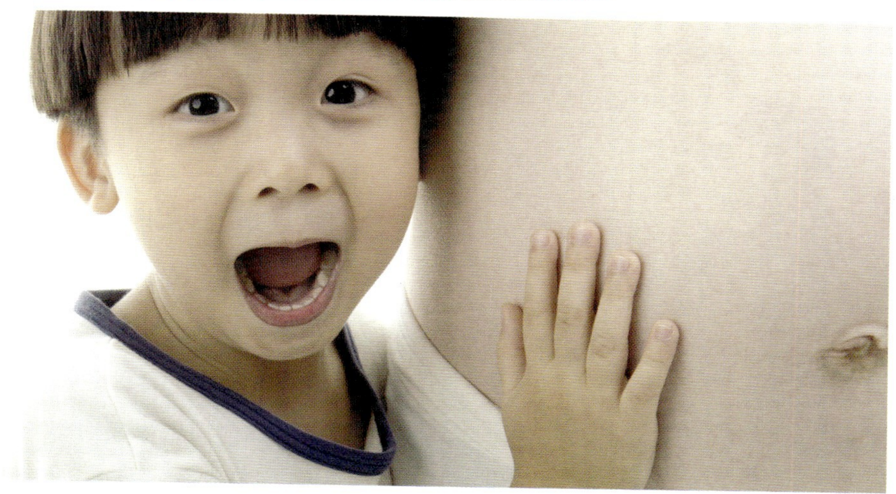

（1）育龄期重症肌无力患者怀孕后对症状有何影响目前尚无定论。

（2）部分育龄期重症肌无力患者怀孕后症状缓解，也有报道怀孕后重症肌无力症状加重。

（3）重症肌无力患者怀孕期间仍需继续使用胆碱酯酶抑制剂、糖皮质激素及免疫抑制剂等药物，这些药物有可能会影响胚胎的正常发育。

暂时性新生儿重症肌无力的治疗建议是什么

（1）是由重症肌无力母亲所产新生儿发生的重症肌无力，因母体内乙酰胆碱受体抗体经母婴垂直传播致病，患儿出生后数小时到数天内出现重症肌无力症状，其临床表现和电生理检查与一般重症肌无力相同。

（2）疾病具有自限性，病程中须严密监测，一般无须特殊处理，如症状不严重可使用胆碱酯酶抑制剂治疗，必要时可进行血浆交换治疗等。

婴幼儿重症肌无力患者的治疗建议是什么

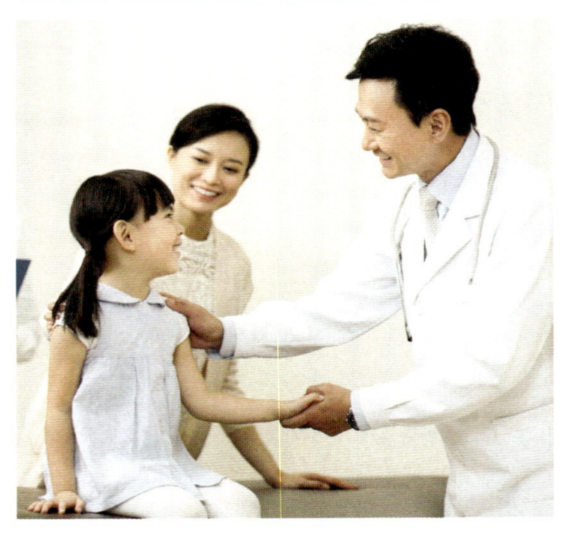

（1）中国婴幼儿重症肌无力患者多数是单纯眼肌型，全身型较为少见。

（2）约25%的单纯眼肌型重症肌无力患儿经过适当治疗后可完全治愈，无须长期服药。

（3）单纯眼肌型重症肌无力患儿一般单独使用胆碱酯酶抑制剂可以控制症状，若疗效不满意时可考虑短期使用糖皮质激素。

（4）因考虑对血象及骨髓的抑制作用，通常不主张使用免疫抑制剂。

（5）婴幼儿重症肌无力患者经药物治疗疗效不满意时，可考虑行胸腺摘除手术，一般选择手术的年龄为18周岁以上。

先天性重症肌无力患者的治疗建议是什么

（1）先天性重症肌无力（congenital myasthenia gravis，CMG）是一组较为少见的遗传性神经肌肉接头传递障碍性疾病，患者多在出生时或在2岁以前出现症状，可导致眼外肌麻痹、肢带肌无力或呼吸窘迫等，常不具有自身免疫疾病的特征。CMG的诊断标准：出生时即出现类似重症肌无力表现如眼睑下垂、斜视、肢体无力或呼吸困难等，但排除了因母亲患病出现的一过性新生儿重症肌无力。手部神经低频重复刺激为递减波形。

（2）多有家族史，呈常染色体隐性遗传，2岁以前起病，进行性加重。

（3）主要包括家族性婴儿重症肌无力、先天性终板乙酰胆碱酯酶抑制剂缺乏、先天性终板乙酰胆碱受体缺乏和慢通道综合征。

（4）处理原则与一般重症肌无力患者相同。

重症肌无力患者合并胸腺瘤或胸腺增生的治疗建议是什么

（1）合并胸腺瘤的重症肌无力患者应早期行胸腺摘除治疗。

（2）合并胸腺增生的重症肌无力患者应根据临床分型和相关检查判断是否选择胸腺摘除治疗。

（3）术前应做好充分的内科治疗准备，要求重症肌无力临床症状相对稳定，以免诱发肌无力危象。维持原有胆碱酯酶抑制剂使用剂量，尽量不用或少用糖皮质激素，以免伤口感染和不易愈合。

（4）对于病情较重无法手术或长期使用免疫抑制药物且不能减量患者，术前必要时可先作血浆交换或大剂量丙种球蛋白冲击治疗，以利于病情迅速缓解和改善药物使用情况。

乙酰胆碱受体抗体阴性的重症肌无力患者的治疗建议是什么

一般而言，对于乙酰胆碱受体抗体阴性的全身型重症肌无力患者，特别是抗骨骼肌特异性受体酪氨酸激酶（抗-MuSK）抗体阳性者，胆碱酯酶抑制剂、糖皮质激素、其他免疫抑制剂及胸腺摘除疗效较差，目前尚无特殊治疗方法，血浆交换可短期缓解肌无力症状。

（本章编者：张　淑、陈阿楠、辛　婧、吴士文）

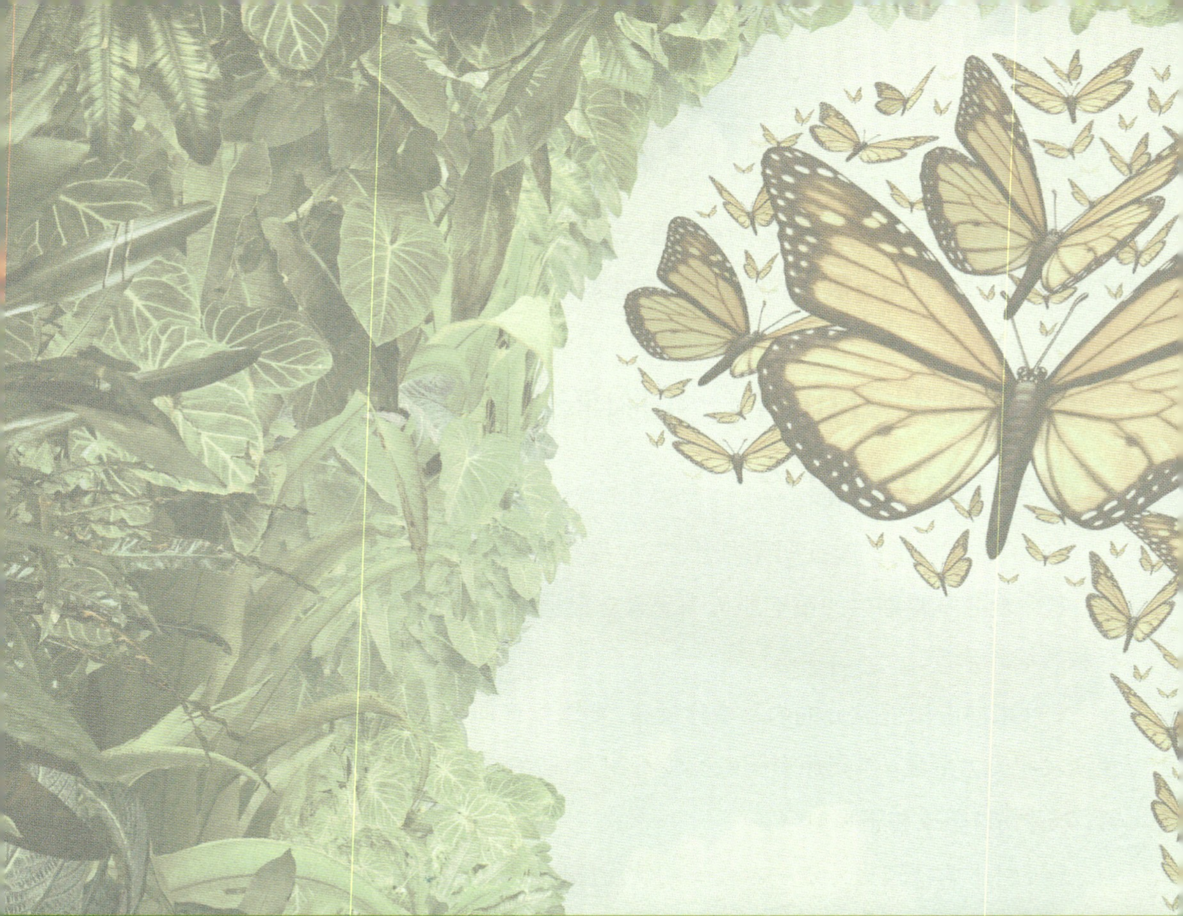

YUNDONG SHENJINGYUAN BING

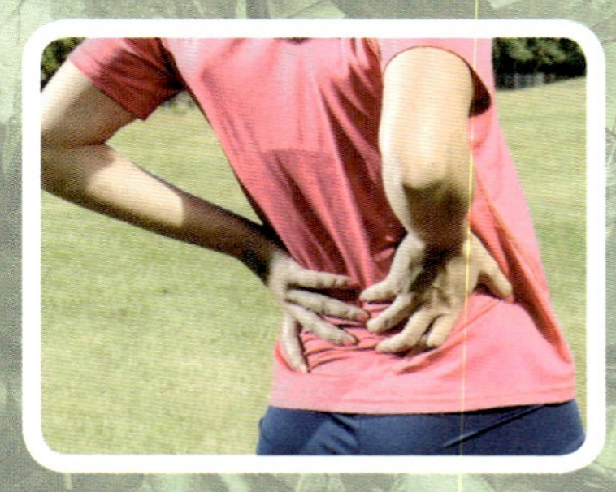

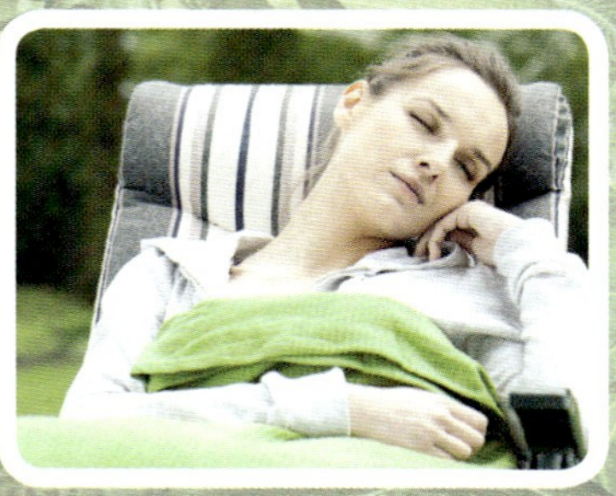

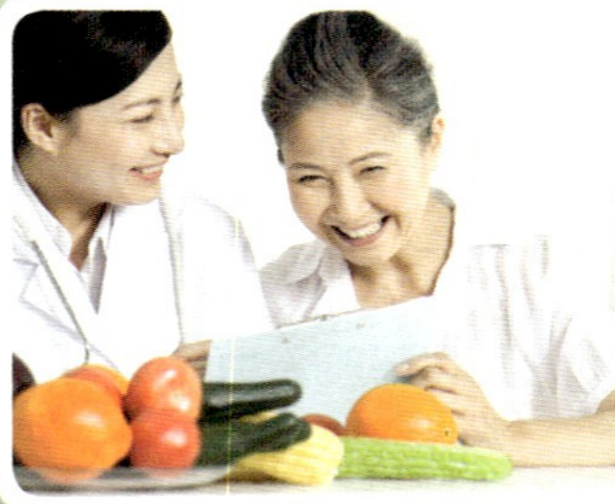

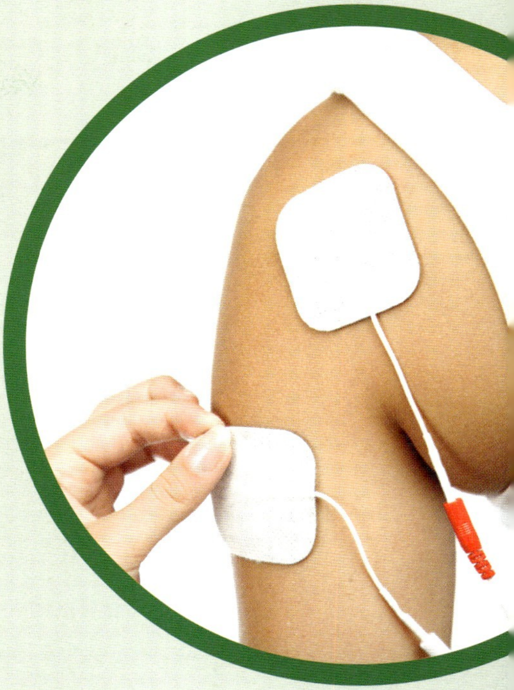

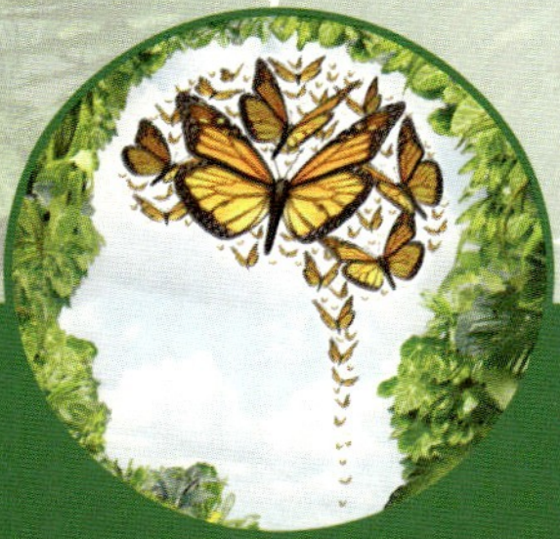

运动神经元病

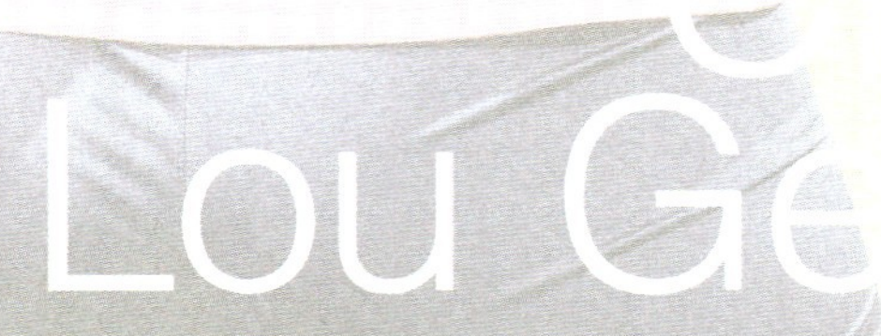

Lou Ge

什么是肌萎缩侧索硬化（ALS）

肌萎缩侧索硬化，是一种神经系统的变性疾病。在法国叫作Charcot病；在美国叫Lou Gehrig病，是因为一个著名的棒球运动员得了这个病之后以他的名字命名的；在英国称为运动神经元病；在台湾称为“渐冻人”。这个病主要表现为肌肉的逐渐萎缩，慢慢地人就失去自主活动的能力。

肌萎缩侧索硬化和运动神经元病是一回事吗

（1）运动神经元病是一组病因未明的选择性侵犯脊髓细胞、脑干后组运动神经元、皮质椎体细胞及锥体束的慢性进行性变性疾病。临床特征为上、下运动神经元受损症状和体征并存，表现为肌无力、肌萎缩与锥体束征不同的组合，感觉和括约肌功能一般不受影响。

（2）按照1994年世界神经病学联盟制定的运动神经病的分类方法将运动神经元病分为4种类型：肌萎缩侧索硬化、脊肌萎缩症、原发型侧索硬化、进行性延髓麻痹。

（3）肌萎缩侧索硬化是运动神经元病最常见的类型。

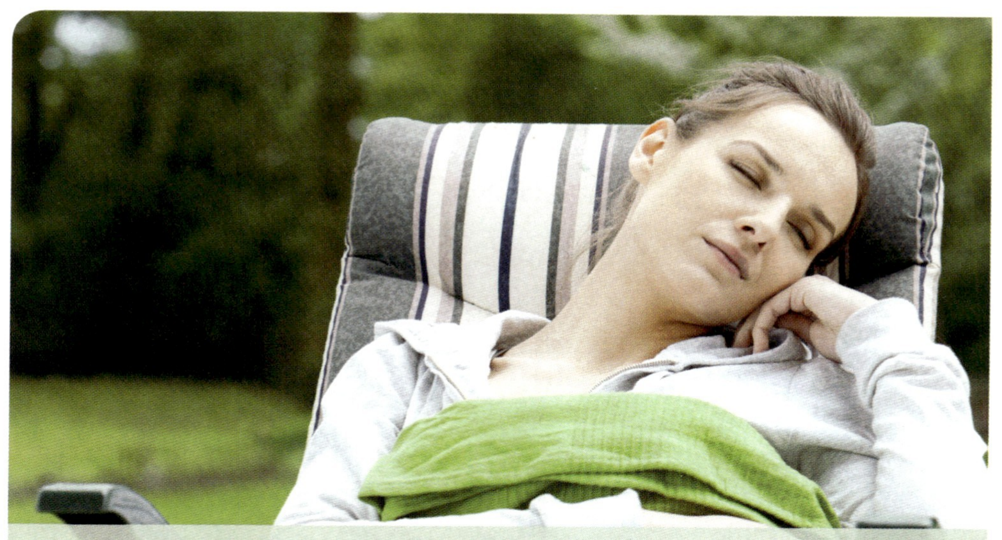

ALS的临床特征是什么

ALS主要表现为全身肌肉的逐渐萎缩，起病主要有3个方面。

（1）最多见的就是60%~70%的患者是先从手的小肌肉萎缩开始的。患者通常是一些精细的小动作不灵活，如用钥匙开门、给轮胎打气时拔气门芯、插秧等。

（2）还有一种情况是从下肢开始，走路腿有点绊，容易摔跟头等逐渐向上发展。

（3）还有一小部分，直接就是从延髓功能异常开始，言语不清楚，喝水发呛等，患者可能以为是急性喉炎。

这3种形式中，以上肢发病多见，下肢其次，延髓相对较少，但都将逐渐发展至全身肌肉受累。

这个病比较独特之处是肌肉萎缩，失去行动能力的同时，90%以上的患者智力和情感没有任何变化，某种程度上来说这也是这个病残酷的一点。

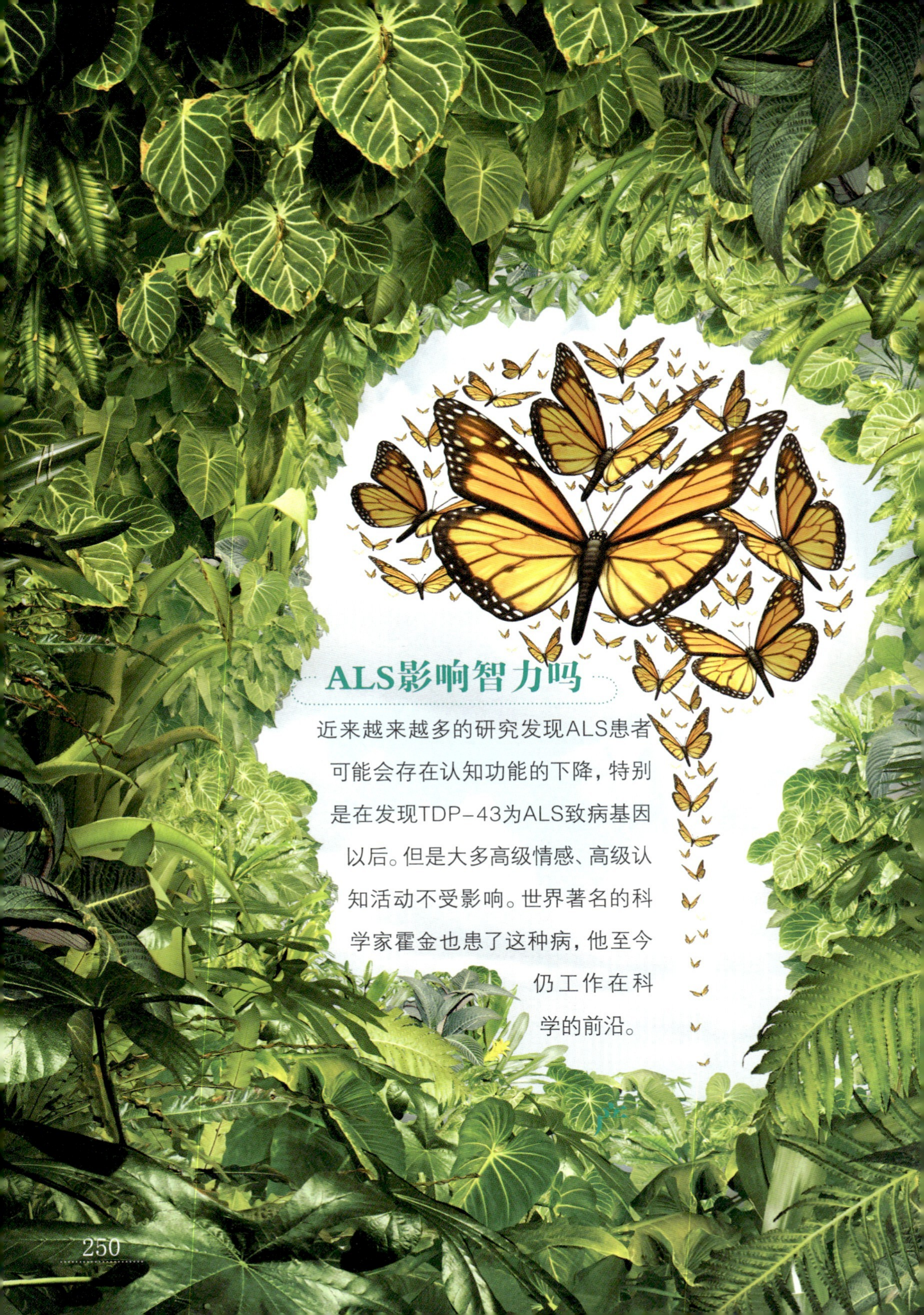

ALS影响智力吗

近来越来越多的研究发现ALS患者可能会存在认知功能的下降，特别是在发现TDP-43为ALS致病基因以后。但是大多高级情感、高级认知活动不受影响。世界著名的科学家霍金也患了这种病，他至今仍工作在科学的前沿。

发生ALS的主要原因是什么

ALS的发病机制尚未完全清楚，目前主要有以下几种。

（1）神经毒性物质累积：兴奋性氨基酸堆积在神经细胞之间，早期引起细胞膜去极化，导致细胞水肿，久而久之，激活多种酶系统，诱导细胞凋亡，造成神经细胞的损伤。

（2）氧化应激机制：运动神经元患者的肝脏内存在异常的线粒体，它们在神经元细胞坏死和凋亡过程中起重要作用。

（3）遗传基因突变：其中铜/锌超氧化物歧化酶（SOD1）基因已明确。

（4）中毒机制：肌萎缩侧索硬化患者存在多种金属物质代谢异常现象。

（5）免疫异常：肌萎缩侧索硬化患者中甲状腺疾病患病率高于正常人群 。

什么人好发ALS

（1）有遗传家族史。

（2）电厂工人。

（3）海湾战争的美国老兵。

（4）密切接触重金属等多种有毒物质者。

（5）年龄55岁左右。

肉跳就要怀疑ALS吗

ALS常特征性地出现肌肉不自主的跳动。正是由于对上述疾病的恐惧，当人们发现自己有肉跳时，常表现出特别焦虑和恐惧。其实，绝大多数患者的肉跳都是良性的，医学上称为“良性肌束颤综合征”，具有非常好的预后，其实，“肉跳”不必“心惊”。

什么是良性肌束颤综合征（良性的肉跳）

良性肌束颤综合征是一种常见的神经系统症状，表现为身体局部肌肉出现不自主的肌束颤动，即我们通常说的“肉跳”。最多见于面部以及四肢，当然可以发生于人体任何一个部位。正如其名称一样，具有良性的过程，不会进展为其他严重的神经系统疾病，但又非常令人厌烦。肉跳可以仅发生在局部一小群肌肉，如眼皮不自主跳动，也可以是广泛地累及肢体或全身。大多数人的一生中都经历过一定程度上这种肉跳，然而并没有注意到它的存在，只有当这种肉跳广泛而持续时才会引起人们注意而去就医。

如何区分良性的肉跳与运动神经元病的肉跳

运动神经元病的肉跳多为持续性的，在运动及安静状态下均可发生。但与这种良性肉跳不同的是，运动神经元病多存在肌肉萎缩和无力，且在肌电图检查时有着特征性的改变。

什么原因造成良性的肉跳

尽管良性肌束颤综合征精确的病因还不清楚，但目前研究表明其主要与以下几个方面有关：运动、急性病毒感染、焦虑及药物使用。其中，长时间运动是造成肉跳最主要的原因之一。常见可引起肉跳的药物有：利尿剂，皮质激素、雌激素以及过量的咖啡因。另外也有研究认为杀虫剂，特别是有机磷等化学毒物同样可以导致肉跳。在临床工作中，我们也常发现许多患者存着在这样一个恶性循环，轻微的肉跳引起焦虑紧张，焦虑又加重了肉跳，加重了的肉跳进一步引起了患者的恐慌和焦虑。

如何预防和处理良性的肉跳

（1）对于部分患者来说，给予小量的镇静剂可能会有效。但一般来说，这种肉跳不需要药物治疗。关键的处理方法是让患者心理和生理上放松，正确地疏导患者，减轻其心理上的焦虑和紧张。

（2）服用/食用抗氧化、清除自由基的药物或食物目前被认为是最有效的预防肉跳方法。研究已证实服用充足的维生素E，维生素C，β-胡萝卜素，硒，锌可以减少这种良性肉跳发生。另外，食用富含上述抗氧化物质的西红柿，蓝莓，海藻，卷心菜、甘蓝以及花椰菜，柚子，洋葱，菠菜，山楂等食物将有益于减少肉跳。香辛调味料是由植物的芽、叶子、皮、果实、根或种子制成，其中富含抗氧化剂，其同样可以预防肉跳的发生。注意，为了起到较好的预防作用，每天摄入上述物质及运动前和运动后补充上述药物食物很重要，当然这种补充通常要在服用数天和数周后才能明显起效。

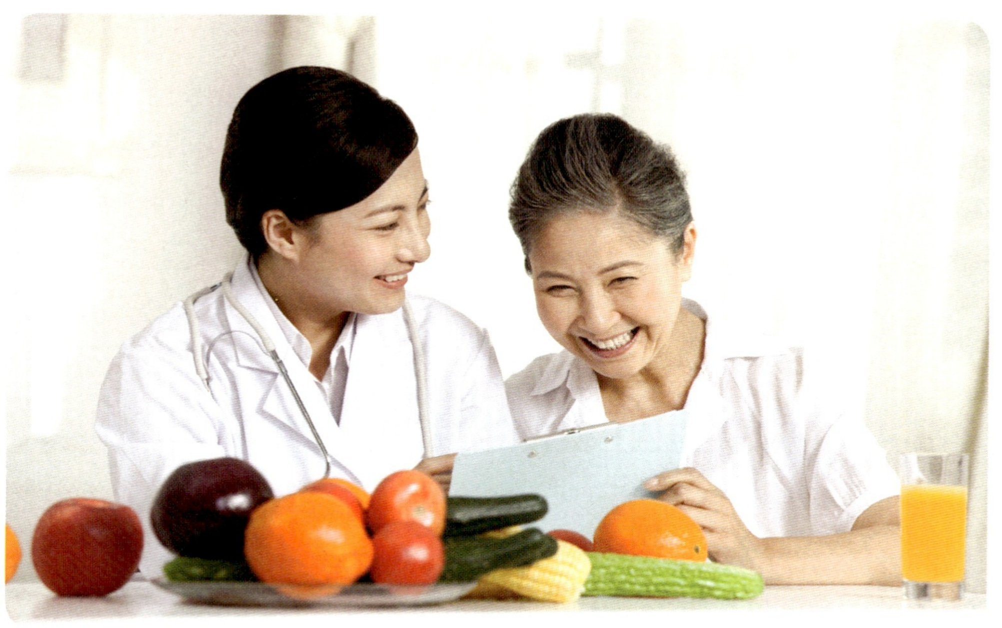

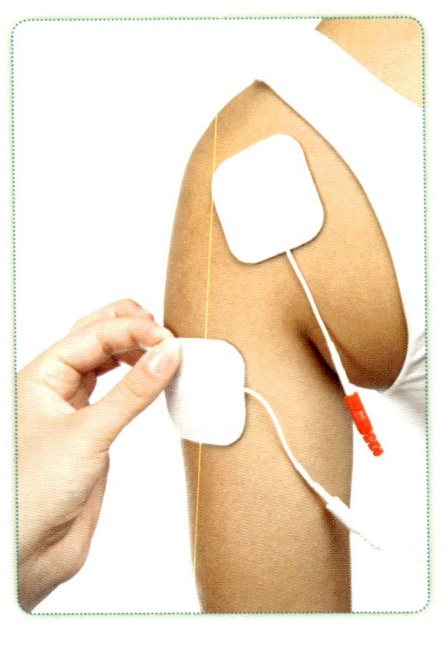

肌电图可以确诊ALS吗

（1）肌电图在诊断ALS中起着重要的作用。其可以证实是否存在广泛性神经源性损害，对于鉴别诊断有很大的作用。

（2）但肌电图不是一个绝对标准，医生需要结合临床及其他可能的致病原因以后，做出综合判断。

磁共振检查（MRI）有助于ALS的诊断吗

（1）颈椎的MRI检查有助于鉴别是否存在颈椎病。

（2）头部MRI上可以在一些ALS患者看到锥体束有变性，特别是T2可以看到异常信号，但是这个难以作为诊断标准。另外研究发现磁共振波谱分析（MRS），可以看到中央前回有一些神经介质含量的变化。这对于临床诊断会提供一些帮助，如观测病程的动态变化，或者看治疗的反应，是临床上可以使用的指标，但不作为一个诊断标准。

哪些疾病易与ALS相混淆

（1）第一位容易误诊的疾病是颈椎病，一般是脊髓型颈椎病。ALS和颈椎病的发病高峰都是50~60岁，年龄有重叠之处。临床表现也有重叠之处，颈椎病可以出现肌萎缩，下肢也可以出现走路僵硬的表现。

(2) 多灶性运动神经病(MMN),这个病在20世纪80年代以后才逐渐被认识,在此之前,一直被诊断为运动神经元病,而这部分患者治疗效果非常好。如果诊断了MMN以后,使用丙种球蛋白,用药当天或者两三天以后就可能会戏剧性地好转。

(3) 慢性轴索性运动神经病,这之前也一直被诊断运动神经元病,但是疾病发展相对缓慢,病程甚至超过5年、10年。患者确诊后经过较长时间的免疫治疗,病情可以逐渐好转。

(4) 肯尼迪病,进展相对来说比较慢。这种患者舌肌萎缩情况很厉害,是标准的运动神经元病表现,但是预后相对要好。

(5) 平山病也可以表现为肌肉萎缩并逐渐发展。它的发病机理完全不一样,相对良性。疾病发展三五年以后可以停止。

目前关于ALS的治疗是怎样的

(1) 一般及支持疗法:对症治疗,适当锻炼。如注意呼吸道、消化道的功能,若口水多,痰多,情绪低落,均应给予对症处理。还要多翻身以防止褥疮发生。

(2) 营养支持:进食障碍,给予鼻饲或PEG(经皮内镜胃造口术)。

(3) 特殊疗法:包括中草药在内的许多药物都曾宣称对本病有效,但迄今均未得到证实。目前国际承认且唯一通过美国食品药品监督局批准治疗ALS的药物只有力如太,并且一定要尽早使用。

(4) 呼吸治疗:开始呼吸不顺时,可使用一般氧气或使用BiPAP(双正压呼吸器)帮助呼吸,发生进一步呼吸衰竭时,则需气管切开,使用人工呼吸器。

为何早期使用呼吸机

有研究表明在预计肺活量下降到75%时,使用呼吸机,明显可以延长ALS患者的生存时间。

使用无创呼吸机的指征是什么

（1）出现呼吸功能不全的症状与体征。

（2）同时出现白天的高碳酸血症，夜间的通气不足。

（3）肺活量<预计肺活量的50%。

（4）反复肺部感染住院。

（5）肺心病。

（6）白天的高碳酸血症$PaCO_2$>6.67千帕（50毫米汞柱），即使没有症状，也应该使用。

什么时候不适合使用无创呼吸机

（1）相对禁忌证：严重的吞咽受累，需要24小时辅助通气。

（2）绝对禁忌证：上呼吸道梗阻。

（3）不可控制的分泌物潴留。

（4）不能合作。

（5）即使在辅助下也不能有效地咳嗽。

（6）面罩不合适。

ALS患者进食困难与解决方案是什么

（1）营养低下常见原因不仅是吞咽困难本身，而且患者不愿面对当众进食的尴尬，上肢的运动功能不良也是原因之一。

（2）第一步要改变食物的稠度，通常要求是均一的浓汤或软和的食物（患者能找出适合自己的最佳选择）。

（3）头位调整，如下颔卷起法（吞咽时颈部前屈以保护气道）和双重吞咽，由治疗师指导。

（4）在经皮内镜胃造口术（PEG）广泛开展之前，大多数的神经科医师认为这是一个有益的进步。关于PEG和其他经管进食法的生存率、营养状况、生活质量、患者和看护者满意度的循证研究有待完成。

（5）需要让患者意识到人工喂养并不意味着经口摄入突然终止；人工喂养的观念需早些向患者介绍以便患者接受。

（6）何时开始人工喂养不确定；体重减轻和进食兴致丧失是较好的开始指征，没必要等到患者病情危急才采取措施。

（7）在疾病的终末期PEG可使患者巨大获益，用于舒适地进食液体和用药。

（8）患者一般能较好地耐受内腔镜，患者半卧位就能完成，仅需在医院住一夜。

（9）MND患者PEG的并发症有：一过性喉痉挛，局部感染，胃出血，由于技术困难PEG放置失败，吸入性肺炎，呼吸停止死亡。

（10）放射指导下的胃造口术（RIG）比PEG更具优势，它避免了镇静状态，不需要咽下管子，可以在半直立体位下进行，可用于非侵入性通气患者。

（11）用鼻胃管患者的生存期可能相对地要少几个月。

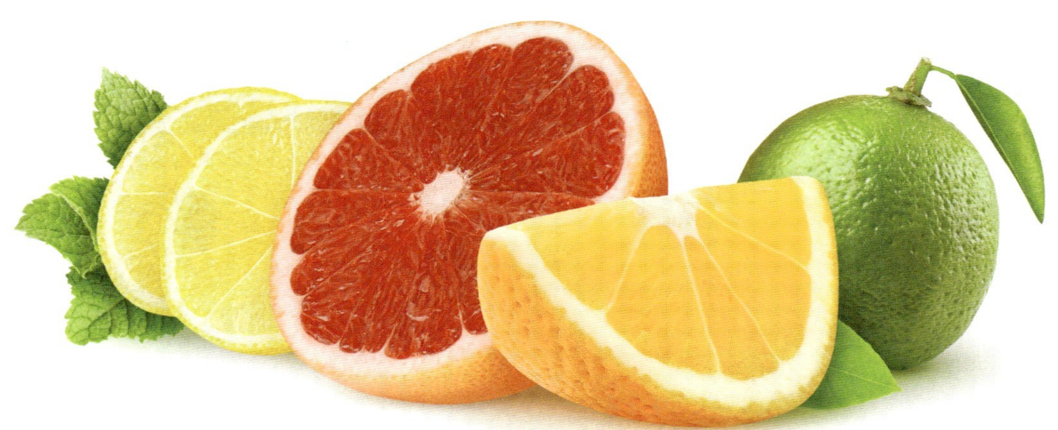

（本章编者：张　淑、古　媚、朱莎莎、吴士文）

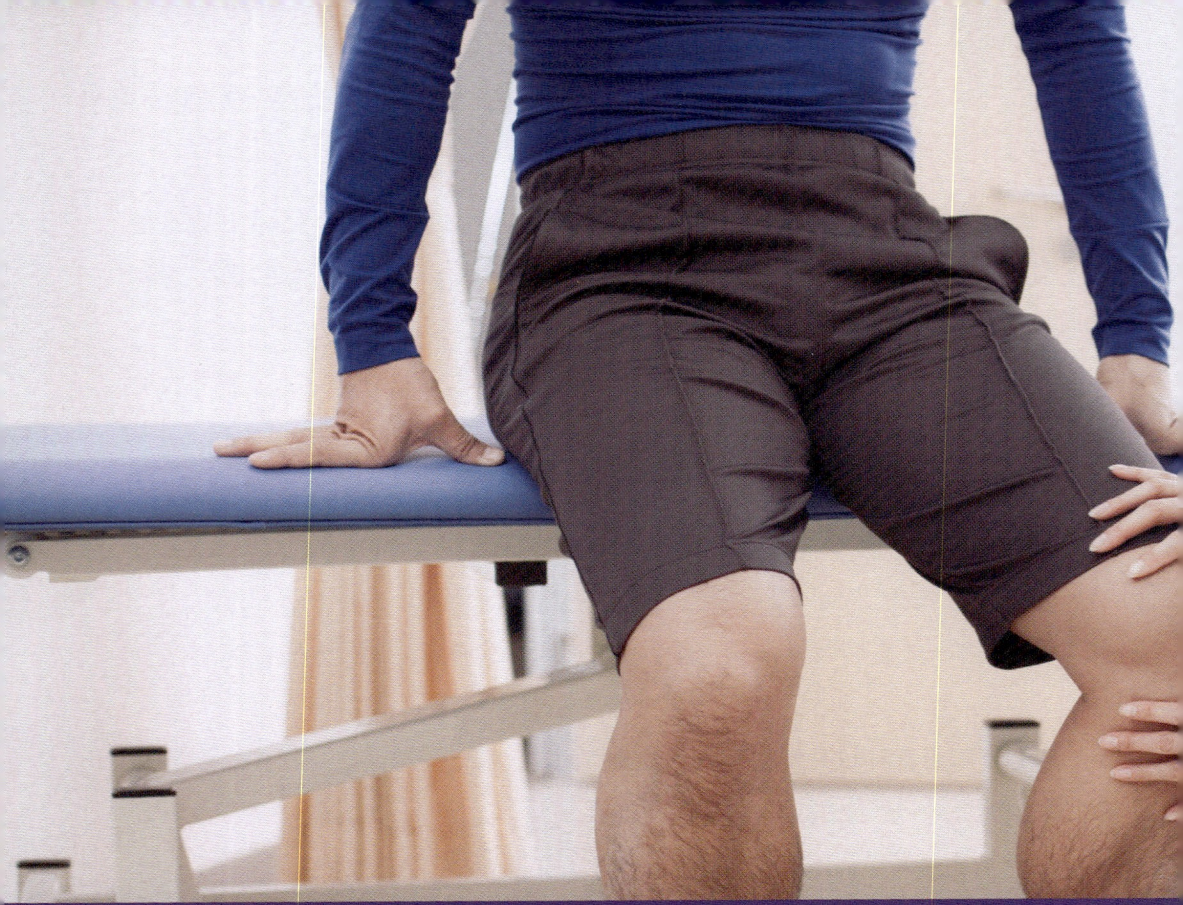

JIROU JIBING

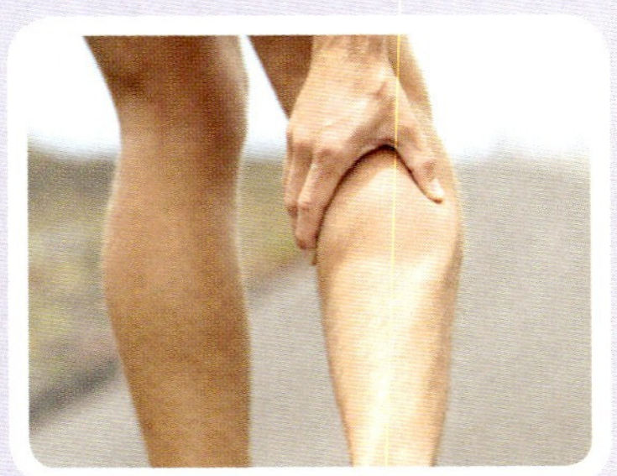
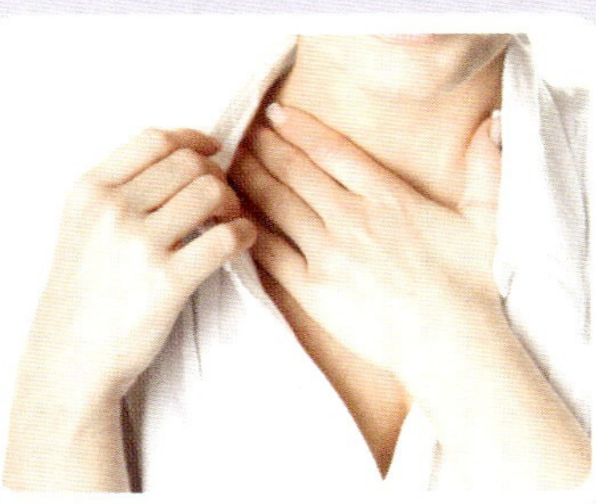
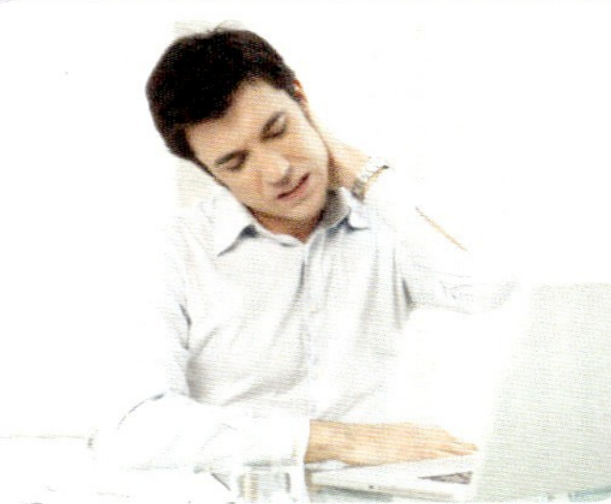

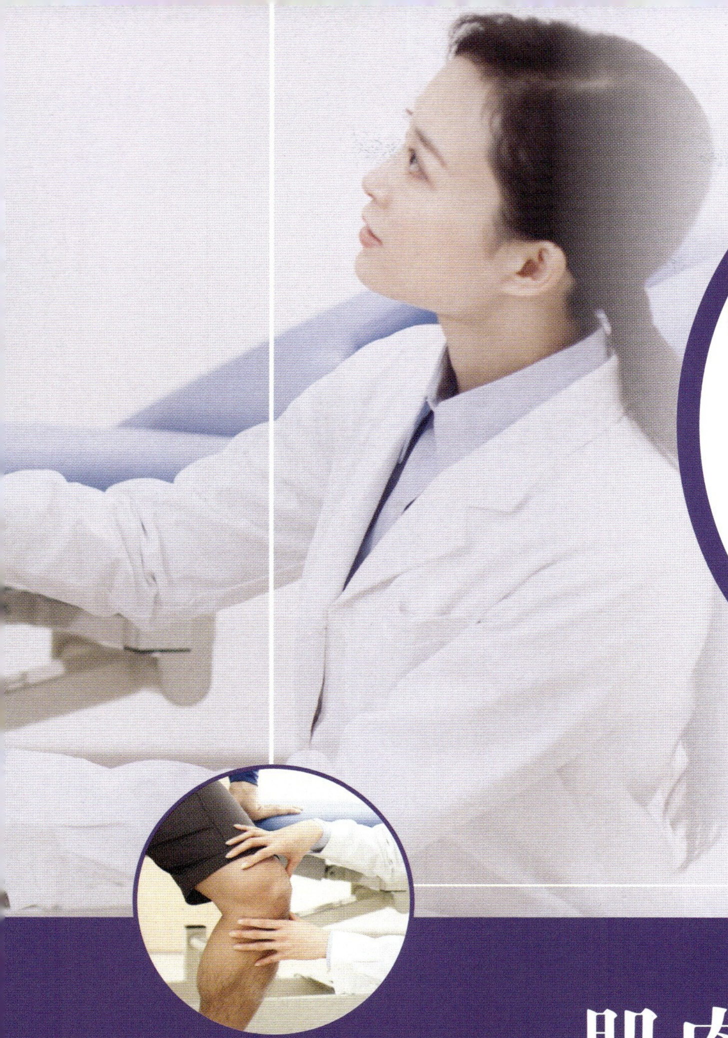

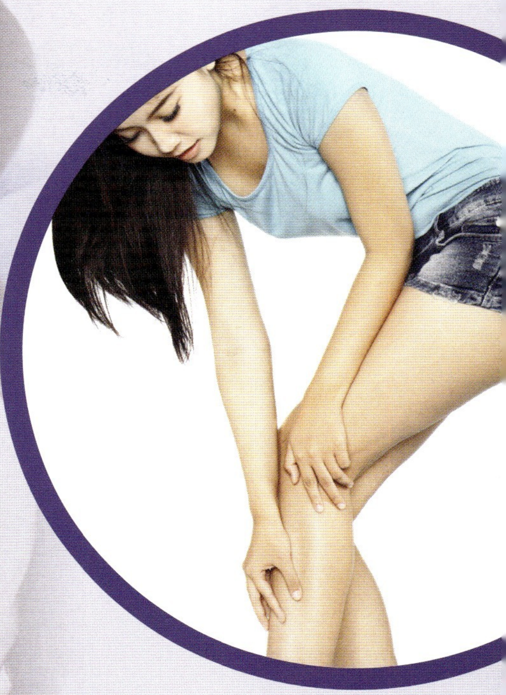

肌肉疾病

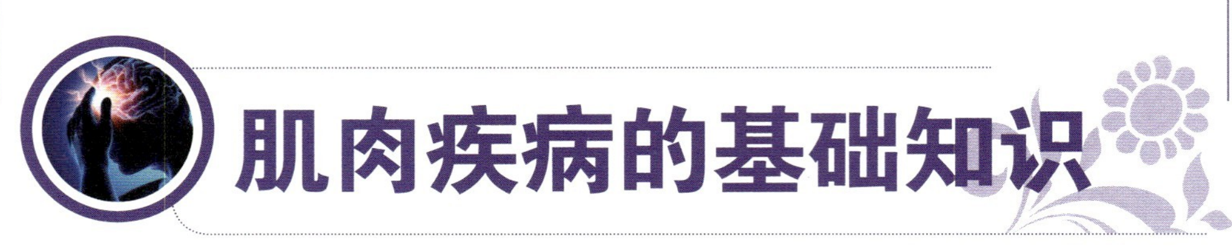

肌肉疾病的基础知识

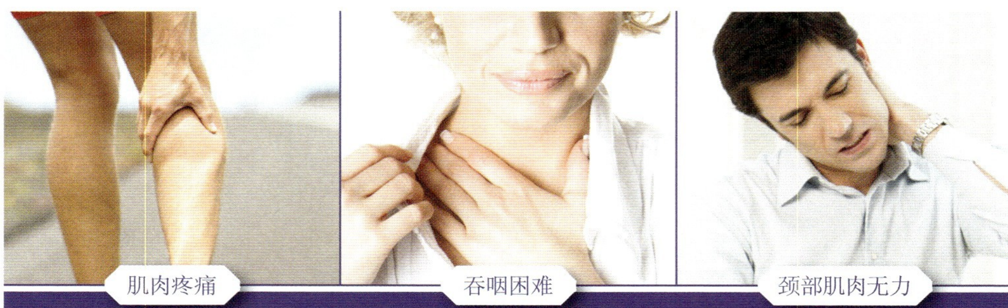

什么情况下需要怀疑自己患有肌肉病

(1)肌肉疼痛，肢体乏力、无力。

(2)自己运动耐力显著下降，劳动或活动一会儿就四肢无力。

(3)说话时鼻音重了，吞咽困难，喝水易呛咳。

(4)颈部肌肉无力，抬头费力。

(5)检查发现肝酶、肌酶明显升高。

神经肌肉疾病常规检查有哪些

(1)肌电图检查。 (2)肌酶谱检查。

(3)肌肉病理检查(包括普通光镜检查，免疫学病理检查，电镜检查)。

(4)基因检查。 (5)血、尿代谢筛查。

什么是肌电图检查

肌电图检查是通过肌电仪记录肌肉在放松和收缩时的生物电活动同时监听声音变化，结合神经传导速度测定，可确定神经、肌肉功能状态的检查方法，诊断神经肌肉病的临床应用价值以及其临床意义非常大。

做肌电图检查痛苦吗

（1）针极肌电图检查是一种有创的检查，需要把检查针插入肌肉里，还需要做肌肉收缩的运动。所以可能会产生一定的疼痛，但应该是可以忍受的。

（2）神经传导速度检查需要电刺激，可能会产生一些不舒服的感觉，检查所用的电流、电压均在安全的范围内，对人体没有伤害。

（3）目前大多医院均已采用一次性的电极针，不会出现疾病的传染。

肌电图检查要注意什么

（1）肌电图检查毕竟是有创伤的检查，所以检查前要做好心理准备，正确地认识，不要太紧张。检查时还需要患者做肌肉放松、轻收缩及重收缩的运动，所以一定配合好。

（2）因为温度对传导速度检查很重要，所以检查前注意保温。冬天检查前应多穿衣服。

（3）有以下情况者慎重检查：存在出血性倾向者，冠心病合并心绞痛或心肌梗死者，存在精神障碍不能控制自己者。

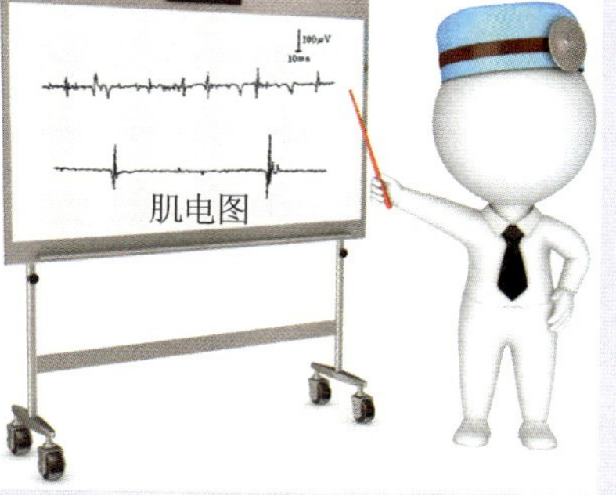

什么是肌酸激酶

（1）肌酸激酶（CK），旧称为肌酸磷酸激酶，是肌肉代谢中一种不可缺少的物质。CK存在4种亚型：肌肉型（CK–MM）、脑型（CK–BB）、杂化型（CK–MB）和线粒体型（CK–MiMi）。CK–MM型主要存在于各种肌肉细胞中，CK–BB型主要存在于脑细胞中，CK–MB型主要存在于心肌细胞中，CK–MiMi型主要存在于心肌和骨骼肌线粒体中。临床上测定的血清CK指的是总的活性。

（2）主要分布于骨骼肌、心肌、脑、甲状腺、肺组织、胃肠平滑肌中，以骨骼肌含量最高，其次为心肌，再其次为脑和胃肠平滑肌。

（3）检查血清CK是诊断神经肌肉疾病有价值和敏感的检查方法之一。CK的增高常反映可能存在肌肉疾病，且肌酶的高低反映着肌肉坏死的程度。

（4）正常人的CK也是有变动的。CK值与人种、性别、年龄、肌块大小、体力活动有关。男性比女性略高。剧烈运动或长时间运动后CK可升高，但运动强度的影响更大。

血清

肌肉病患者肌酶下降一定是疾病的好转吗

（1）肌酶的下降对于部分肌肉病来说，如：炎症性肌病，可以说明肌肉破坏减轻，疾病的好转。

（2）对于肌营养不良来说，也可能是后期的改变。在疾病早期可以明显升高，但肌纤维被大量破坏之后，被结缔组织所代替，到了终末期改变时，CK值反而不高或下降。

肌酸激酶增高见于哪些肌肉疾病

(1)肌营养不良。

(2)先天性肌病。

(3)炎性肌病：病毒性、寄生虫性、包涵体肌炎、结缔组织病、筋膜肌炎。

(4)代谢性肌病(糖原累积病及脂质累积病，线粒体肌病)。

(5)急性肌肉损伤：急性横纹肌溶解症、挤压综合征等。

(6)内分泌性肌病。

(7)周期性瘫痪。

(8)运动神经元病。

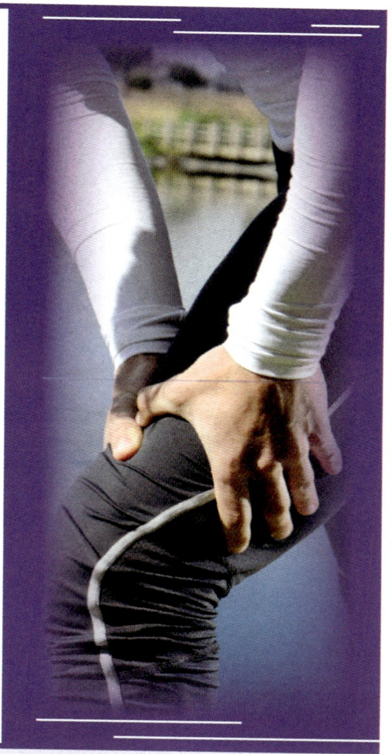

神经肌肉病患者肌酸激酶一定增高吗

部分的肌肉疾病可以肌酶不高，如：

(1)某些类型的肌营养不良和先天性肌病。

(2)肌肉萎缩。

(3)类固醇肌病。

(4)风湿性肌病。

(5)慢性酒精中毒性肌病。

(6)甲状腺功能亢进性肌病。

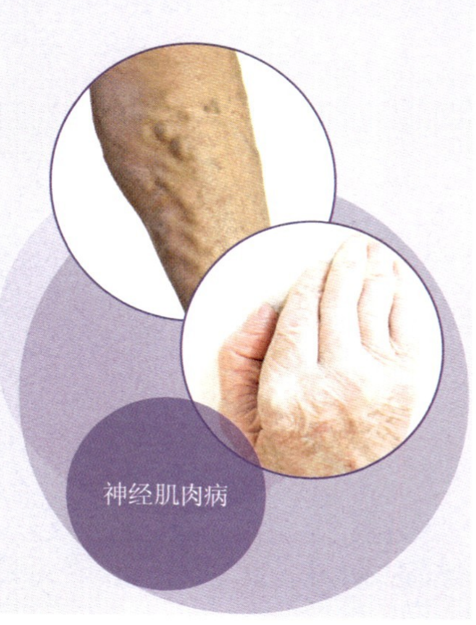

肌病患者为何出现肝功能异常

肝功能的指标（各种转氨酶）也同样存在于骨骼肌中，当骨骼肌病变，肌肉破坏后，转氨酶释放进入血液，从而出现血中转氨酶增高。

临床上有许多肌营养不良的儿童，在体检中无意中发现转氨酶增高，而被误诊为肝炎、病毒性心肌炎。

为何要做肌肉病理检查

一般肌肉疾病的诊断可根据病史和体征，结合肌电图、血清学的检查可以大概给予判断。但是，临床上症状、体征非常类似的疾病很多，这些病的病情发展规律不同、预后也不同，必须进行鉴别。而鉴别这些疾病的唯一诊断手段就是肌肉病理活检，不能用其他检查所代替。

肌肉病理活检是如何进行的

（1）本检查为有创性检查，需要取得患者及家属知情同意，签知情同意书。

（2）通常是在局部麻醉下进行肌肉病理检查，婴幼儿可在全麻下进行。手术中取大约直径0.5厘米，长1厘米，柱状的肌肉块。

（3）活检肌肉的选择要求是：中度受累的肌肉，也不能太轻，否则观察不到病变，但是病变又不能太严重，否则肌肉已完全坏死，或全部已纤维化而难以判断。如需要，可以在B超、CT或MRI检查后，根据病变累及的区域及程度来选择活检肌肉。

（4）活检后的肌肉需要迅速冰冻固定。

最好在什么样的医院行肌肉病理检查

必须具备以下三点的医院：

（1）有肌肉病专病门诊，有肌肉病专业研究人员。

（2）已开展肌肉冰冻切片染色。

（3）已开展肌肉免疫组织化学染色。

基因检查可否代替肌肉病理检查

（1）基因检查不能代替肌肉病理检查。

（2）目前能开展临床应用的基因检查疾病并不多。

（3）许多疾病有多个致病基因。

（4）基因检查的经济费用较高。

什么是遗传代谢病

（1）遗传代谢病，是因维持机体正常代谢所必需物质的合成发生遗传缺陷，即编码这类物质的基因发生突变而导致的疾病。

（2）大多为单基因病，属常染色体隐性遗传。

（3）血、尿代谢筛查有助于诊断。

（4）许多代谢性疾病可有肌无力、运动不耐受等临床表现。

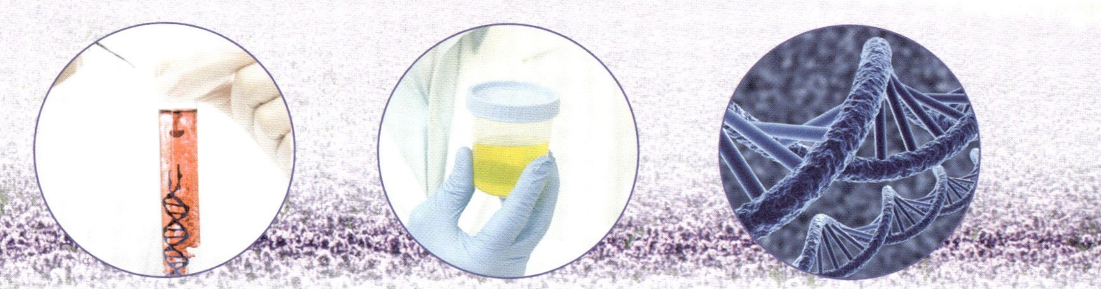

肌营养不良真的是肌肉缺乏营养吗

（1）肌营养不良只是疾病的名称，不是字面上的肌肉发生了“营养不良”，更不可能通过加强营养来治疗此疾病。

（2）肌营养不良是一组遗传性疾病，造成肌纤维的结构出现了异常，肌纤维坏死、再生、纤维化。

神经肌肉疾病均不能治疗吗

虽然许多神经肌肉遗传疾病没有特效的治疗手段，但是还是有许多神经肌肉疾病是可以治疗的，甚至可以是临床治愈的，如：炎症性肌病、部分代谢性肌病等。所以出现神经肌肉疾病还是应该先明确诊断。

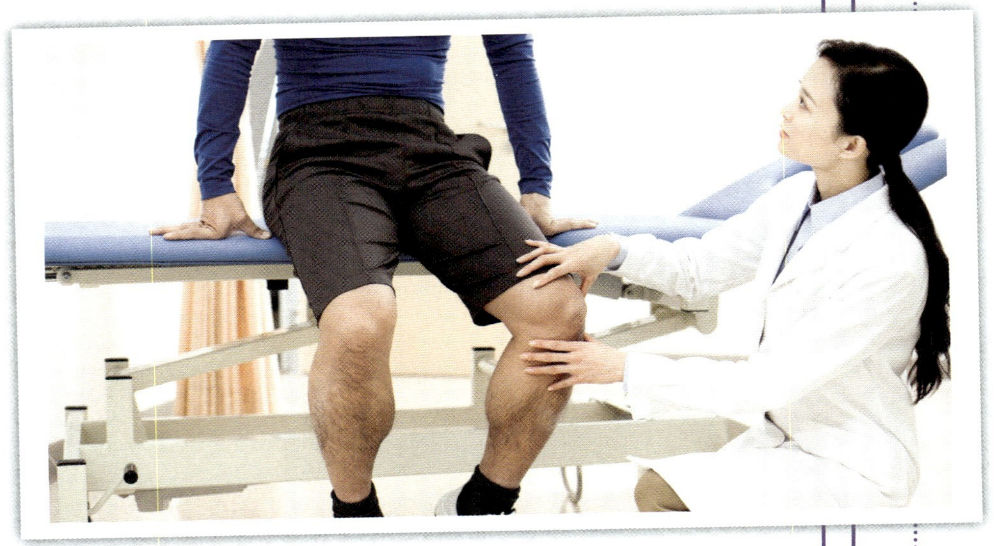

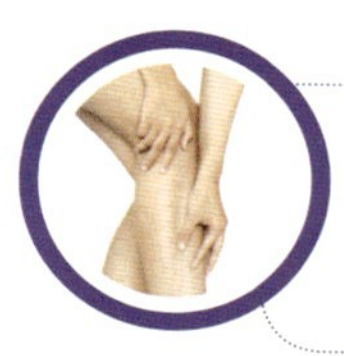

肌痛与肌肉抽筋

哪些情况下会出现肌肉疼痛

（1）肌肉疾病及肌肉生理改变可致肌痛。

（2）周围神经、神经根及中枢疾病同样亦可引起肌痛。

（3）另外，骨、关节、其他结缔组织及内脏的病变可以反射性引起肌痛。

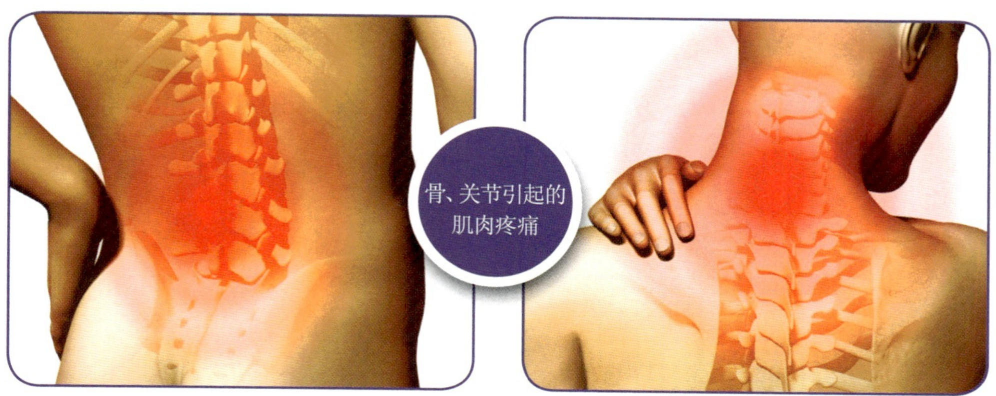

骨、关节引起的肌肉疼痛

常见肌肉疼痛的原因是什么

（1）机械因素：过度的牵拉（包括：痛性肌痉挛、挛缩、反射性肌痉挛、肌张力增高等）、离心性收缩、血肿压迫。

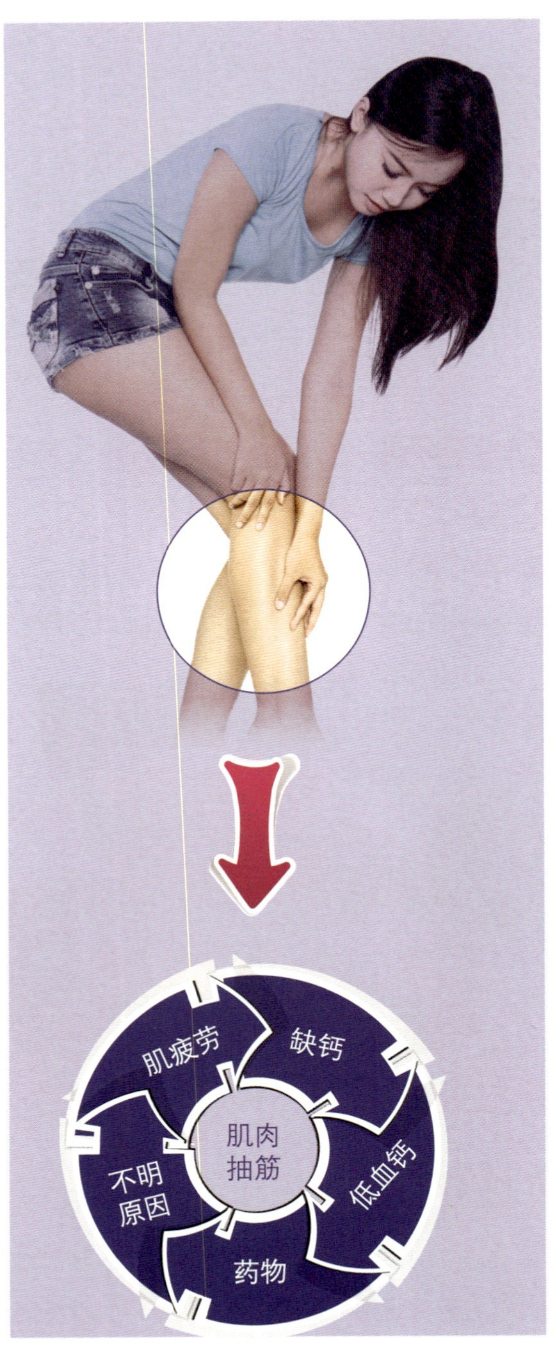

（2）肌炎：急性多发性肌炎、间质炎症（如：肌筋膜炎）。

（3）代谢性疾病：（糖、脂、线粒体等）代谢障碍性疾病。

（4）肌肉缺血：跛行、肌间隔综合征、运动导致的肌肉缺血、肌肉坏死。

正常人会出现肌痛吗

（1）在正常的个体，强烈的运动可以产生肌痛、强直及压痛，多于运动后24小时内发生，并可持续数日至1周。

（2）疼痛的程度与个体生理训练的水平，运动的强度和持续时间有关。

（3）在正常个体中，运动性肌痛产生机制可能与离心性收缩，过度用力及重复肌收缩所致的肌肉机械性损伤有关，另有研究认为在此过程中亦有化学疼痛感受器的受累，具体机制仍不清。

什么是肌肉抽筋

简单地说，肌肉抽筋就是局部强烈而持续的不自主肌肉收缩，伴有严重的疼痛，抽筋的肌肉突起变硬，可以持续数秒钟至数十分钟不等，连续多次发作也并不罕见。肌肉抽筋多见于成年人，出现的概率随着年龄的增长而增加，几乎每个人的一生中均经历过肌肉抽筋，但在儿童中较为少见。任何一块肌肉均可以发生抽筋，下肢和足部的肌肉抽筋最常见，特别是小腿后部的肌肉，即人们常说的小腿肚抽筋。

肌肉抽筋多在什么情况下发生

(1) 肌疲劳及肌肉对刺激的不适应。

(2) 机体内环境失常（失水，低血钙、血镁及低血钾）。

(3) 药物引起的肌肉抽筋。

(4) 不明原因的。

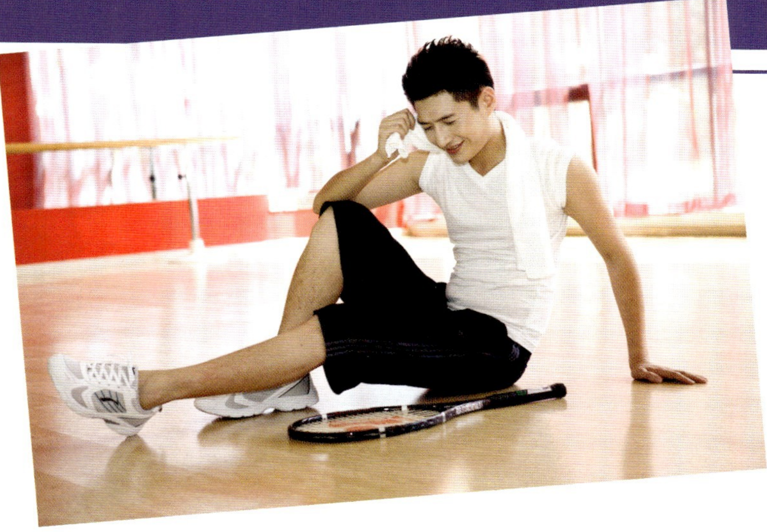

什么情况下肌疲劳及肌肉对刺激不适应引起肌肉抽筋

(1)强烈的肌肉活动后肌肉抽筋是很常见的，其可以在运动中发生，也可以在运动后发生，甚至可以在运动后数小时才发生。

(2)除了剧烈的运动外，长时间保持一个不良的姿势及重复运动所造成的肌疲劳，同样可以产生肌肉抽筋。

(3)运动前没有充分地做热身，肌肉对突然的收缩或对突然的温度改变不能适应，也可以造成肌肉抽筋。

机体内环境失常可造成肌肉抽筋吗

(1)剧烈运动可以造成大量的液体通过汗液丢失，因失水出现肌肉抽筋。

(2)老人由于长期使用利尿剂或液体摄入不足同样可以出现失水和肌肉抽筋。

(3)低钙、低镁引起的肌肉抽筋在老年人及孕妇中最多见。

(4)其他的情况下，如：过度换气、大量呕吐、低钙镁饮食、甲状旁腺功能不全等，也可伴有肌肉抽筋。

(5)低钾也可以引起肌肉抽筋，但大多伴有肌无力。

(6)有研究认为维生素B_1，烟酸，维生素B_6缺乏也均可以导致肌肉抽筋。

哪些药物可引起肌肉抽筋

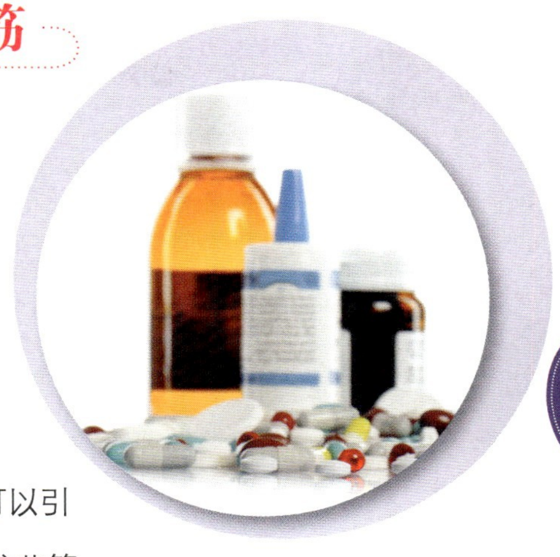

（1）利尿剂。

（2）治疗阿尔茨海默病的多奈哌齐。

（3）治疗重症肌无力的新斯的明。

（4）帕金森病的治疗药物托卡朋。

（5）降压药硝苯地平，止喘药特布他林。

（6）降脂药洛伐他汀等。

（7）值得注意的是，有些药物停用同样可以引起肌肉抽筋，如巴比妥类镇静药、地西泮、麻醉药等。

夜间出现肌肉抽筋有什么特点

夜间出现肌肉抽筋是很常见的，可出现于任一年龄阶段，常伴有严重的疼痛，产生的原因不清，但其多由睡眠中的无意识下肌肉收缩运动所促发。典型的例子是，躺在床上，足尖向下用力时可诱发小腿抽筋。

肌肉抽筋怎么办

（1）伸展收缩的肌肉可以终止绝大多数肌肉抽筋。由于大多数的肌肉抽筋发生于下肢和脚，所以只站起来在床边走走即可完成这种伸展运动。

（2）轻轻地按摩抽筋的肌肉及洗热水澡，同样也有助于肌肉的放松。

（3）对于存在机体内环境紊乱者，应给予对应的补充，但总的来说，发作时一般不需要给予药物处理，因为在药物服用和吸收之前，肌肉抽筋早已自行停止。

（4）另外有人认为，在肌肉抽筋时按压“人中”15分钟，将有助于终止抽筋，目前缺少这一方法有效性的坚实证据。

如何预防肌肉抽筋

(1)在运动之前要充分做好伸展准备活动，让身体都活动开，血液循环顺畅，同时也让机体对于外界环境有个适应的过程，再参加各种激烈运动或比赛，就会减少肌肉抽筋的发生。另外，在运动前、运动中及运动后补充充足的水分，也是非常重要的。

(2)补充充足的钙和镁对于预防肌肉抽筋是有帮助的，通常钙的补充量为1~1.5克/天，镁为50~100毫克/天，但是补镁时要注意，应在白天分多次口服，以减少镁剂造成腹泻等不良反应。妊娠期补充钙镁将有助于预防肌肉抽筋，但孕妇服用钙镁应该在相关的专家指导下进行。另外许多食物中也富含镁，如：绿色蔬菜、肉、鱼、香蕉、杏子、坚果、大豆，可在饮食中增加此类食物的摄入。

(3)睡前给予伸展训练将有益于减少夜间肌肉抽筋的发生。睡前坐在床上，保持下肢伸直，双手抓住脚尖向头侧牵拉。每次坚持10~15秒，重复2~3次，将有助于减少睡眠中肌肉抽筋的发生。

什么叫纤维肌痛综合征

（1）以慢性广泛的关节和肌肉疼痛为表现，病因不明的综合征。发病率，占普通内科患者6%，男女之比为1∶9。纤维肌痛的发病率随年龄增长而增高，近8%的80岁老人符合诊断标准。

（2）美国风湿协会制定纤维肌痛的诊断标准为：全身性的软组织疼痛3个月以上，触痛至少累及18个痛点中的11个。此标准对于纤维肌痛诊断敏感性为88%，特异性为81%。用力、紧张、睡眠不足及天气变化可以加重症状。半数以上患者于流感样病变、生理或情感创伤后起病。近30%患者同时伴有抑郁症或焦虑症。

右图为纤维肌痛的痛点分布图（引自Devi E. Nampiaparampil, Robert H. Shmerling. A Review of Fibromyalgia. The American Journal of Managed Care, 2004, 10（11）, 974-980）。

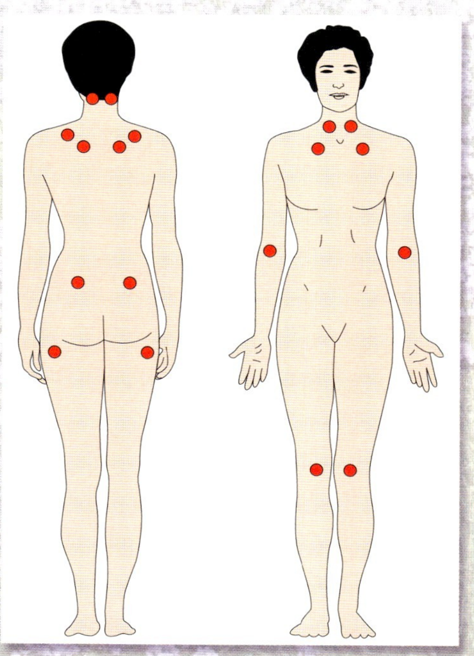

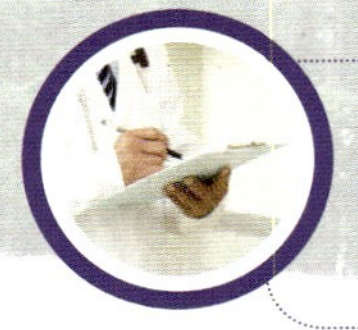

假肥大型肌营养不良

什么是假肥大型肌营养不良

（1）是最常见的肌营养不良类型。由Duchenne 1868年首先作详细描写而称为Duchenne型肌营养不良，缩写为DMD。

（2）X–连锁遗传疾病。通常男性发病，女性不发病，只为携带者。

（3）由编码抗肌萎缩蛋白（Dystrophin）基因的基因突变所致。

（4）进行性发展，肌无力。

DMD常见临床表现如何

（1）3岁前表现为：抬头、独坐或行走的开始时间延迟；易摔跤。

（2）3~6岁时：蹲下起立出现困难；小腿肚肥大等。

（3）6岁后：肌力迅速下降，坐位也不能起立。

（4）11~13岁后：完全不能行走。

（5）20岁左右：出现呼吸困难，大部分患者在20岁左右死亡。

（6）近年来随着家用呼吸机的使用，生存时间可以到30岁以上。

（7）期待着基因治疗，希望有更好的治疗效果。

什么叫DMD携带者

女性的两条X染色体，其中一条上带有抗肌萎缩蛋白基因缺陷，称其为携带者。携带者通常没有症状，但可以表现出血清肌酸激酶高。

女性可否患DMD

进行性肌营养不良中常见的临床类型之一DMD属于X连锁隐性遗传疾病。一般情况下，女性携带，男性发病。但是在特殊情况下女性也可以发病：

（1）女孩身上正常的X染色体不活化，另一个X染色体带有缺损的基因。

（2）女孩子只有一个X染色体而不是两个，而且抗肌萎缩蛋白基因就在这单一的X染色体上而引起异常染色体表现。

（3）一个携带者的女性和DMD男性患者所生的女孩（罕见）。

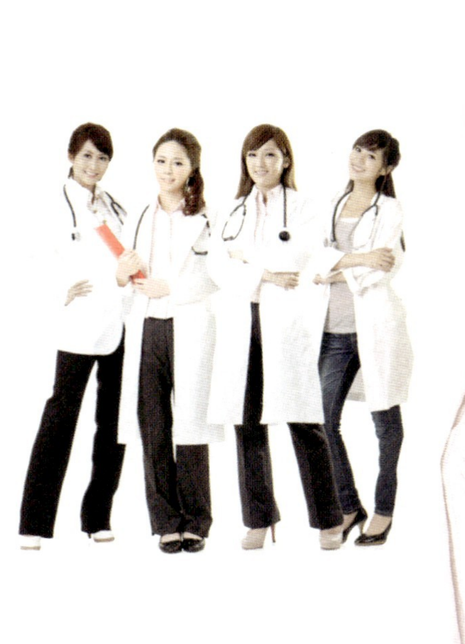

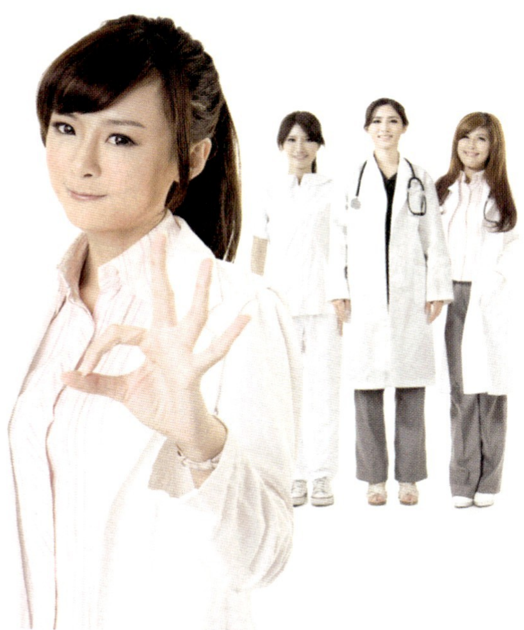

为什么说我国肌营养不良患者生活质量有待于提高

（1）我国轮椅患儿受教育的比例很小。

（2）患儿很少参与社会活动。

（3）患者家庭多贫困，且有家庭病急乱投医的盲从性。

（4）没有得到全社会的认识与关爱。

什么叫DMD的多学科的联合治疗

DMD的治疗需要多个学科的联合处理。其中包括：康复科，疼痛，麻醉科，急诊预防，心理，矫形科，呼吸科，心血管科，消化科，营养科。

DMD诊断流程是什么

（1）首先选择DMD基因外显子筛查。

（2）若上述检查无异常，建议行肌肉免疫病理检查。

（3）如果上述两项检查均未发现异常，则考虑不是DMD。

什么是DMD的心肌受累

（1）心脏受累很常见，并随着年龄增长而增加。10%~15%的患者由于左心衰竭而危及生命。

（2）心律失常频发，这主要由于心肌的广泛纤维化，累及心脏传导系统。

（3）在14岁时，50%患者在心脏超声上显示出心肌病的证据，然而这其中36%的患者是有症状的。

（4）18岁以上，几乎所有的患者都存在心肌病，其中57%的患者是有症状的。

DMD的心肌受累如何处置

（1）ACEI类的药物有益于DMD的心肌受累的改善。

（2）β受体阻滞剂，但应注意心律失常等。

（3）一旦诊断为肌营养不良，就应该进行心脏超声及心电图检查。

（4）DMD患者应该在任何手术前进行心脏超声及心电图检查，在10岁前每两年检查1次，10岁后每年检查1次。

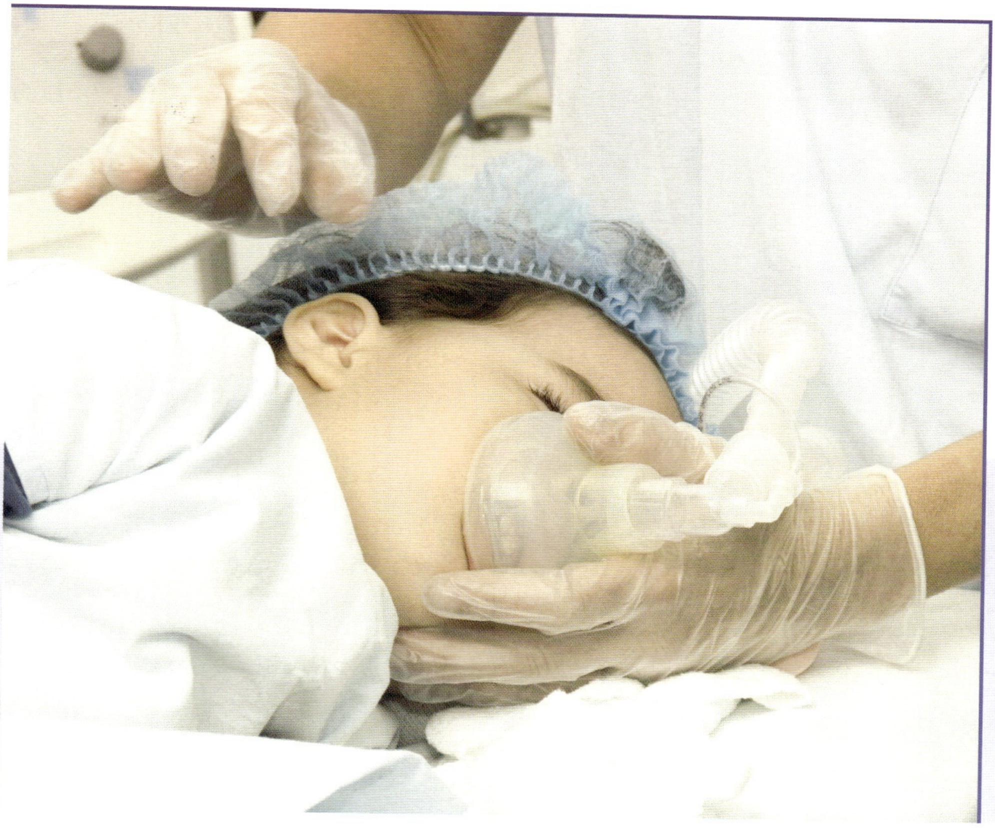

什么是DMD的呼吸受累

（1）DMD肺功能的下降很明显，特别是在使用轮椅后。在10岁后，夜间易出现低氧血症，在18~20岁时出现呼吸衰竭。

（2）最大肺活量小于1升时，是一个预后不好的指标。不使用呼吸机时，5年的生存率只有8%。

（3）DMD一旦白天出现高碳酸血症，没有呼吸机支持预期生命只有9~10个月。

（4）肺部感染造成肺功能失代偿。这主要是由于呼吸肌无力，有效的咳嗽减少。

DMD的呼吸受累如何处置

（1）良好的呼吸道护理与管理。

（2）常规评估应包括用力肺活量。当用力肺活量减低（如成人小于1.5升）或患者有提示性的症状时，需要更详细的观察包括睡眠和动脉血气分析。

（3）及时尽早使用家庭无创呼吸机，及后期的有创呼吸机。

什么是DMD中的脊柱侧凸

（1）最早的研究报道50%DMD患者存在Cobb’s角在5°~120°的脊柱侧凸。

（2）2004年的研究表明，76%未给予激素治疗的DMD患者和17%给予激素治疗的患者发生Cobb’s角> 20°的脊柱侧凸。

（3）脊柱侧凸影响DMD患者的生活质量，造成疼痛，影响肺功能。

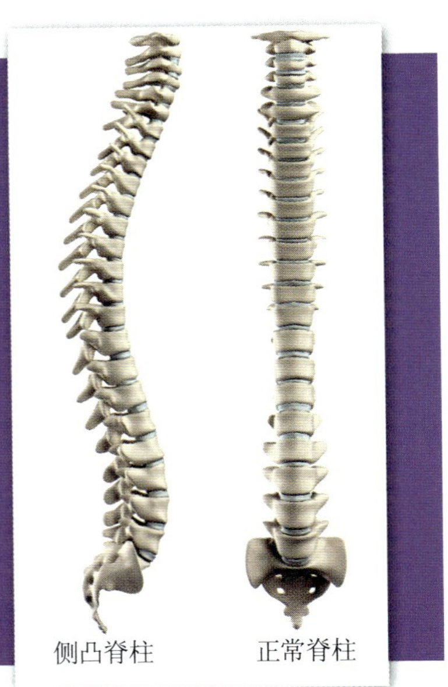
侧凸脊柱　　正常脊柱

脊柱侧凸手术能否改善DMD心肺功能

（1）Eagle等在对100例DMD的研究中发现，接受夜间机械通气并随后行脊柱矫正术者生存率明显提高。

（2）然而也有许多研究通过对比术前术后患者肺功能发现脊柱侧凸手术对其并无作用。

（3）Galasko等报道，脊柱侧凸手术可以短时间停止肺功能的恶化，但2年后的随访发现，其结果与既往的作者报道一致，对于肺功能并无特殊影响。

（4）长期随访研究表明脊柱侧凸手术对日常生活活动有一定的益处，如可以改善坐姿平衡及提高主观生活质量。

为何应该重视DMD患者的胃肠功能营养不良

（1）与对照组相比，DMD组明显增多以下症状：鼻音重，吞咽困难，吃饭易噎住，吃饭时需要经常清喉咙，消化道胃灼热样疼痛，饭后呕吐。

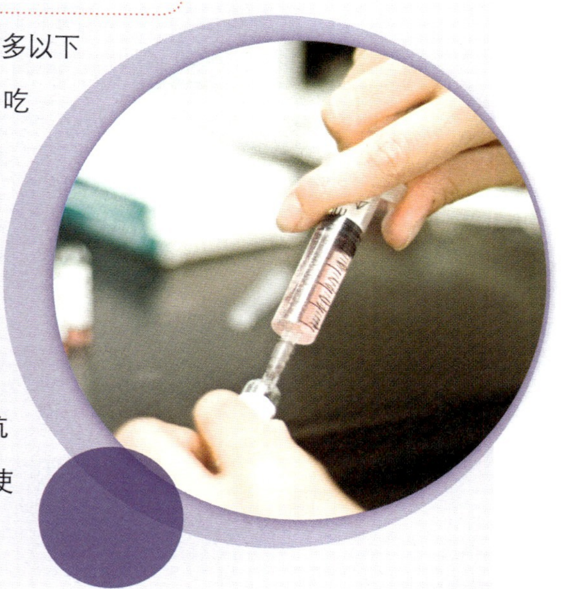

（2）仅胃灼热样症状在能行走与不能独立行走者中存在差异。

（3）吞咽困难、消化道的症状最终导致营养不良，影响自身的抵抗力，增加感染机会，加重无力，迅速使疾病恶化。

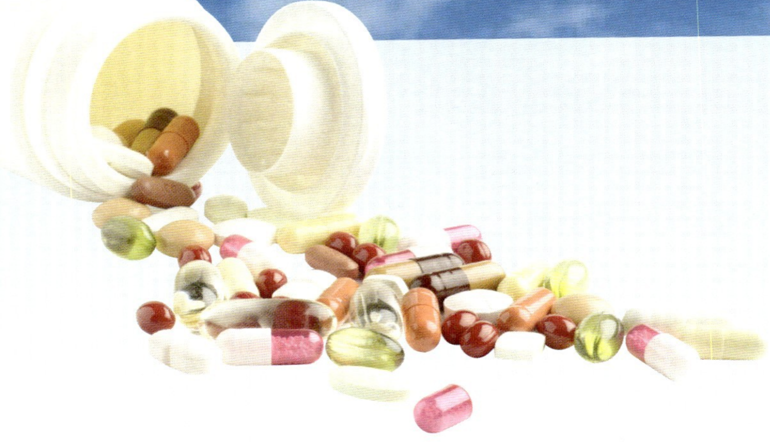

为何用激素治疗DMD

(1)目前激素被认为是治疗DMD唯一有效药物。应该推荐给所有患者。但使用前一定要进行讨论,平衡其风险与收益。

(2)泼尼松在使用10天后即可增加肌力,3个月时最明显,可保持到18个月。

(3)一项非随机的研究表明长期每天激素治疗可延长独立行走时间3~5年,同时延长了DMD患者的生存时间。

(4)减少心肌损害,减少和延缓脊柱侧凸的发生发展,增加呼吸肌肌力,保持、改善肺功能。

DMD的激素治疗方法如何

(1)最佳剂量为泼尼松0.75毫克/千克·天。

(2)最小剂量为0.3毫克/千克·天(同样有效,但效果略不如最佳剂量,在因不良反应而必须减少剂量时使用)。

(3)高剂量1.5毫克/千克·天(并没有更好的效果)。

（4）治疗的开始时间：一般选在肌力下降、出现摔跤时，但是应该注意，激素治疗应在疫苗接种完成后再进行，我们的经验是一般在患儿5岁左右时使用。而在患儿不能独立行走时就应停止激素治疗了，但是也有研究表明，此时继续使用激素仍可以减少心脏损害及脊柱侧凸。

（5）地夫可特（Deflazacort）0.9毫克/千克·天，具有相同的效果。最近也有研究发现使用甲泼尼龙，同样有效。

DMD的激素治疗不良反应有哪些

（1）满月脸，水牛背。

（2）75%~80%患者体重明显增加。

（3）电解质代谢失常。

（4）长期口服激素患儿，骨折发生率增加了大约2倍。

（5）可能存在生长抑制。

（6）地夫可特治疗者可能易患白内障。

什么是DMD的外显子跳跃治疗

（1）有研究预测反义引物介导的外显子跳跃治疗将可适用于83%的DMD患者，是将来有前途的治疗方法。

（2）外显子跳跃治疗可以将DMD改变为轻症的BMD。

（3）目前国外已开展人体试验，主要治疗的范围为外显子45~55的病变。

为什么要就诊DMD多学科联合门诊

DMD是一个多系统累及疾病，需要多学科综合评估与治疗，DMD多学科联合门诊，可以给予DMD患儿一站式的服务，进行多方面的监测及治疗。

DMD注册登记是什么

中国的DMD注册登记是由武警总医院、中国社会福利基金会MD关爱项目共同建立，于2012年9月1日正式上线（网址：www.dmd-registry.com），目前是国际TREAT-NMD唯一认可的中国DMD注册登记。由专职人员负责，为DMD患者提供注册登记，协助参加国际临床研究，为患者提供科普知识、咨询交流的平台。

如何参加注册登记

（1）DMD注册登记的方法很简单：进入网站（网址：www.dmd-registry.com），点DMD注册，填入必要的信息。建议所有人尽量填写必要的医学信息，考虑到医学信息的专业性，请直接把检查报告用相机拍下来，或扫描下来，上传就可以了，我们有专业人员为您再填写。

（2）注册登记接受医学伦理委员会的监督。

（3）所有人员均为自愿参加注册登记，有权随时退出。

（4）这是一个开放的科普、科研及交流的平台，同时接受医务人员及志愿者注册登记。

（5）注册登记工作人员会与您联系，您有任何困难也请随时与我们联系。

为什么要参加DMD注册登记

（1）参加注册登记才有可能参加最新的临床试验。众所周知，国外已经开展了外显子跳跃等多项DMD临床研究，为什么没有在中国开展呢？这其中当然有许多原因，但本质的问题就是我们国内没有国际认可的DMD注册登记。对于国际的临床研究来说，他们需要大量病例，很需要中国的加入，尤其对于DMD的外显子跳跃研究。然而长期以来国内的现状是，每个医生都有自己患者的资料，没有统一的全国性DMD注册，登记资料的内容没有国际统一的标准，没有得到国际的认可。

（2）为了科研的需要。我们现在所有文献，所有资料大多为国外DMD患者的治疗经验，中国DMD患者是否有着自身的一些特点？激素到底需要多少量？康复到底如何做？我们基因分布有无我们人种的特点？中医中药是否有效？我们需要去研究、分析探讨。

（3）获取知识，也是患者之间以及医患沟通的平台。参加注册登记后，可以从网站上阅读一些科普知识，有问题可以咨询提问。每年可以收到我们邮寄的知识手册。可以参加患友活动。

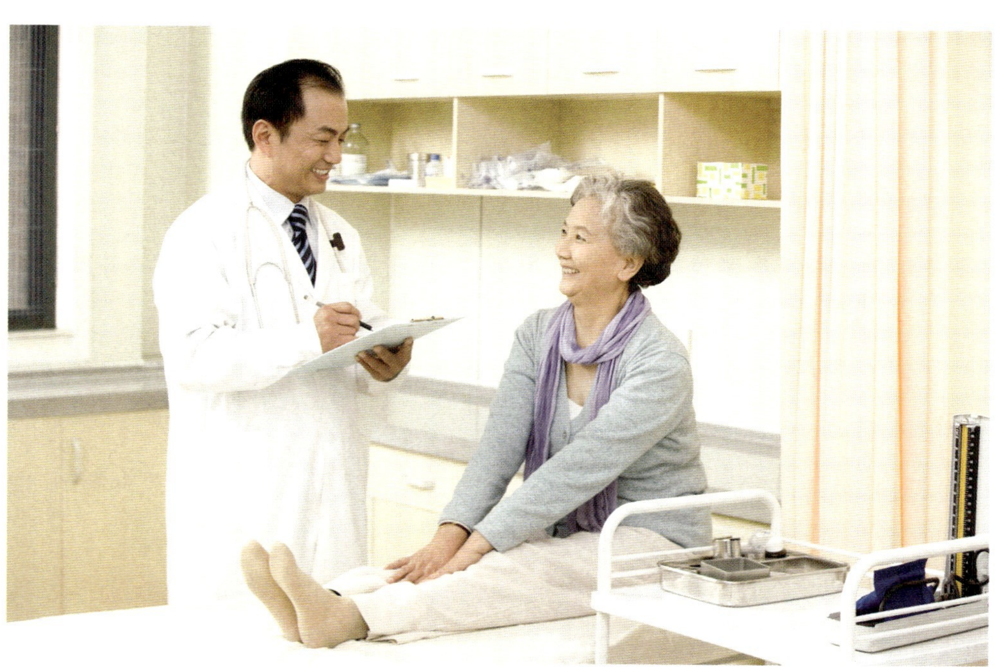

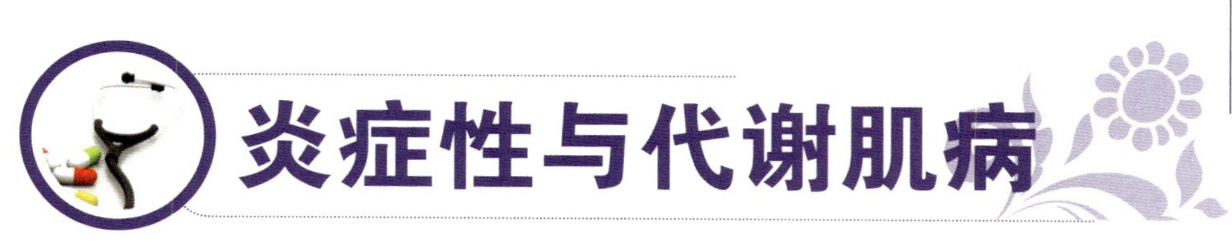

炎症性与代谢肌病

皮肌炎患者一定要排除存在肿瘤的可能吗

（1）即使没有典型的皮肤改变，也应考虑恶性肿瘤潜在的可能。

（2）可能皮肌炎发病数年恶性肿瘤也不表现出来，所以要保持警惕。

（3）如果他或她是高危人群（老年、吸烟者、家族史），应给予观察，一年后重复检查。

怎样治疗包涵体肌炎

（1）包涵体肌炎对免疫抑制剂没反应，即使有任何益处也被治疗的并发症所掩盖。

（2）早期鼓舞人心的关于静脉用丙种球蛋白能有效控制包涵体肌炎的报道并没有得到证实。

（3）对典型的缓慢进展的老年患者，许多肌病专家不推荐使用免疫抑制剂，但还是应该与患者讨论是否选择使用。

（4）应该对于进展更快和有炎性活动证据（如很高的血清肌酸激酶或肌肉活检有炎性浸润）的年轻患者进行试验性治疗。

什么叫他汀类药物性肌病

（1）他汀类药物于1987年被首次批准应用于临床，目前已成为普遍应用的一类降脂药物。他汀类药物通过有效降低血浆低密度脂蛋白水平，可显著降低心血管疾病的发生率及病死率。随着此类药物的临床广泛应用，一些严重不良反应逐渐被发现，主要包括肌肉和肝脏损害，其中严重者可发生横纹肌溶解而危及生命。

（2）服用他汀类药物出现的肌病主要表现为肌痛、肌炎及横纹肌溶解。目前，国内外普遍认同的他汀类药物性肌病是指服用他汀类药物后引起的任何肌肉损害。他汀类药物性肌病的临床表现变异性很大，轻者仅仅表现为肌肉疼痛，重者可以发生横纹肌溶解，血清肌酸激酶升高超过正常上限的10倍。也有些患者临床无任何症状，仅仅化验检查时发现血清肌酸激酶高于正常。

他汀类药物为何不能与柚子同食

服用他汀类降脂药物的患者服药期间，不宜食用柚子或柚子汁。医学研究发现，高脂血症患者用一杯柚子汁吞服一片洛伐他汀，结果相当于用一杯水吞服12~15片洛伐他汀的降脂作用。与平时用1杯水送服药物相比，血药浓度将高出10~15倍。是什么使柚子具有如此大的威力呢？奥妙在于柚子中含有某种活性成分，抑制了他汀类药物在体内的代谢分解，甚至有可能造成药物在体内蓄积乃至中毒。

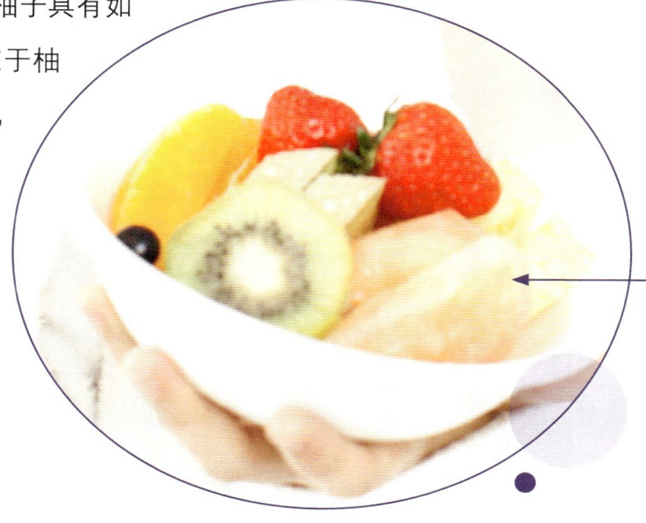

什么是类固醇肌病

（1）由于内源性皮质类固醇增多或应用类固醇治疗引起的肌无力及肌萎缩称为类固醇肌病。它是某些疾病治疗中应用激素较常见的并发症。

（2）接受大剂量地塞米松治疗的患者常发生本病，且起病快，常影响呼吸功能。

（3）研究表明肌病的发生与类固醇的累积剂量有关，但与原发疾病、平均日剂量或持续治疗时间无关。

（4）早期发现并及时减少用药量或停药可以避免本病的发生。

（5）主要侵犯近端骨骼肌群，表现为明显的肌无力，且伴有皮质类固醇其他的不良反应，肌痛常见，当类固醇减量后肌痛消失。

（6）CK、LDH及GOT均正常，肌电图可正常或表现为肌或神经源性损害或两者并存。

如何预防和治疗类固醇肌病

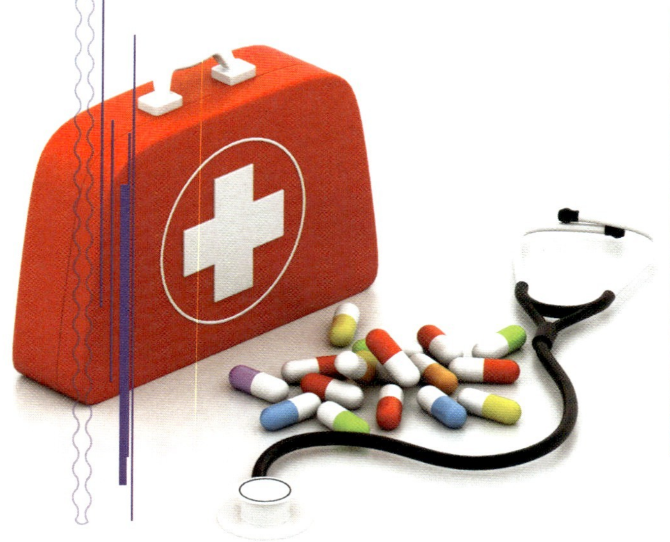

（1）预防和治疗主要包括在病情允许的情况下逐渐减少激素的用量、尽量使用非含氟类激素及应用苯丙酸诺龙治疗。

（2）高蛋白、高纤维素饮食和增加体育活动对本病也是有益的。

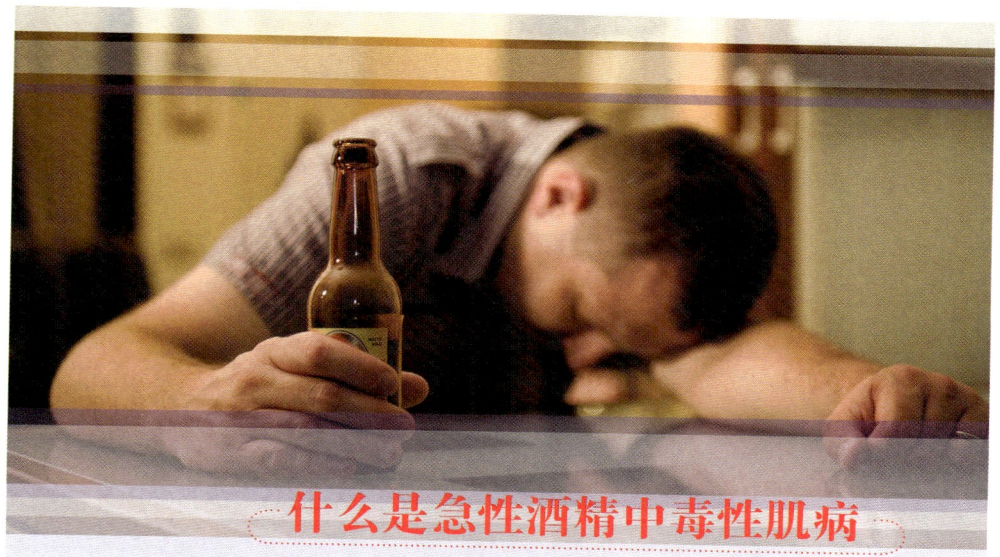

什么是急性酒精中毒性肌病

(1)常见于嗜酒人群，多为40~60岁男性。

(2)急性酒精中毒性肌病常见于一次大量饮酒之后发生。

(3)一般在饮酒后1~2小时发生，急性起病的肌肉疼痛、触痛、胀痛和四肢运动障碍。

(4)严重的患者可以出现发热、痛性肌肉痉挛、肌红蛋白尿以及急性肾功能衰竭等症状和体征。伴有大汗、腹泻者亦可出现急性低钾血症和全身肌无力症状，CK升高。

(5)急性酒精中毒的患者，如有肢体无力、肿胀及酸痛，应及时进行CK、离子及相关检查以明确诊断。补充多种维生素及改善营养、积极对症处置，及早加强其严重并发症的防治，症状可于数日至数周内明显改善，随着戒酒及支持治疗，多可缓解。急性酒精中毒性肌病预后多良好。

什么是急性酒精中毒所致的急性横纹肌溶解症

(1) 长期过量饮酒者在大量饮酒后急性起病。表现肌肉疼痛、肿胀和无力，肢体活动或局部触压可使疼痛加重。

(2) 多为躯干、肢体较广泛部位肌肉受累。也可为局部肌肉受损，与醉酒后昏睡、自身体重长时间压迫局部肌肉引起血液循环障碍有关。

(3) 尿中含大量肌红蛋白而呈赤褐色。血清肌酸激酶显著升高。较轻病例可于1~2周逐渐恢复。

(4) 严重者由于广泛肌肉坏死而产生的肌红蛋白尿可导致急性肾功能衰竭而威胁生命。

什么是亚临床酒精中毒性肌病

(1) 饮酒者经病理组织学证实存在肌肉病理改变的人群中，约20%属于亚临床酒精中毒性肌病。

(2) 这部分人除肌力有所减退外无其他临床症状，主要病理改变为程度不同的肌肉萎缩，血清肌酸激酶水平正常，可能为酒精性周围神经病的早期病变。

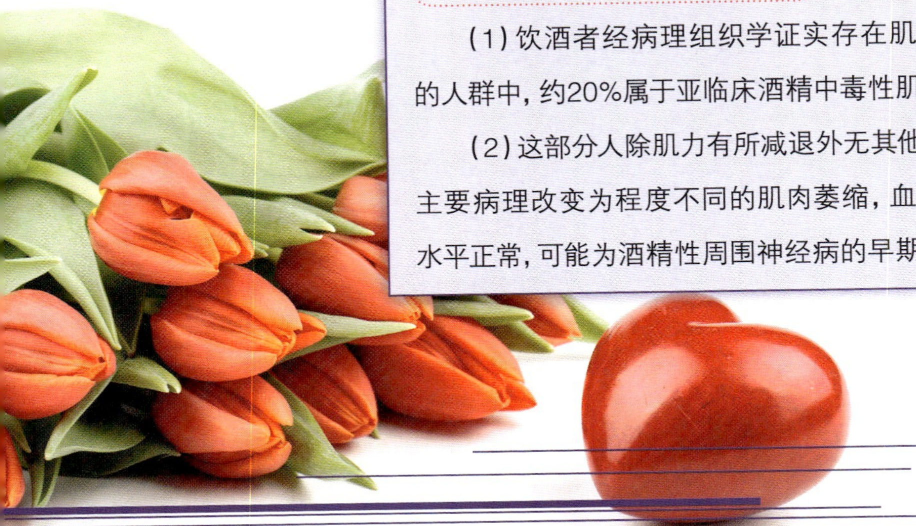

什么是酒精中毒性肌病伴低钾血症

（1）长期过量饮酒者在呕吐、腹泻、高温环境中、重体力劳动或服用排钾性利尿剂等诱因下导致体内钾丢失而发病。

（2）表现为肌无力，肢体近端重于远端，颈肌无力而使维持头部直立困难。但一般无肌肉肿胀、疼痛和压痛。

（3）血清钾水平在1.5~2.0毫摩尔/升，血清肌酸磷酸激酶显著升高，CK改变重，不支持单纯的低钾周期性瘫痪。

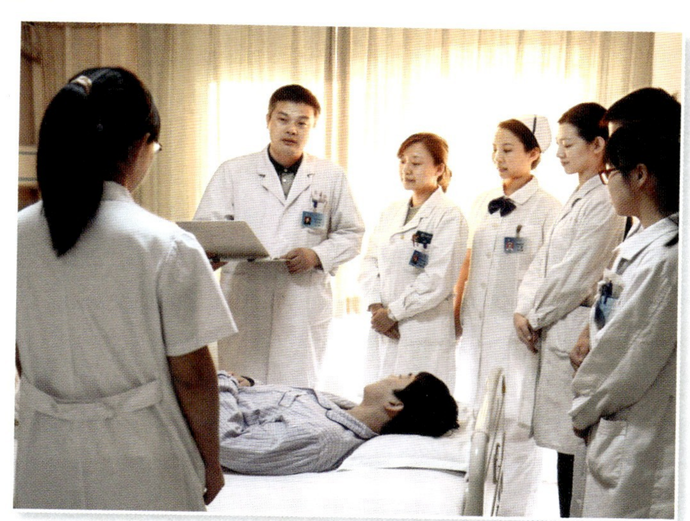

（4）一般无肌红蛋白尿。补钾后肌力多在数天至2周内恢复。

什么是慢性酒精中毒性肌病

（1）是酒精中毒性肌病中最常见的一种类型，部分慢性酒精中毒者隐匿起病。

（2）临床主要表现肌无力、肌肉疼痛和肌肉痉挛。肌无力和肌肉疼痛症状主要累及上、下肢近端肌肉，肌肉痉挛主要累及小腿后肌群。

（3）肌无力症状多为持续性，而肌肉疼痛和肌痉挛症状均为间断性。其中，近端肢体肌肉疼痛症状出现最早，其后是肌肉痉挛和肌无力。

（4）肌肉萎缩也是常见的临床表现，以肢带肌萎缩为主，为两侧对称性分布。

（5）慢性酒精中毒病者的频繁呕吐、腹泻、大量出汗、慢性肾功能衰竭等可以导致大量失钾，出现肢体发软，腱反射低下，重则酷似低钾性周期性瘫痪。

（6）慢性酒精中毒时，肌病和周围神经病可同时存在，感觉神经受损者表现肢体远端麻木和疼痛，运动神经受损者表现肢体远端无力和腱反射减弱。

（7）慢性酒精中毒性肌病患者常伴有精神症状，表现为精神紧张、注意力不集中、记忆力下降、失眠、反应迟钝和情绪易波动等。

（8）仅少数慢性酒精中毒性肌病患者可发现血清肌酸磷酸激酶升高。

酒精中毒性肌病的治疗与预后

（1）治疗措施中戒酒最为重要。

（2）慢性酒精中毒的治疗首先是逐渐彻底戒断，酒量宜在1周内递减，以防发生戒断综合征。

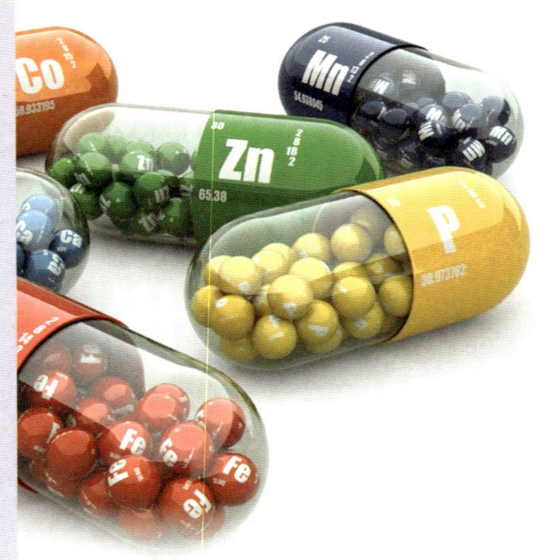

（3）增加营养，多进食富含维生素B族的食物，并应用大量维生素B族的药物，特别是肌注维生素B_1，此外尚应补充烟酸、叶酸、能量合剂等。一般治疗3~14天症状逐渐改善。

（4）苯二氮卓类药物是治疗戒断最有效的药物，忌用巴比妥类及吗啡类药。

（5）对慢性酒精中毒所致的周围神经病变严重者，除应用大剂量B族维生素外，尚可应用神经节苷脂、神经生长因子。

（6）慢性酒精中毒可致其他系统损害，如慢性萎缩性胃炎、肝炎及心肌病等，故治疗时应同时给予相应的治疗。

（7）随着戒酒和临床对症支持治疗，急性酒精中毒性肌病患者一般可在数天至

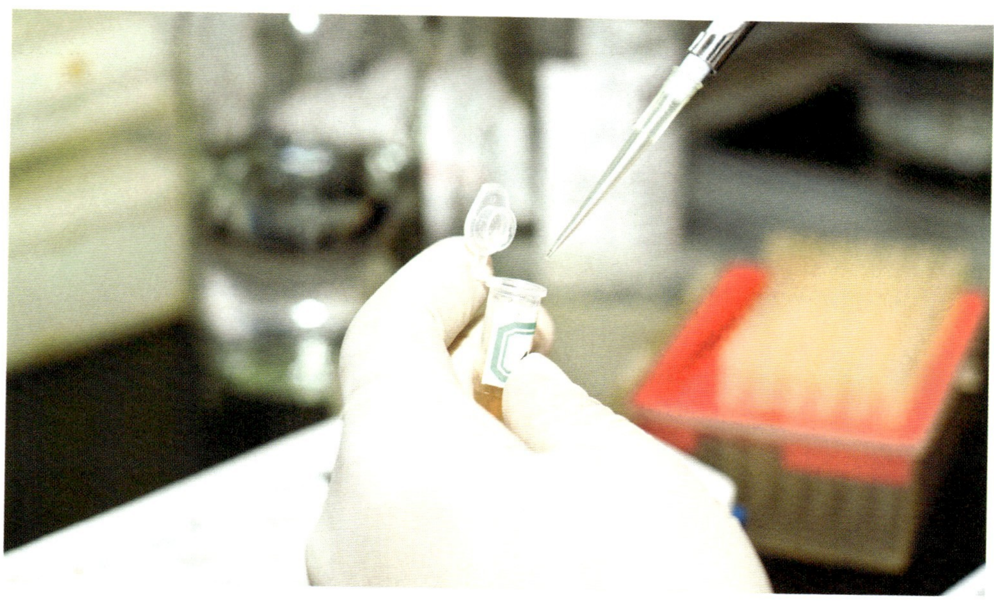

数周内恢复，但近端肌肉无力可持续较长时间。

（8）慢性酒精中毒性肌病的患者，戒酒后大部分症状在2~12个月内恢复，但肌力的恢复往往不完全。

（9）急性和慢性酒精中毒性肌病都有死亡危险，最常见的死因是横纹肌溶解而产生的肌红蛋白尿所致急性肾功能衰竭。另外电解质代谢失常、心律失常、血压过低、心源性休克和心功能衰竭等因素都可引起死亡。

（本章编者：张 淑、辛 婧、郑 一、吴士文）

参考文献

[1] 周广喜. 医学专家解答脑血管疾病[M]. 成都：四川科学技术出版社，2007.

[2] 金丽日，吴立文. 癫痫[M]. 北京：科学出版社，2010.

[3] 王新德. 神经病学: 第14卷　肌肉疾病[M]. 沈定国. 北京：人民军医出版社，2007.

[4] Warlow C. 神经病学治疗手册[M]. 吴士文，刘若卓，徐全刚，等. 北京：人民军医出版社，2008.

[5] 匡培根. 神经系统疾病药物治疗学[M]. 2版. 北京：人民卫生出版社，2008.

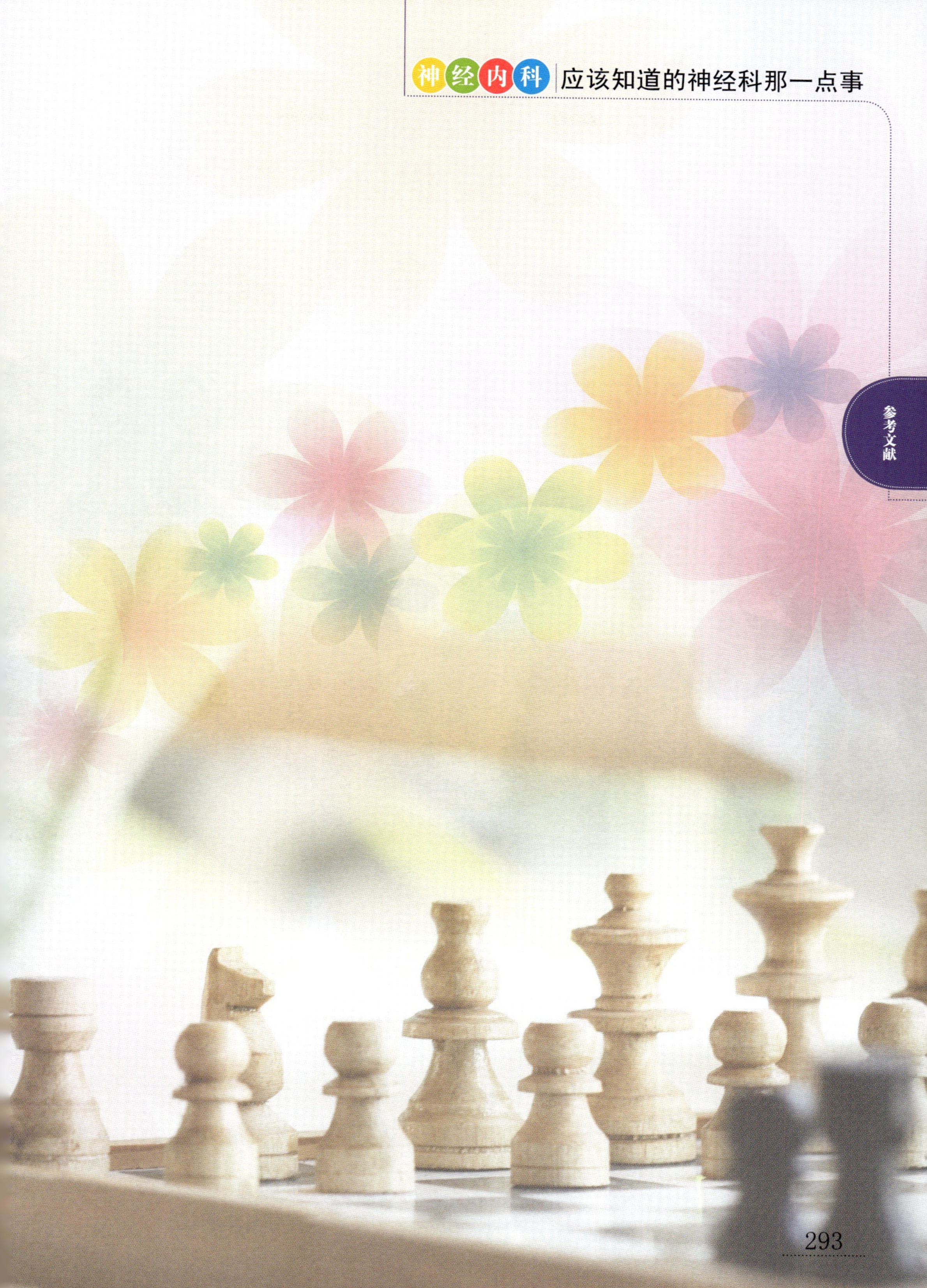

参考文献

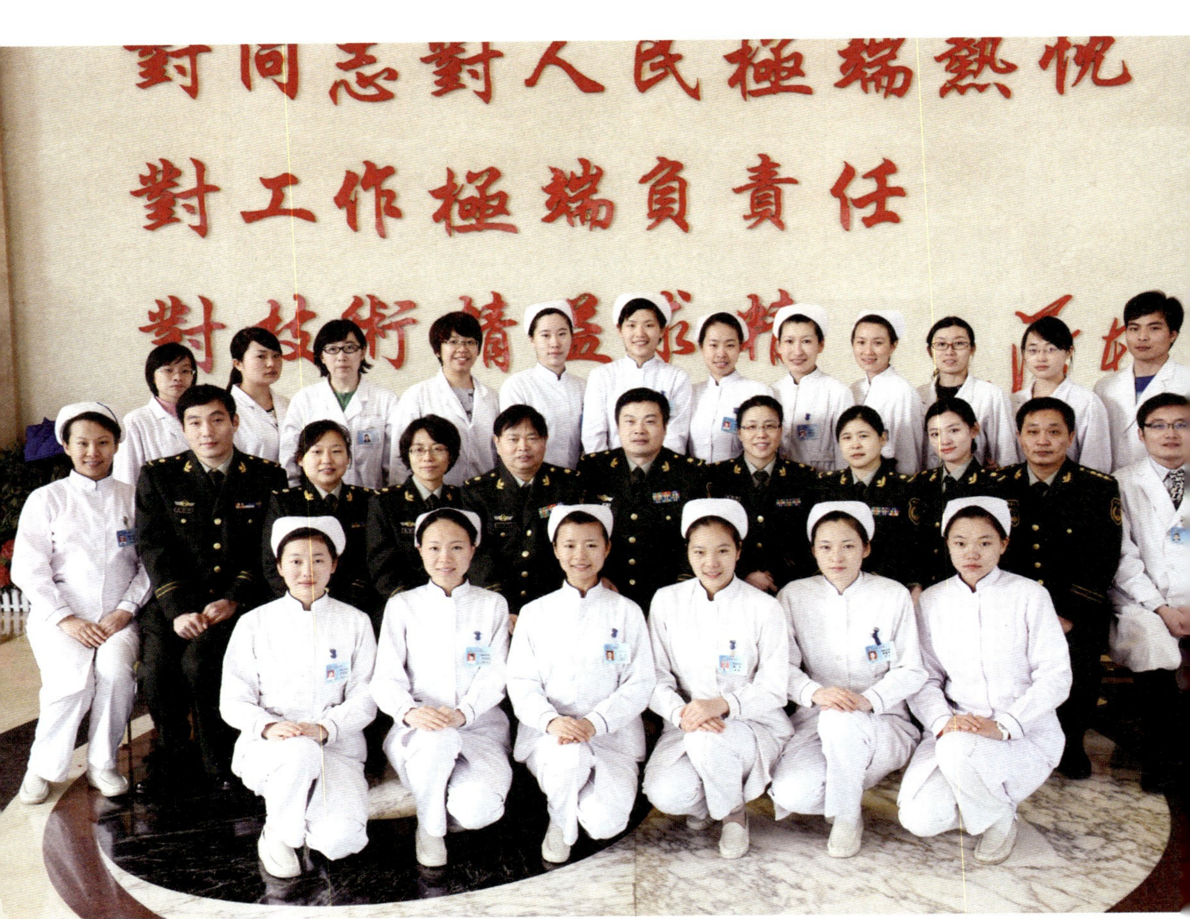

武警总医院神经内科科室人员合影